Anja Leitz

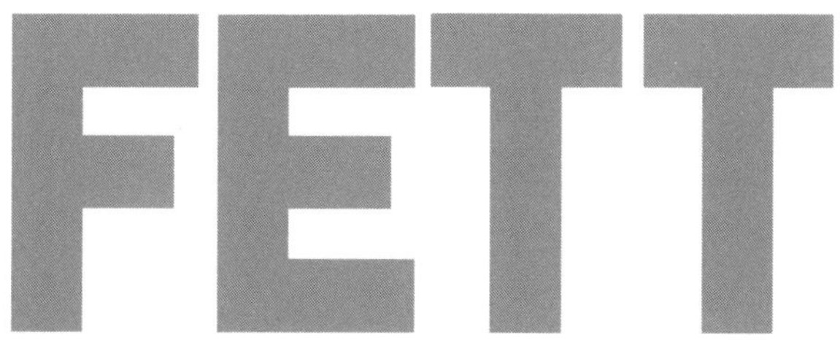

Anja Leitz

FETT

DAS HANDBUCH FÜR EINEN OPTIMIERTEN STOFFWECHSEL

- Warum unser Körperfett ein lebenswichtiges Organ ist
- Wie Fettsäuren uns nutzen oder schaden
- Welche Rolle Licht und Lebensstil dabei spielen

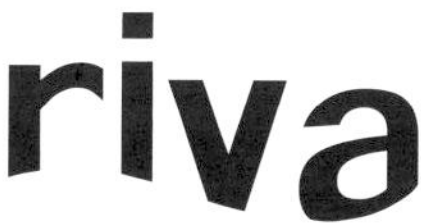

Bibliografische Information der Deutschen Nationalbibliothek:
Die Deutsche Nationalbibliothek verzeichnet diese Publikation in der Deutschen Nationalbibliografie. Detaillierte bibliografische Daten sind im Internet über http://dnb.d-nb.de abrufbar.

Wichtiger Hinweis
Sämtliche Inhalte dieses Buches wurden – auf Basis von Quellen, die die Autorin und der Verlag für vertrauenswürdig erachten – nach bestem Wissen und Gewissen recherchiert und sorgfältig geprüft. Trotzdem stellt dieses Buch keinen Ersatz für eine individuelle medizinische Beratung dar. Wenn Sie medizinischen Rat einholen wollen, konsultieren Sie bitte einen qualifizierten Arzt. Der Verlag und die Autorin haften für keine nachteiligen Auswirkungen, die in einem direkten oder indirekten Zusammenhang mit den Informationen stehen, die in diesem Buch enthalten sind.

Für Fragen und Anregungen:
info@rivaverlag.de

Originalausgabe
1. Auflage 2018

Nymphenburger Straße 86
D-80636 München
Tel.: 089 651285-0
Fax: 089 652096

Rezeptfotos: Anja Leitz
Redaktion: Ulrike Gonder
Umschlaggestaltung: Laura Osswald
Satz: Daniel Förster, Belgern
Druck: Florjancic Tisk d.o.o., Slowenien
Printed in the EU

ISBN Print 978-3-7423-0049-2
ISBN E-Book (PDF) 978-3-95971-434-1
ISBN E-Book (EPUB, Mobi) 978-3-95971-435-8

Weitere Informationen zum Verlag finden Sie unter

www.rivaverlag.de

Beachten Sie auch unsere weiteren Verlage unter www.m-vg.de

Dieses Buch widme ich der Natur,
aus der ich Kraft, Energie
und Weisheit ziehe.

INHALT

DIE FETTE FEIERN! FEIERN SIE MIT!

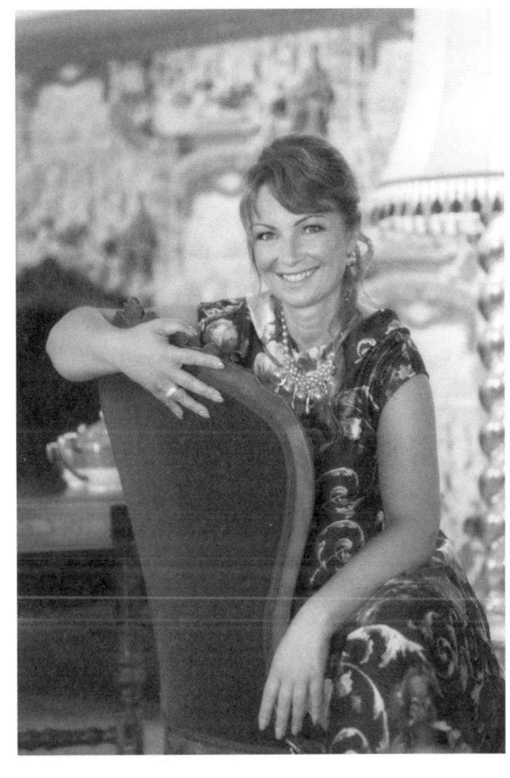

Wie bleibe ich lange fit und gesund? Wie optimiere ich mein Gehirn? Wie halte ich alle meine Körperzellen leistungsfähig und flexibel und wie bleibe ich auch dann in Form, wenn ich keine 20 mehr bin? Ich bin mir sicher, dass diese Fragen viele Zeitgenossen beschäftigen. Sie haben auch mich beschäftigt, vor allem, als ich anfing zuzunehmen, obwohl ich nicht mehr gegessen habe als zuvor. Das hat mich wütend gemacht. Glaubt man dem ernährungswissenschaftlichen Mainstream, müsste bei gleichbleibender Kalorienzufuhr – und konstantem Verbrauch – ja auch das Gewicht stabil bleiben. Ich habe es anders erlebt und fand keine Hilfe bei Ärzten und Ernährungsratgebern. Also machte ich mich selbst schlau, um meinen Körper besser zu verstehen und um mich aus dieser ungeliebten Situation zu befreien. Es war eine lange Reise in die Tiefen der Ernährungswissenschaften, der Medizin, der Physiologie, der Biologie – und der Ideologie! Denn vieles, was mir empfohlen wurde und vor allem, was mir über das Körperfett und das Fett in meinem Essen erzählt wurde, war bestenfalls überholt, meist jedoch grundfalsch und wenig hilfreich.

Auf meiner Abenteuerreise zur »fetten Wahrheit« lernte ich unglaublich spannende Dinge: Wie wichtig Fette für die Gesundheit sind, welche Fette mein Hirn mit Leichtigkeit auf Hochtouren laufen lassen, welche mich hormonell ins Gleichgewicht bringen, meine Gefäße und Zellwände geschmeidig und meine Figur in Form halten. Ich lernte auch, dass es darauf ankommt, wann ich was esse und in welches Licht ich mein Leben rücke.

Über alles das möchte ich Ihnen in diesem Buch erzählen, denn ich bin mir sicher, dass auch Sie es spannend, aufregend, lehr- und hilfreich für Ihr persönliches Wohlbefinden finden werden. Auch Sie werden Spaß daran haben, auf die üblichen, »mageren« Ernährungstipps zu pfeifen und stattdessen Körper und Geist zu optimieren, Ihre Zellen fit und flexibel zu halten und Ihren Stoffwechsel so steuern zu können, dass Sie lange gesund und agil bleiben. Begleiten Sie mich, feiern Sie die Fette mit mir. Ich verspreche Ihnen, es wird die Party Ihres Lebens, denn Sie werden nie wieder anders leben, arbeiten und feiern wollen.

Anja Leitz

FETTE VORFREUDE

Im Winter und in der Vorweihnachtszeit liebe ich es, das Haus zu dekorieren, Glühwein zu trinken und »fette« Winterpartys mit fabelhaftem Essen zu organisieren. Im letzten Winter schrieb ich stattdessen an diesem »fetten« Buch. Im Sommer hätte ich es nicht fertiggebracht, all die vielen Stunden am Schreibtisch zu sitzen. Als »Sonnenbaby« nutze ich den Sommer, um so viel Sonnenlicht wie möglich zu tanken. Mit Licht bringe ich mein Gehirn auf Vordermann, um es mit interessanten Informationen füllen zu können. Klingt das eigenartig? Ist es nicht, denn in der Tat braucht das Gehirn viel Licht – und natürlich Fett, um clever kombinieren zu können.

Das klappt nun schon eine ganze Weile sehr gut – immerhin fiel in die Schreibphase des besagten Winters auch mein 50. Geburtstag. Mich jetzt, mit fünfzig, jünger und besser zu fühlen als mit dreißig – das ist mein ehrgeiziges Ziel. Klingt unwahrscheinlich? Ist es nicht, man muss es nur richtig anpacken.

ZIEL: EIN OPTIMIERTER FETT- UND HIRNSTOFFWECHSEL

Zugegeben: Einfach ist es nicht – auch nicht mit aller Ernährungsexpertise dieser Welt. Denn Wissen alleine genügt nicht, man muss auch herausfinden und ausprobieren, wie sich das Wissen praktisch anwenden und umsetzen lässt. Aus diesem Grund habe ich mich zum Versuchskaninchen gemacht. Nach einigen anfänglichen Fehlern – frei nach dem Motto »try, try and try again« – habe ich nun aber verstanden, wie man auf angenehme Art und Weise altern kann, ohne Körper und Geist zu ruinieren. Altern müssen wir, das ist ein Naturgesetz. Die Frage ist nur, wie – und wie schnell.

Arztbesuche sind da nicht immer hilfreich, sondern oftmals Tiefpunkte. Doch auch sie können uns voranbringen, insbesondere, wenn man seine eigenen Schlüsse daraus zieht. So erging es mir vor vielen Jahren mit meiner damaligen Hausärztin. Ich erinnere mich noch gut daran, wie unendlich erzürnt ich darüber war, dass ich plötzlich zunahm, obwohl ich nichts an meiner Lebensweise verändert hatte. Auch fehlte es mir häufiger an Energie und ich schlief schlechter.

Offensichtlich befand ich mich in den Wechseljahren und ich wollte unbedingt wissen, wie medizinische Experten diese zwar natürliche, aber manchmal doch lästige Hormonveränderung angehen. Der Rat meiner damaligen Ärztin war Gold wert, denn ich leitete daraus ab, was ich sicher nicht tun würde: Sie empfahl mir für den Rest meiner Tage eine fettarme, vegetarische Vollwertkost. Außerdem sollte ich, falls ich nachts nicht schlafen könne, ein gutes Buch lesen, das würde meinen Geist entspannen. Zur Beruhigung meiner offensichtlich wild gewordenen Hormone erhielt ich ein paar Globuli. Meine Skepsis war schnell geweckt, denn diese Ratschläge kamen von einer Frau mit Haarausfall, reichlich Altersflecken im Gesicht und einem Bauchumfang, der mir sehr bedenklich vorkam. So würde ich meinen Fett- und Hormonstoffwechsel nicht optimieren können.

Ist Hormonersatz die Lösung?

Meine Gynäkologin klärte mich schließlich über bioidentische Hormone auf und über Xenoöstrogene, das sind hormonwirksame Stoffe aus der Umwelt, die die Aktivität unserer Gene beeinflussen können. Ihre Darlegung dieser als »Epigenetik« bezeichneten Prozesse hörte sich einleuchtend an; ich war voller Zuversicht. Doch schnell wurde mir klar, dass sich allein mit einer Hormonsubstitution in Form von Tabletten kein Stoffwechsel regulieren lässt. Zudem war es auch der Gynäkologin ein Mysterium, warum die weiblichen Hormone so dereguliert sein können. Sie selbst litt unter Stoffwechselproblemen im Gehirn, die sie mit konstanter Kohlenhydratzufuhr auszugleichen versuchte. Damals beschloss ich, dass es an der Zeit war, mich selbst intensiv mit dem Hormonhaushalt und dem, was ihn beeinflusst, auseinanderzusetzen.

Oder Gelassenheit, Vitaminpillen und Hülsenfrüchte?

Von einem Experten in funktioneller Medizin, den ich als Nächstes konsultierte, erhielt ich folgenden Ratschlag: »Frau Leitz, nehmen Sie das Leben mit Gelassenheit. Die Änderungen, die Sie erleben, sind ein natürlicher Prozess und sollten auch als solcher akzeptiert werden! Ihre Ansprüche an Ihre Gesundheit sind zu hoch. Überhaupt wundert es mich, dass eine Frau mit Ihrem Wissen so vieles falsch macht.« Ich bekam eine Kiste voller Nahrungsergänzungsmittel und wurde zum Ernährungsberater geschickt, der mich mit pflanzlichen Ölen abfüllen wollte und Hülsenfrüchte als wahre Wundermittel der Stoffwechselregulierung anpries. Für die zelluläre Energie meinte er, brauche es Kalorien in Form wunderbarer Pflanzenöle! Es war haarsträubend – und dennoch ein wichtiger Anstoß. Denn damals erhielt ich vom Labor meinen ersten umfassenden Fettsäurespiegel, der mich anspornte, die Zusammenhänge selbst zu verstehen und nach wirksamen Maßnahmen zu suchen.

Meine Hormone habe ich inzwischen meistens im Griff und mein Stoffwechsel ist reguliert. Ich strotze vor Energie und Lebenslust und fühle mich gesünder denn je. Während ich an diesem Buch schrieb, nutzte ich mein eigenes Körperfett als Energielieferant. Sie lesen richtig, mein eigenes Fett ist mein Brennstoff – und damit sind wir mitten im Thema dieses Buches. Heute weiß ich, wie ich welche Fette effektiv und »artgerecht« einsetzen kann. Ich entscheide, welche Fette zu meinem Lebensstil und meinen persönlichen körperlichen und geistigen Zielen passen, und ich reduziere oder maximiere die jeweiligen Fette zum richtigen Zeitpunkt. Ich habe alles aufgeschrieben, damit auch Sie erfahren, wie Sie Ihren persönlichen Ernährungsstil finden und Ihr Essen kompetent zusammenstellen können.

Individualität statt Schwarz-Weiß-Denken!

Einfach wäre: Es gibt gute Fette und schlechte Fette. Doch so einfach ist es nicht. Denn es gibt eben auch Fette, die einer Person nutzen, während sie einer anderen schaden! Was der einen mit Energie beschenkt, kann der nächsten Energie rauben. Wir müssen das Schwarz-Weiß-Denken und die weit verbreiteten Dogmen über die Fette hinter uns lassen, wenn wir gesund und fit sein wollen.

Fett ist nicht gleich Fett und es darf nicht isoliert betrachtet werden. Wir müssen es im Kontext des menschlichen Stoffwechsels sehen und im Zusammenspiel mit unserer natürlichen Umgebung und biophysikalischen Parametern. Die komplizierte Welt unserer Moleküle lebt von diesem Zusammenspiel und von der Kommunikation, das müssen wir stets im Auge behalten. Die Reaktionen unseres Körpers sind gesamthaft zu sehen, denn wenn wir eines aus dem Wirrwarr wissenschaftlicher Untersuchungen gelernt haben, dann welches Ausmaß der Einfluss unserer Umwelt auf unser internes Milieu hat. Wir und jede unserer Zellen sind Geschöpfe der Evolution, das dürfen wir nie vergessen.

Die Entkopplung von der Natur hat einen hohen Preis

Wir sind die einzige Spezies auf dieser Erde, die dem Irrglauben verfallen ist, unsere Nahrung und unseren Körper von der Natur entkoppeln zu können, ohne einen Preis dafür bezahlen zu müssen. Wir produzieren immer mehr »Lebens«mittel, die nicht artgerecht sind, wir konsumieren hoch verarbeitete, künstliche Produkte im Übermaß und behandeln uns wie Massenware. Zugleich wird die Menschheit immer dicker und chronisch kränker. Ist es da eine gute Nachricht, dass unsere Lebenserwartung steigt?

All das wirft viele Fragen auf, die mich immer wieder auf die Suche nach Antworten gehen lassen. Und selbstverständlich hinterfrage ich auch meine eigenen Bewertungen immer wieder und schrecke nicht davor zurück, frühere Erkenntnisse zu revidieren. Ich schätze mich überaus glücklich, täglich mit Menschen zu tun zu haben, die mein Leben mit ihren Fragen und Kenntnissen bereichern, die mich geistig herausfordern und dazu veranlassen, in die Tiefen der wissenschaftlichen Forschung zu tauchen. Dieser rege Austausch verbunden mit meiner Frustration über die vielen Halb- und Unwahrheiten, die über Fette publiziert werden, haben zu diesem Buch geführt. Während seines Entstehens durfte ich viele Aha-Momente erleben. Das wünsche ich nun auch Ihnen.

EIN TICK ANDERS: DAS ETWAS ANDERE BUCH ÜBER FETTE

Ich hatte Ihnen ja eine Party versprochen und die starten wir jetzt. Wenn Sie sich gerne eine eigene Meinung bilden und zu den Menschen gehören, die Ihr Leben selbst in die Hand nehmen, dann sind Sie hier genau richtig. Denn wie der Titel einer deutschen Filmkomödie aus dem Jahr 2011 ist auch dieses Buch »einen Tick anders«: das etwas andere Buch über das heiß diskutierte Thema Fett. Was dürfen Sie erwarten? Jedenfalls kein langweiliges Kaffeekränzchen und keinen Standard-Ernährungsratgeber, wie es sie in Hülle und Fülle gibt. Mit diesem Buch mache ich Sie zum perfekten Gastgeber für die Party Ihres Lebens! Damit sie ein voller Erfolg wird, müssen Sie unbedingt die verschiedenen Fette dazu einladen. Welche Fette in welchem Mix für Ihre Lebensparty optimal sind, werden wir in den folgenden Kapiteln noch genau anschauen, denn ich gehe davon aus, dass Sie Ihre Lebensparty in vollen Zügen genießen möchten, ganz gleich, ob es dabei gerade ruhig, besinnlich, erotisch, stimmungsvoll oder ausgelassen zugeht!

Natürlich gibt es bei der Organisation einer solchen Party einiges zu beachten und wir müssen dabei äußerst sensibel vorgehen. Alles, was in Ihrem Körper, wo Ihre Party stattfindet, abläuft, ist hochkomplex und genau aufeinander abgestimmt. Nichts sollte isoliert betrachtet werden. Jeder ist besonders, mit individuellen Eigenschaften und Eigenheiten, mit seiner persönlichen Geschichte und als Teil seines sich konstant verändernden Umfeldes. Das alles prägt und formt uns und in diesem Kontext wird das große Thema Gesundheit in diesem Buch betrachtet.

Problemzone Fett

Das Thema Fett führt seit Jahrzehnten zu nicht enden wollenden Diskussionen, wir bewegen uns hier in einer wahren »Problemzone«. Viele Artikel in den Medien stellen das Fett an den Pranger. Wer kennt nicht die Berichte, wonach Fett pauschal als Verursacher moderner Gebrechen wie koronarer Herzkrankheiten, Schlaganfall, Übergewicht und Diabetes mellitus, Bluthochdruck und neurodegenerativer Krankheiten dargestellt wird. Zeitschriften und andere Medien sind bis zum Übermaß gefüllt mit Diäten, die weniger Fett vorschreiben, meist kombiniert mit reichlich Bewegung.

Es gibt durchaus auch Beiträge, in denen die Fette differenzierter betrachtet und in »gute« und »schlechte« Fette sortiert werden. Daraus ergibt sich die Empfehlung, jene Nahrungsfette, die als gut oder essenziell eingestuft wurden, regelmäßig zu essen, die anderen jedoch zu meiden. Doch zu jedem Trend gibt es einen Gegentrend – und so sind wir mit einer ganzen Palette von Ernährungsphilosophien konfrontiert, von fettreicher Ernährung, die uns die Angst vorm Fett nehmen und Krankheiten mit Fetten kurieren will, bis zu fettlosen »Super-Diäten«, die angeblich als Stoffwechsel-Katalysatoren fungieren.

Man kann also ohne Übertreibung behaupten, dass das Thema Fett sehr komplex ist und auch sehr kontrovers diskutiert wird. Mediziner, Wissenschaftler, Politiker, Nahrungsmittelproduzenten und Konsumenten debattieren inbrünstig die Vor- und Nachteile von pflanzlichen gegenüber tierischen Ölen und Fetten. Je tiefer wir in diesen Meinungsdschungel eintauchen, desto verwirrender wird er. Ob Fachinstanzen wie die Deutsche (DGE) oder die Schweizerische Gesellschaft für Ernährung (SGE) oder Leitmedien wie *Spiegel*, *Focus* und Co., alle beliefern uns regelmäßig mit Meinungen zum Thema Fett, mit Schlagzeilen wie »Ist Öl das bessere Fett?«, »Ist die Wahl des Fetts also egal?« oder »Der Westen macht mobil gegen gefährliche Fette«.

Was heute angeblich der Forschung letzter Schluss ist, wird morgen schon wieder über den Haufen geworfen. Die einen verteufeln die mehrfach ungesättigten Fettsäuren, andere preisen sie in den höchsten Tönen. Wobei sich genau genommen nur die Omega-3-Fettsäuren der Lobeshymnen sicher sein können, während Omega-6-Fettsäuren meist mit Vorsicht betrachtet werden. Auch die gesättigten und hier besonders die tierischen gesättigten Fettsäuren haben in Wissenschaft, Presse und Medizin eine bewegte Geschichte. Ihre Wertigkeit wird aktuell heftig diskutiert und nicht selten dementiert. Und so ist es nicht überraschend, dass es unter den Ärzten, Ökotrophologen und Therapeuten sowohl solche gibt, die gesättigte Fettsäuren als schlechten »Fettschmodder« betrachten, als auch solche, die sie als wichtigen Beitrag zu unserer Gesundheit ansehen.

Viele Ernährungstrends sind mittlerweile auch in Studien untersucht, ihre Effekte können daher zumindest ein Stück weit belegt werden. Daher boomt auch der Markt für Ernährungsratgeber. Jedoch machen sie es uns nicht unbedingt leichter, Ernährungsthemen richtig einzuordnen und zu verstehen. Denn auch in der Studienlandschaft gibt es viele widersprüchliche Erkenntnisse. Und so trifft der interessierte Konsument auch bei der Lektüre diverser Ratgeber auf ein Sammelsurium widersprüchlicher Ansichten.

Noch ein Buch über Fett?

Ein Mangel an Informationen und Meinungen zum Thema Fett herrscht also wahrlich nicht. Hier stellt sich die Frage: Braucht es da ein weiteres Buch über Fett? Meine Antwort ist natürlich ja. In den vielen Jahren, in denen ich mich mit dem Thema Ernährung beschäftigt habe, bin ich trotz aller Kritik immer wieder auf Bücher gestoßen, die mir weitergeholfen, ja zum Teil mein Leben deutlich verändert haben. Mein Ziel ist, dass dieses Buch Sie genauso positiv voranbringt und Ihnen mit »fetten« Fakten bei wichtigen Entscheidungen bezüglich Ihrer Ernährung hilft.

Mit was werde ich Sie konfrontieren? Den Begriff »konfrontieren« wähle ich bewusst, denn dieses Buch birgt auch unangenehme Wahrheiten. Fangen wir gleich mit einer an: Zu viele Menschen haben vor lauter Fitness(studio)wahn ganz vergessen oder verlernt, Ihren Stoffwechsel fit zu halten. Nicht nur Muskeln müssen trainiert werden, um eine ausgezeichnete körperliche Leistung zu erbringen, sondern der gesamte Metabolismus! Eines der großen Themen dieses Buches ist deshalb unser **Stoffwechsel** und dessen **Flexibilität**. Unser Stoffwechsel wurde schon vor »ur«langer Zeit während unserer Evolution programmiert und dies prägt seine Eigenschaften bis heute. Wir müssen sie richtig interpretieren und nutzen, um sicherzustellen, dass wir auch weiterhin artgerecht evolvieren. Betrachten Sie die Erhaltung eines gesunden Stoffwechsels daher als lebenslange Aufgabe!

Eine dieser Eigenschaften ist es, dass unser Körper stets anstrebt, ein **»fettes« Sparkonto** für Notzeiten anzulegen. Deshalb ergibt das allseits (zu) beliebte Kalorienzählen wenig Sinn. Mit der Erläuterung der Hintergründe und Zusammenhänge will ich Ihnen verdeutlichen, dass Sie es in der Hand haben, wie Ihr Körper Fett ein- oder abbaut oder es als optimierende Bausubstanz verwendet.

Fette sind **metabolische Kippschalter** für die Kraftwerke unserer Zellen, die Mitochondrien. Mithilfe von Fetten können Sie die Energieproduktion Ihrer Zellen drosseln oder steigern. Die Frage ist, wie genau. Eines schon vorweg: Weder eine fettarme Ernährung noch eine übermäßig fettreiche »Mastkur« sind hierbei förderlich. Ein gutes Verständnis der unterschiedlichen Wirkmechanismen der Fette ist hier angesagt!

MEINE VIER SÄULEN ZUR OPTIMIERUNG DER GESUNDHEIT

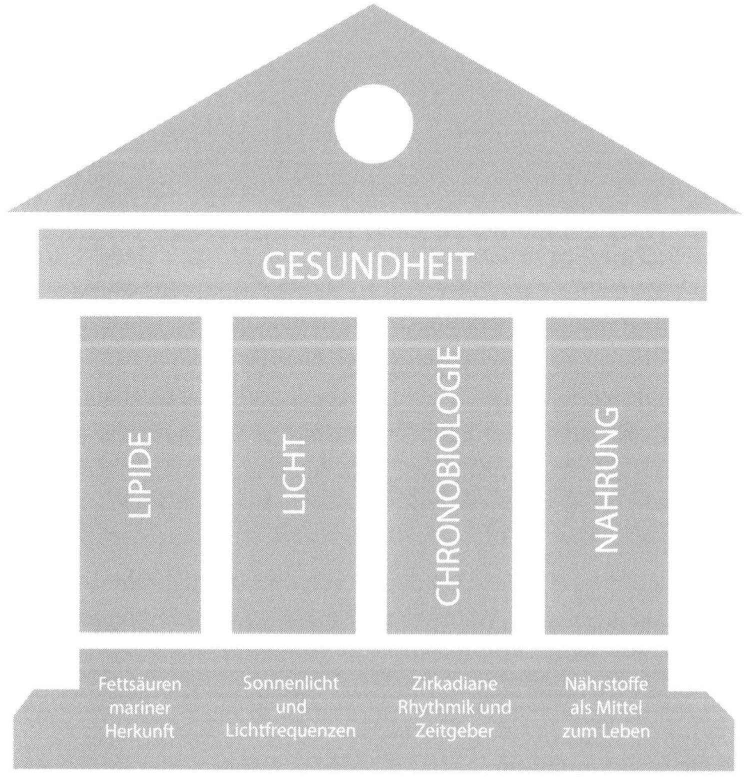

Höchste Zeit für detailliertes Fett-Wissen

Unser Körper, ja jede Zelle, geht mit **Zeit** sehr pingelig um. Alterungsprozesse stehen in direkter Verbindung zur **zellulären Zeiteinteilung**. Jede einzelne unserer Zellen stellt ihre »Uhr« täglich aufs Neue. Stellen Sie sich zur Verdeutlichung eine analoge Uhr vor. Die Uhrzeiger (Ihr Stoffwechsel) werden dabei von einem Uhrwerk (Ihren Zellen) bewegt, das seine Energie aus einer aufgezogenen Spiralfeder oder einer Batterie (den Mitochondrien) bezieht. Das Aufziehen der Feder bzw. das Aufladen der Batterie hängt von Ihrer Nahrung, und zwar insbesondere von den verzehrten Fetten, und von Ihrem direkten Umfeld ab. Das **Timing** ist daher von immenser Bedeutung! Nicht weniger Fett ist angesagt, sondern die richtigen Fette zur rechten Zeit!

Können wir also unsere inneren Uhren durch Licht, Temperatur, Strahlung, Lifestyle oder Nahrung ein- oder verstellen? Sind Alterung und Anti-Aging mit zellulärem Zeitgefühl verbunden? Antworten auf diese Fragen gibt uns die **Chronobiologie** – und daher dürfen ihre Erkenntnisse in diesem Buch nicht fehlen! Diejenigen unter Ihnen, die mit meinem Buch *Better Body Better Brain* und den darin beschriebenen vier »Säulen« der Gesundheit (siehe unten) vertraut sind, wird es nicht überraschen, dass ich dieses Thema so stark betone – und es in direkte Verbindung mit dem Thema Fett(e) bringe. Denn ein gut getakteter Fettstoffwechsel ist ohne Zeitgefühl nicht möglich. Nur durch eine einfühlsame Zusammenstellung der wichtigen Einflussgrößen ist es möglich, gesund zu altern. Welche Fette Sie in welcher Menge und zu welcher Zeit konsumieren, hat deshalb einen großen Einfluss auf Ihre Lebensqualität.

Die Qualität unseres Lebens hängt von der **Funktionsfähigkeit unserer Zellmembranen** ab – die wiederum hauptsächlich aus Fetten bestehen. Betrachten Sie sich als deren Architekt und erstellen Sie von Anfang an einen guten Bauplan. Sonst kommt möglicherweise der Zeitpunkt, an dem Sie Ihre Zellen und Zellmembranen dringend renovieren und gegen Überalterung, Rost oder Beschädigungen an der Bausubstanz ankämpfen müssen. Genau diese Probleme können zu dem von uns allen gefürchteten Herzinfarkt oder Hirnschlag führen.

Auch sämtliche **neurologischen Erkrankungen** sind direkt mit den Themen Fett, Stoffwechsel und Umwelt verknüpft. Benötigt das Gehirn bestimmte Fette, um neurologische Kurzschlüsse zu vermeiden? Muss das Gehirn mit den richtigen Fetten versorgt werden, um täglich aufs Neue den Anforderungen des Lebens gerecht zu werden? Können wir unser Gehirn durch falsche oder schlechte Fette in die Demenz treiben? Auch hier ist meine Antwort jedes Mal ein klares Ja.

Lassen Sie sich von der Faszination über die Fette in unserem Körper und in unseren Lebensmitteln anstecken! Werden Sie mithilfe dieses Buches, das zum Nachschlagen, Nachdenken und Nachmachen einlädt, **Fett-weise**!

PS: Auch wenn man den Eindruck haben könnte, die Beschäftigung mit Fett, ja die Fett-Obsession sei eine höchst moderne Erscheinung, so beschäftigt sich die Menschheit schon lange mit diesem

Thema. Lassen Sie mich meine Einführung zu diesem Buch daher mit einem prominenten Beispiel zum Abschluss bringen: Albert Einstein äußerte sich 1909 in einem Brief an seinen Freund Jakob Ehrat voller Sorge über die Qualität der Fette in einem noch heute existierenden Restaurant in Zürich. Er schrieb: »Lieber Ehrat! Meine Frau lässt mir keine Ruhe, ergo muss ich Dirs sagen: Iss nicht im Karl d. Gr! Das Essen dort schmeckt nicht übel. Aber es wird mit dem schwerer verdaulichen weniger löslichen und weniger nahrhaften Pflanzenfett gekocht. Wir (meine Frau und ich) haben es für die Dauer auch nicht ertragen, als wir in Zürich waren. Ich speziell hatte auch öfters mit Darmgeschichten zu thun. Also lieber noch so einfach, aber zuhause…«

KLEINE ANLEITUNG ZUR BENUTZUNG DIESES HANDBUCHS

Jedes Kapitel enthält Abschnitte unterschiedlicher Detailtiefe. Sie können also entscheiden, wie weit Sie in die Materie eintauchen wollen. Abschnitte, die nicht besonders gekennzeichnet sind, decken wichtiges Grundwissen und relevante Zusammenhänge ab. Hier finden Sie die »Basics« zum Thema Fett. Wer sich nicht schon gut damit auskennt, sollte diese Abschnitte unbedingt lesen.

Detail-Wissen: Hier gibt es wissenschaftliche Informationen, die etwas komplexer und tiefergehend sind. Es werden neueste Resultate der Wissenschaft erläutert oder Zusammenhänge im Detail erklärt. Die Wissensdurstigen unter Ihnen werden diese Abschnitte genießen, wer es eiliger hat, kann sie aber auch überspringen.

Fett-Wissen für die Praxis: In diesen Abschnitten finden Sie praktische Tipps und Anwendungen, mit deren Hilfe Sie das Gelesene und Gelernte in die Tat umsetzen können. Ich nehme Sie hier an die Hand und zeige Ihnen ganz konkret, wie Sie Ihren Fetthaushalt – und bei Bedarf auch den Ihrer Haustiere – optimieren können.

Rezepte: Was wäre die Praxis ohne gutes, fettoptimiertes Essen? Nicht nur in den Lesepausen möchte ich Sie mit einigen Rezeptvorschlägen animieren (diese finden Sie hinten im Buch, nach Kapiteln gegliedert), Ihre Mahlzeiten noch abwechslungsreicher zu gestalten und Ihre Geschmacksnerven nach allen Regeln der »fetten« Kunst zu befriedigen. Gutes Essen kann so einfach sein! Ich hoffe, dass Ihnen meine Gerichte munden werden. Die Rezepte finden Sie gesammelt ab Seite 142.

1

DAS FETTGEWEBE, UNSERE ÜBER-LEBENS-RESERVE

»Let's get personal«, mit dem Fett-Thema Nummer 1, unseren Fettpölsterchen, unserem Fettgewebe! Bei Babys erscheint er uns richtig und wichtig (»jööö, wie herzig!«), viele Teenager lässt er jedoch hysterisch werden: der Babyspeck. Mädchen verbinden ihn häufig mit einer zu femininen Figur, während Jungs anfangen, ihn fanatisch in gestählte Muskeln umwandeln zu wollen.

Fakt ist, dass ein Baby bei der Geburt mit mindestens 10 Prozent seiner Körpermasse einen relativ hohen Fettanteil besitzt, und zwar aus gutem Grund: Dieses Fett ist essenziell für die geregelte Versorgung und damit das Wachstum und die Reifung des äußerst stoffwechselaktiven Gehirns. Aus diesem Grund steigt der Fettanteil nach der Geburt in kürzester Zeit weiter an: innerhalb der ersten 4 bis 5 Monate auf sage und schreibe 22 bis 29 Prozent! Das Gehirn eines Säuglings verbraucht in dieser wichtigen Entwicklungsphase 75 Prozent der gesamten, von seinem Organismus in Ruhe benötigten Energie. Dieser konstante und hohe Energiebedarf kann nur durch den hohen Fettgehalt der Muttermilch und den reichlich vorhandenen Babyspeck gestillt werden. Damit das Gehirn der Säuglinge davon profitiert, müssen die Fette jedoch erst zu sogenannten Ketonkörpern abgebaut werden. Diese Fettabbaustoffe nähren und schützen das Gehirn – übrigens nicht nur im Säuglingsalter. Andere Säugetiere, wie zum Beispiel Primaten, haben bei ihrer Geburt einen wesentlich geringeren Körperfettanteil von höchstens 3 Prozent. Da das Gehirn eines Primaten bei seiner Geburt bereits vollständig entwickelt und zudem kleiner ist, verbraucht es wesentlich weniger Energie als das eines menschlichen Säuglings und benötigt daher keine speziellen Fettreserven.

Zu Beginn unseres Erdendaseins leben wir also wie die sprichwörtliche Made im Speck und entwickeln uns erst allmählich über Jahre in bewegungsfähigere und selbstständigere Lebewesen. Wir Menschen benötigen gut und gerne 23 Jahre, bis unser Gehirn vollständig ausgereift ist! Besonders gilt das für den Frontallappen, der direkt hinter der Stirn sitzt und unsere Persönlichkeit und unser Sozialverhalten steuert. Auch er unterscheidet uns von den Primaten. Dieser Dirigent unseres Verstandes greift regulierend in viele Entscheidungen ein und gilt als »menschlichster« Teil des Gehirns. Der lange Reifeprozess unseres Denkorgans ist außerdem nötig, um die dortigen Nervenzellen mit einer Fettschicht, den Myelinscheiden, zu überziehen. Es ist daher zum Beispiel nicht verwunderlich, dass Jugendliche, bei denen dieser Prozess ja noch nicht vollständig abgeschlossen ist, bisweilen mit Impulsproblemen zu kämpfen haben. Es kommt dann sozusagen zu Kurzschlüssen im Gehirn.

SPEZIALFALL MENSCHENHIRN

Wir Menschen nehmen aufgrund unseres extrem stoffwechselaktiven Gehirns eine Sonderstellung ein. Es konnte im Lauf der Evolution und es kann bis heute nur wachsen, wenn ihm konstant große Energiequellen zur Verfügung stehen. Fett ist die reichste Energiequelle im menschlichen Körper! Ein durchschnittlicher Erwachsener verfügt über mehr als 100 000 Kilokalorien in Form von gespeichertem Fett. Im Lauf der Evolution entwickelte unser Körper daher gewisse egoistische, für den modernen Menschen scheinbar »lästige« Mechanismen, um leicht Fettdepots anlegen zu können.

Energiemengen, die sich aus verschiedenen Substraten gewinnen lassen

1 g Eiweiß liefert 4,1 kcal oder 17,1 kJ

1 g Kohlenhydrate liefert 4,1 kcal oder 17,1 kJ

1 g Fett liefert 9,3 kcal oder 38,9 kJ

1 g Alkohol liefert 7,1 kcal oder 29,3 kJ

Über lange Zeiten hinweg mussten sich unsere Vorfahren zur Nahrungsaufnahme auf das Jagen und Sammeln verlassen. Dabei war Erfolg nicht immer garantiert, und so schlemmte der Mensch, wenn sich ihm die Möglichkeit dazu bot, und er hungerte, wenn es an Nahrung mangelte. Um sein hungriges Gehirn dennoch kontinuierlich mit Energie versorgen zu können, benötigte er einen sehr flexiblen Stoffwechsel, der je nach Bedarf Energie aus der Nahrung oder – bei Nahrungsknappheit – aus den Fettdepots bereitstellen konnte.

Vor noch nicht allzu langer Zeit war auch bei uns in Europa Essen noch keine billige Massenware. In wirtschaftlichen Notzeiten mussten Nahrungsmittel rationiert werden. Doch welcher Teenager kennt heute noch den Begriff »Kartoffeln stoppeln gehen«? Zu derartigen und ähnlichen, aus der Not geborenen Tätigkeiten waren damals viele gezwungen, um die hungrigen Bäuche ihrer Familie zu füllen. Bei mir kommen da Erinnerungen an die immer gleichen Sätze meiner Großeltern auf, die ich beim Mittagessen hören musste: »Kind, iss deinen Teller leer! Ich sehe schon Deine Rippen! Wir wären froh gewesen, wenn wir jeden Tag einen vollen Teller zu essen gehabt hätten.« Der Zweite Weltkrieg und die Nachkriegszeit hatten ihre Spuren hinterlassen. Meine Großeltern erholten sich mental nie von der Erfahrung der Nahrungsknappheit und bunkerten bis ins hohe Alter für den Notfall Unmengen von zumeist fettigen Nahrungsmitteln. Mit Dosenwurst und ausreichend Lebensmittelkonserven im Keller fühlten sie sich auf der sicheren Seite. Fettreiche Konserven erzeugten bei ihnen ein Gefühl der Sicherheit, zunehmend wurden sie aber auch zu einem Statussymbol. Wer nämlich nach dem Krieg die Rippen mit größeren Mengen Fett »polstern« konnte, zeigte damit seinen neu- oder wiedergewonnenen Wohlstand.

Wagen wir hier einen Vergleich zwischen unserem Gehirn und einem Bankkonto: Haben wir genug Reserven auf der Bank, wägen wir uns in Sicherheit, da wir für schlechtere Zeiten oder Notfälle gewappnet sind. Genauso packt es unser Gehirn an. Fettreserven sichern unser Überleben und wappnen uns für schlechte Zeiten. Aufgrund unserer Entstehungsgeschichte besitzen wir einen Stoffwechsel, der immer bestrebt ist, ein dickes Konto anzulegen. Diese Reserve ist unser Körperfett. Es geht hier also um bedeutend mehr als nur um die Pfunde, die wir mit uns herumtragen. Denn in unserem Körperfett tragen wir unsere Vergangenheit und unsere Zukunft, es ist ein Spiegel unserer inneren Biologie und ermöglicht uns, in unserer Umwelt (über-)leben zu können.

Die Geschichte unserer Beziehung zu unserem Körperfett ist fraglos wechselhaft. Salopp gesagt versuchen wir heute das, was früher wie ein Schatz auf den Rippen gehegt wurde, mit XXL-Kleidungsstücken zu kaschieren. Kaum einer, der nicht über lästige »Love Handles« oder seinen Bauchumfang jammert. Die Körpermaße der jungen Brigitte Bardot oder Elisabeth Taylor, deren Fettverteilung feminine Kurven unterstrich, sind meist nur noch auf der Leinwand oder in Glamour-Magazinen zu bestaunen. Bei Männern hat sich ein großer Bauchumfang fast schon zur akzeptierten Körperform entwickelt. Diese »Wampensolidarität« wird inzwischen sogar von der Produktwerbung reflektiert, mit Sprüchen wie: »Sixpacks waren gestern«. In der Werbekampagne einer deutschen Brauerei bewerben Männer deren Produkt mit ihrer Wampe und liebkosen mit der Message »Brewed with love« ihre dicken Bäuche wie Schwangere ihren Babybauch. Verdrehte Welt, finden Sie nicht auch?

Im Folgenden beschäftige ich mich jedoch nicht mit der Veränderung der Körperideale als Spiegel der jeweiligen historischen Epoche. Mein Fokus, und meine Besorgnis, liegen vielmehr darauf, dass unsere Gesellschaft zunehmend »metabolisch entgleist«, da unser Leben nicht mehr artgerecht verläuft. Unser Verhältnis zu unserem Körperfett ist hier bezeichnend: Was uns früher als wichtiger Überlebensmechanismus diente, wird uns heute zum Verhängnis.

FETTGEWEBE: TEIL UNSERER BIOLOGISCHEN GRUNDAUSSTATTUNG

Das Wunderwerk Mensch besteht im Groben aus Wasser, Eiweiß, Fett und Mineralstoffen. Jede dieser Komponenten hat ganz bestimmte Aufgaben. Durch ihre Verteilung und Zusammensetzung entsteht ein hochkomplexes, funktionales, intelligentes Zusammenspiel.

NAHRUNGSKOMPONENTEN

Durch Nahrungsaufnahme nimmt der Mensch zu sich

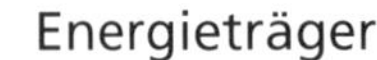

Energieträger
- Kohlenhydrate
- Fetter

Baustoffe
- Proteine (Eiweiß)

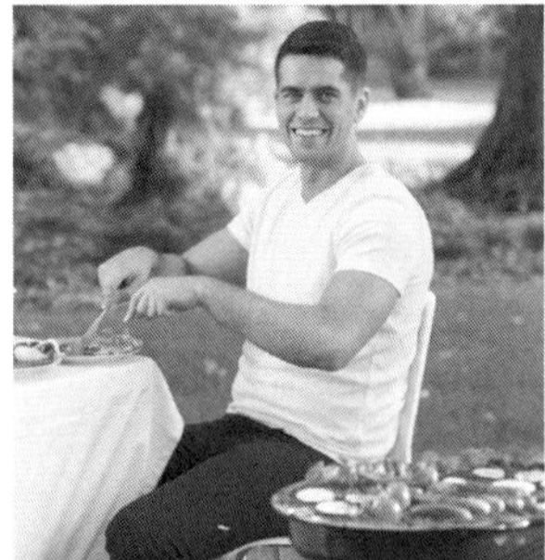

Werkzeuge
- Vitamine
- Mineralstoffe/Mengen und Spurenelemente

Alle fettähnlichen Substanzen im Körper werden als Lipide zusammengefasst, wobei die Speicher- und Depotfette des Körpers (Triglyzeride) von den membranbildenden Lipiden der Zellmembranen (Phospholipde) zu unterscheiden sind. Depotfette entstehen unter dem Einfluss verschiedener Hormone entweder direkt aus Nahrungsfett oder durch Umwandlung überschüssig aufgenommener anderer Nährstoffe. Alle überschüssige Nahrung beziehungsweise Energie wird in Triglyzeride umgewandelt und in spezialisierten Fettzellen, den Adipozyten des Fettgewebes eingelagert. Triglyzeride sind Moleküle, in denen jeweils ein Glyzerin mit drei Fettsäuren verbunden (verestert) ist. Auch die Fette und Öle unserer Nahrung bestehen überwiegend aus Triglyzeriden.

Unser Körperfett umfasst das sogenannte Depotfett, das Speicherfett des Körpers, wie auch das Stütz- und Baufett. Depotfette dienen der Wärmeisolierung und stellen das erwähnte, wichtige Reservekonto dar, denn hier befinden sich unsere Energiereserven. Bei übergewichtigen Menschen sind die Depotfette deutlich erhöht, was sich in der Bauchgegend, an den Hüften oder an den Oberschenkeln zeigen kann. Jeder dieser Fett-Phänotypen geht mit unterschiedlichen gesundheitlichen Risiken einher.

Als Baufett bezeichnet man Fettgewebe, das an bestimmten Stellen des menschlichen Körpers als Strukturkomponente dient, wie zum Beispiel unter der Fußsohle, in der Wangenregion, hinter dem Augapfel und um die Nieren. Sollte bei Ihnen ein körperlicher oder geistiger Notstand ausbrechen oder Sie entscheiden sich zu fasten, wird zuerst das Depotfett in Angriff genommen und erst später auch ein Teil des Baufettes mobilisiert.

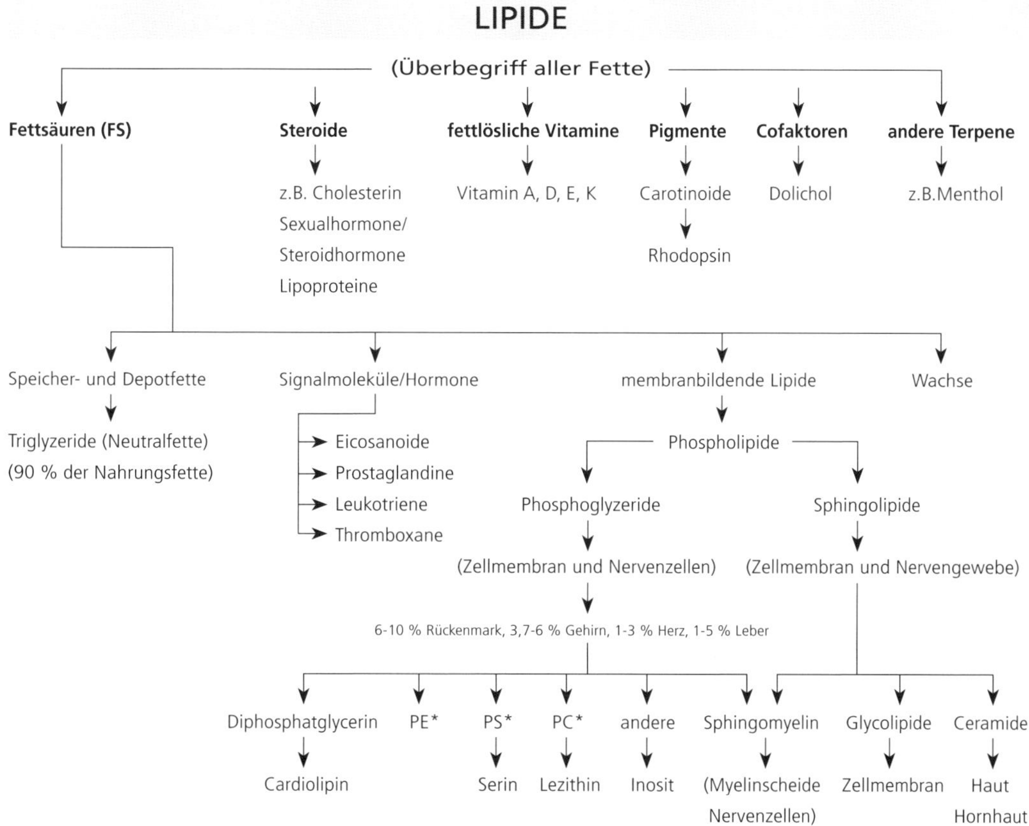

PE: Phosphatidyl-Ethanolamin, PS: Phosphatidyl-Serin, PC : Phosphatidyl-Cholin

Unser Körperfettanteil unterliegt je nach Alter, Aktivität und Ernährung großen Schwankungen. Grundsätzlich nimmt in unserer heutigen Gesellschaft der Fettanteil im Laufe unseres Lebens jedoch zumeist stark zu. Durch unsere Ernährung und unseren Lebensstil verändert sich unsere Fettmasse in ihrer Verteilung, Struktur und Zusammensetzung. Der Anteil an Körperfett und seine Zusammensetzung wird vorrangig über die Ernährung reguliert. Sie alleine entscheiden also darüber, wie groß Ihre Reserve ist, beziehungsweise welche Wertanlagen Sie auf Ihrem »Konto« anhäufen. Die buchstäblich nackte Wahrheit Ihres Kontostands zeigt sich am deutlichsten vor dem Spiegel.

Das Körperfett nun pauschal zu verteufeln, wäre jedoch fatal! Sie müssen sich immer vergegenwärtigen, dass Sie auf einen gewissen Anteil an Körperfett angewiesen sind! Also bitte keine Körperfett-Phobie entwickeln. Lernen Sie besser, wie Sie diesen wichtigen Körperfettanteil nach Ihren Wünschen formen und gestalten können.

Unser Körper ist von Natur aus darauf getrimmt, wann immer möglich, Körperfett als Notgroschen aufzusparen. Das macht er nicht nur über den Verzehr fetthaltiger Speisen, sondern mindestens genauso zielstrebig, wenn nicht sogar noch eindrücklicher, nach dem Verzehr von

Kohlenhydraten. Diese können wir nur in kleinsten Mengen speichern (in Form von Glykogen). Um keine Energie zu verschwenden, werden die nicht umgehend verwerteten Kohlenhydrate daher einfach in Körperfett umgewandelt. Denn der Mensch kann große Energiereserven nur in Form von Fett speichern.

GRUNDSTRUKTUR DER TRIGLYZERIDE

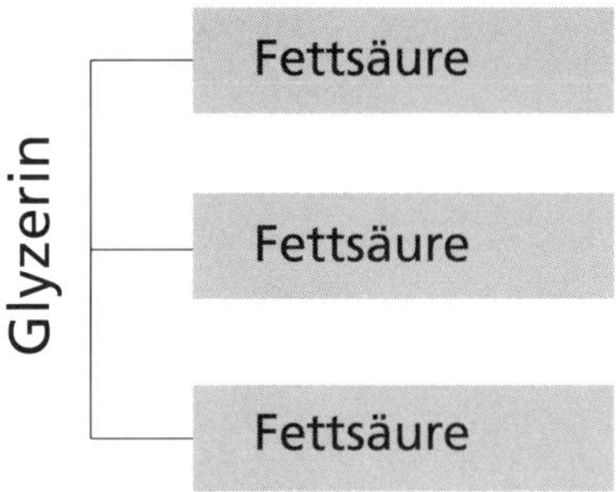

Aufgrund unserer inhärenten Fähigkeit, große Mengen an Fett speichern zu können, unterliegt der Fettanteil unseres Körpers – je nach Alter, Ernährung und Aktivitäten – großen Veränderungen. Dies zeigt sich auch im Wasseranteil unseres Körpers, der umso niedriger ist, je höher der Fettanteil ausfällt, und umgekehrt. Körperfett liegt in wasserfreier Form vor, während Kohlenhydrate bei ihrer Speicherung die doppelte Menge an Wasser binden.

KÖRPERZUSAMMENSETZUNG IN PROZENT

	Wasser	Fett	Protein	Mineralstoffe
Baby	74,8	10,5	11,9	2,8
Mann*	50–65	15–20	16–18	5,8–6
Frau*	45–60	20–30	14–16	5,5–6
Adipöse	40–50	32+	32+	
Greis	40+	38–42	k. A.	k. A.
Sportler	50–65	10–20	20+	

*** mittleren Alters (zusammengestellt aus verschiedenen Quellen)**

RESERVEN VERSCHIEDENER BRENNSTOFFE

Brennstoffreserven einer 70 kg schweren Person

Fett (Triglyzeride)	11–15 kg	102 300 – 139 500 kcal
Proteine	6 kg	24 600 kcal
Glykogen in der Leber (Kohlenhydrate)	0,07 kg	280 kcal
Glykogen in den Muskeln (Kohlenhydrate)	0,12 kg	480 kcal
Glukose im Blut (Kohlenhydrate)	0,02 kg	80 kcal

Was heißt dies nun konkret?

1. Würde uns die Nahrung ausgehen, könnte unser Körperfett uns über rund 100 Tage mit Energie versorgen! Diese enorme Speicherfähigkeit hat sich in der Evolution bewährt.
2. Unsere Kohlenhydratspeicher würden keine 24 Stunden reichen! Ernährt man sich, wie viele Menschen heute, hauptsächlich von Kohlenhydraten, muss man je nach Aktivität und Energieverbrauch konstant Energie über die Nahrung nachschieben, da die Reserven sehr schnell aufgebraucht sind.
3. Der Löwenanteil der Kohlenhydratspeicherung liegt in den Muskeln. Allerdings kann nur das Glykogen der Leber für die Glukoseversorgung des Gehirns herangezogen werden.
4. Mit Kohlenhydraten als Hauptenergiespeicher wäre eine Person aufgrund der damit verbundenen Wasserbindung 55 Kilogramm schwerer!
5. Aus evolutionärer Sicht sind Punkt 3 und 4 von großem Nachteil. Hätte es sich so verhalten, wäre unsere Weiterentwicklung, ja unser Überleben unmöglich gewesen.

Mein erstes Fazit lautet daher, dass unser Körperfett, seine Menge und seine Zusammensetzung, für unsere Gesundheit von allergrößter, ja lebenswichtiger Bedeutung ist. Hier können wir steuernd eingreifen. Denn wir haben die Wahl, welche Fette wir in welcher Menge und in welcher Kombination mit anderen Lebensmitteln konsumieren. Damit entscheiden wir über:

- die Stoffwechselwege (Kohlenhydratstoffwechsel, Fettstoffwechsel oder flexibler Wechsel zwischen beiden)
- die Effizienz der Energieproduktion in den Zellkraftwerken (Mitochondrien)
- die Verteilung von weißem und braunem Fettgewebe (siehe »Detail-Wissen« unten)
- die Verteilung von Speicher- und Depotfett, Bau- und Stützfett.

DETAIL-WISSEN: WAT ISN'T BAT – VON WEISSEM UND BRAUNEM FETT

Wir sagen Fettgewebe – und meinen genau genommen zumeist nur das weiße (WAT, von engl. White Adipose Tissue). Das ist auch nicht überraschend, denn fast unsere gesamten Fettdepots bestehen aus WAT. Nehmen wir es also etwas genauer unter die Lupe: WAT ist in Läppchen organisiert, die von zahlreichen Blutgefäßen und Nerven umgeben sind. Die Zellen unseres Fettgewebes, die Adipozyten, nehmen entweder Triglyzeride direkt auf, oder bilden aus freien Fettsäuren in Kombination mit Glyzerin neue Triglyzeride. Dieser Prozess wird Lipogenese genannt. Die Adipozyten des WAT enthalten einen einzigen großen Fetttropfen (univakuoläres Fettgewebe). Sie vermehren sich stark von der Geburt bis zum 14. Lebensjahr. Danach teilen sich die Adipozyten kaum mehr; die zum 14. Lebensjahr vorhandene Anzahl bleibt also generell erhalten. Wer es daher schafft, bis in die Pubertät rank und schlank zu bleiben, hat im Alter einen Vorteil. Oder, anders ausgedrückt: Je mehr Fett man in jungen Jahren angesammelt hat, umso schwieriger wird es, es später wieder loszuwerden.

Mit dem braunen Fettgewebe oder BAT (von engl. Brown Adipose Tissue) und dessen besonderen Eigenschaften sind die meisten Menschen weniger vertraut. Es kommt auch bedeutend seltener in unserem Körper vor. Zwar ist das braune dem weißen Fettgewebe strukturell ähnlich, allerdings enthält es mehr Gefäße und mehrere Fetttröpfchen pro Zelle (plurivakuoläres Fettgewebe). Das Besondere am BAT ist jedoch, dass es viel reicher an Mitochondrien ist. Die vielen kleinen »Zellkraftwerke« geben ihm seine braune Farbe. BAT wird im Fötus gebildet und verringert sich bei den meisten Menschen nach der Geburt. Das ist schade, denn das BAT wird nach den neuesten Erkenntnissen als therapeutisches Medium zur Bekämpfung von Übergewicht betrachtet, denn es spielt eine bedeutende Rolle bei der Thermogenese, der Wärmebildung durch gesteigerte Stoffwechselaktivität. Es feuert den Kohlenhydrat- und Fettstoffwechsel an. Auf diese Weise »verbrennt« es Körperfett und setzt dabei Wärme frei. Man könnte auch sagen, es lässt Kalorien »verpuffen«.

Das BAT ist zudem ein endokrines Organ, das heißt, dass es Signalstoffe bildet und ans Blut oder in die Lymphe abgibt. Sie werden als BATokine bezeichnet, ein relativ neuer Begriff, der sich von den Adipokinen ableitet, den Signalmolekülen des weißen Fettgewebes.

Nach einer neuen Studie der Universität Barcelona sind es die vom BAT ausgeschütteten BATokine, die sich positiv auf diverse Organe und unseren Stoffwechsel auswirken. Die Forschung befasste sich lange nur mit dem WAT als endokrinem Organ und mit dem Adiponektin als wichtigem Produkt dieser Fettzellen. Zusammen mit anderen Gewebshormonen wie Leptin und Insulin reguliert das Adiponektin unser Hungergefühl und unsere Nahrungsaufnahme. Neueste Forschungsergebnisse setzen nun den Fokus auf die unterschiedlichen Wirkmechanismen der BATokine.

FUNKTION DER BATOKINE IN UNSEREM ORGANISMUS

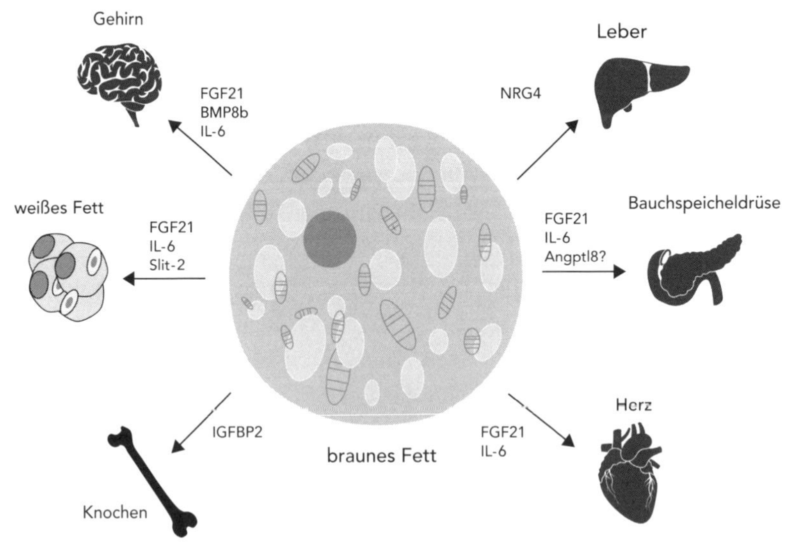

Ein zentrales Ziel der Forschung ist es, WAT in BAT umzuwandeln. Ein möglicher Weg hierzu ist die Kältethermogenese. Vielleicht kennen Sie sie schon als effektiven Weg, ungeliebte Fettzellen zu vernichten. Denn durch Kälte wird Körperfett regelrecht abgefroren. In meinem Buch *Better Body Better Brain* erkläre ich ausführlich, wie Sie durch Kälteexposition Ihren BAT-Anteil effektiv steigern können. Dies wiederum verbessert die Empfindlichkeit des Körpers gegenüber anderen Hormonen wie Leptin und Insulin und es senkt den Blutzuckerspiegel.

Unser Fettgewebe ist also sowohl ein Energiespeicher als auch ein endokrines Organ, das wichtige Hormone synthetisiert. Eines davon ist das Leptin, das über die Bluthirnschranke in unser Gehirn gelangt und dort unser Essverhalten beeinflusst, indem es ein Sättigungsgefühl hervorruft und die Thermogenese ankurbelt. Wenn Sie also häufig hungrig sind, dann könnten Sie von einer Leptinresistenz betroffen sein. Dies bedeutet, dass Ihr Körper, insbesondere die Zellen im Gehirn, gegen die Wirkung dieser hormonellen Appetitbremse unempfindlich werden. Einer Leptinresistenz geht meist eine Insulinresistenz voraus; dazu später mehr.

FETTGEWEBE ALS ENDOKRINES ORGAN

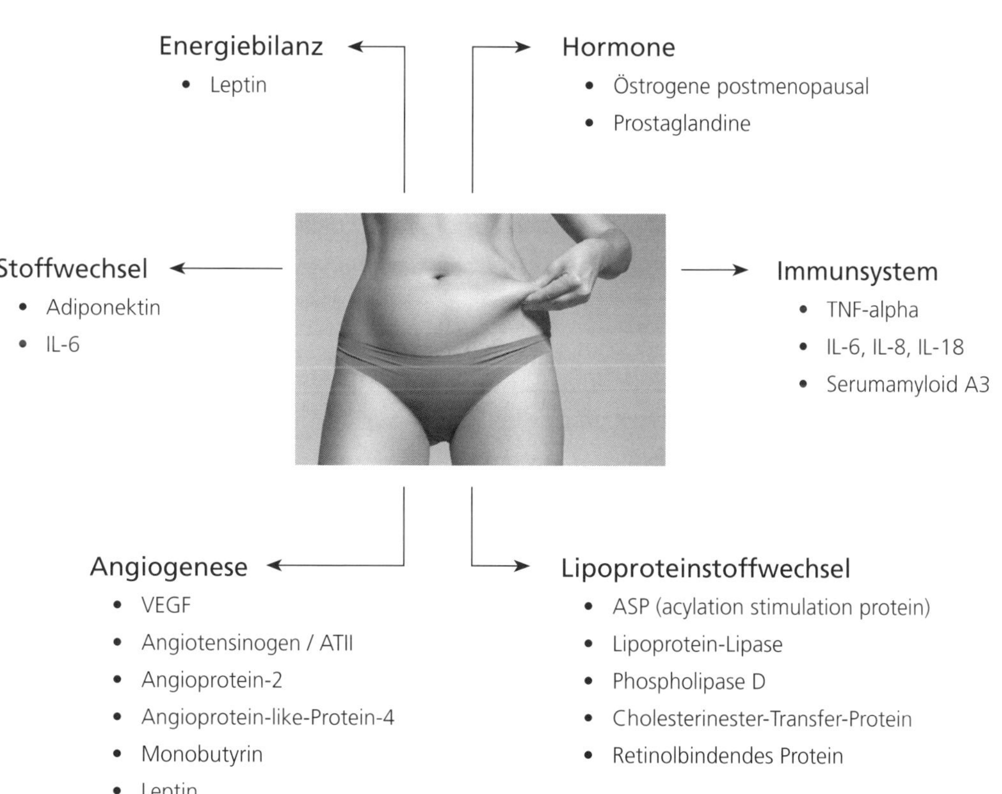

Macht Fett nun fett?

Erstens ist dies meines Erachtens die falsche Frage – und zweitens ist meine ehrliche Antwort ja und nein. Eine eindeutige Antwort gibt es nicht. Sämtliche Diätbücher, die Ihnen das blaue Abnehmwunder versprechen, wenn Sie »nur« auf bestimmte Nahrungsmittel setzen und bestimmte Nahrungsmengen genau einhalten, beruhen leider nicht auf guten Stoffwechselkenntnissen. Ich leite dies aus der nüchternen Erkenntnis ab, dass circa 95 Prozent aller Diätbücher – und leider auch viele Ernährungsratgeber – davon ausgehen, dass wir in erster Linie zunehmen, weil wir mehr Kalorien (Energie) aufnehmen, als wir verbrauchen. Und da Fett die meisten Kalorien pro Gramm hat, erscheint es für viele logisch, dass Fette die Übeltäter sind. Schließlich kann man ja für die gleiche Kalorienzahl angeblich fast die doppelte Menge an Kohlenhydraten oder Eiweiß essen. Daher verordnen viele Diätbücher, Kalorien einzusparen, vor allem in Form von Fett. Die folgenden drei Punkte werden dabei gerne besonders stark betont:

1 Eine Kalorie ist eine Kalorie – egal von welchem Nährstoff sie stammt!
2 Eine Diät kann nur erfolgreich sein, wenn Kalorien reduziert werden!
3 Kalorien müssen verbrannt werden! Immer lautet daher die Empfehlung, mehr Sport zu treiben und sich körperlich zu betätigen.

Weniger Kalorien aufnehmen und mehr Kalorien verbrennen, so lautet dann die allzu einfache Quintessenz, um das gewünschte Resultat zu erzielen. Wir verdanken dieser Kalorien-fixierten Denkweise, dass in jedem Rezeptmagazin, Koch- oder Ernährungsbuch genaue Angaben zu Kalorien, zur Fett-, Eiweiß- und Kohlenhydratmenge pro Portion angegeben werden. Es verwundert daher auch nicht, dass die Mehrheit der Leser in erster Linie auf die Kalorienzahl schaut und dann auf die Fettmenge. Ich halte wenig davon, Nährwertangaben zu berechnen und damit die unselige Kalorienzählerei zu unterstützen oder sogar zu fördern.

Entscheidend bei der Zusammenstellung Ihrer Nahrung ist aber nur das Eine: Inwiefern und wie stark erhöht die Nahrungszufuhr den Blutzucker und wie stark und wie lange ist die darauffolgende Insulinreaktion!

Meines Erachtens ist die sinnvollere Frage daher: Macht Insulin fett? Verstehen Sie mich nicht falsch, ich will das Insulin auf keinen Fall verteufeln, sondern dessen Funktion als »Drahtzieher« der Fettspeicherung betonen. Ohne Insulin ist keine Fettspeicherung möglich! Sobald unsere Glykogenspeicher gefüllt sind (etwa 200 Gramm Glykogen sind normal, bei einem Hochleistungssportler eventuell bis zu 500 Gramm), wird ein Teil der Kohlenhydrate zur Energiegewinnung genutzt, und der Überschuss wandert unter dem Einfluss des Insulins in unsere Fettdepots – egal ob Sie einen großen Teller Salat oder einen Braten mit Knödel vertilgt haben.

Wie hoch der Kohlenhydratanteil sein darf oder welches Eiweiß ideal ist, lässt sich leider nicht pauschal vorhersagen. Denn jeder von uns hat eine andere Schwelle für die Menge an Kohlenhydraten, die den Blutzuckerspiegel über den »magischen« Sollwert wandern lässt. Ihre Insulinausschüttung und Ihr Insulinspiegel über den Tag hinweg entscheiden darüber, ob Sie Fett ansetzen oder nicht! Insulin wird insbesondere dann ausgeschüttet, wenn der Blutzucker steigt.

Je nach persönlicher Körperverfassung und Alter reagiert unser Körper auf verschiedene Nährstoffe mit einer mehr oder weniger deutlichen Insulinausschüttung: Nahrungsfette beziehungsweise einige ihrer Fettsäuren verursachen nur eine geringfügige Insulinausschüttung. Eiweiß respektive einige Aminosäuren bewirken eine deutlichere Insulinausschüttung. Kohlenhydrate lösen die stärkste Insulinantwort aus. **Je höher sie den Blutzuckerspiegel ansteigen lassen** (hoher glykämischer Index), **umso höher die Insulinausschüttung** und umso motivierter ist unser Körper, Fett zu speichern.

DER ENERGIE-STOFFWECHSEL

Als Resultat unserer Entwicklungsgeschichte, durch die Umweltbedingungen, die unsere Vorfahren über Tausende von Jahren antrafen, wurde unser heutiger Stoffwechsel geprägt. Dank jahrzehntelanger Forschungsarbeiten von Wissenschaftlern wie Michael Crawford aus Großbritannien, Stephen Cunnane aus Kanada und Leigh Broadhurst aus Amerika wissen wir heute, dass wir unsere einzigartige Gehirnentwicklung dem marinen Nahrungsnetz zu verdanken haben. Unsere Vorfahren, die sich an Küstengebieten aufhielten und so regelmäßig mit marinen Lebensmitteln versorgt wurden, haben unsere heutige Gehirnaktivität und unseren Gehirnstoffwechsel geprägt.

Kohlenhydrate aus Wald und Wiese waren nur saisonal vorhanden und dienten dazu, über die Insulinreaktion für unser energiehungriges Gehirn Fettreserven anzulegen und unsere Glykogenspeicher aufzufüllen. Aufmerksame Leser werden jetzt laut Aha! ausrufen: Unser Gehirn braucht Glukose als Energielieferant – *ergo* ist es unerlässlich, Kohlenhydrate zu verzehren! Kohlenhydrate lagen aber damals nicht das ganze Jahr über in Supermarktregalen zur ständigen Verfügung bereit, sondern mussten gesammelt oder, später, angebaut werden. Im Winter oder bei Klimaveränderungen standen sie nicht zur Verfügung.

Was aber macht der Mensch, wenn er ein Organ besitzt, das Tag und Nacht mindestens 20 Prozent seines Ruheenergieverbrauchs in Anspruch nimmt? Für unser Gehirn sind wir nichts anderes als wandelnde Vorratsschränke, die seiner geregelten Versorgung mit Energie dienen. Falls Engpässe beim Blutzucker entstehen, lagert unser Gehirn die Versorgung mit Energieträgern in die Leber aus. Sie verfügt über einen kleinen Notspeicher an Glykogen für unser Gehirn. Sollte dieser nicht ausreichen, wandelt sie Fettsäuren in Ketone um. Unser egoistisches Gehirn zapft so unseren Körper als Energiequelle an, um wochen- oder sogar monatelange Nahrungsknappheit und Zeiten ohne Pflanzenwachstum überstehen zu können. Unsere Vorfahren mussten daher sehr effektiv zwischen Kohlenhydrat- und Fettstoffwechsel wechseln können. Denn je besser der Mensch an seine Umwelt und deren Energiequellen adaptiert war, umso eher war sein Überleben garantiert.

Es überrascht Sie vielleicht, aber dies gilt auch noch in unserer heutigen Zivilisation. Unsere Energiequellen haben sich zwar drastisch verändert, unser Stoffwechsel jedoch nicht. Diabetes Typ 2 ist zum Beispiel ein klares Zeichen dieses Adaptionsproblems des Organismus an unsere heutige Umwelt. Das Gehirn kann dann die Fettdepots des Körpers nicht mehr anzapfen, egal wie viel Fett eingelagert ist. Das Problem liegt darin, dass unser Energiestoffwechsel den strikten Regeln unserer evolutionären Architektur folgt, die besagen: Solange der Blutzuckerspiegel über einem gewissen Wert liegt, schütten wir Insulin aus und können keine Fettsäuren aus unserem Körperfett freisetzen. Schauen wir uns dies etwas genauer an.

Abenteuerreise Stoffwechsel

Stellen Sie sich vor, Sie sitzen am Tisch und genießen eine Mahlzeit. Auf Ihrem Teller befindet sich ein großes Steak mit Kräuterbutter (Eiweiß und Fett), Gurkensalat (Kohlenhydrate mit niedrigem glykämischem Index und folglich geringer Insulinausschüttung, Fett) und Pasta mit Soße (Kohlenhydrate mit hohem glykämischem Index und hoher Insulinausschüttung, Fett). Dazu trinken Sie ein Glas Wein, ein Bier oder eine Limonade (Kohlenhydrate Insulinausschüttung). Nach dem Essen beginnt in Ihrem Körper das Abenteuer der Verdauung und Resorption der Nährstoffe. Da unser Energiestoffwechsel hochkomplex ist, werde ich ihn vereinfacht darstellen.

Sie nehmen drei Makronährstoffe zu sich (Kohlenhydrate, Fette und Eiweiß), also setzen Kohlenhydratstoffwechsel, Fettstoffwechsel und Proteinstoffwechsel ein. Zur optimalen Funktion muss deren Zusammenspiel stimmen. Die Kohlenhydrat- und die Fettverbrennung liefern die Hauptenergie für den menschlichen Organismus. Proteine können zwar auch zur Energiegewinnung genutzt werden, liefern aber hauptsächlich wichtige Baumaterialen für unseren Körper. Der Proteinstoffwechsel wird daher in diesem Buch nicht behandelt.

In Ihrer Mahlzeit befinden sich verschiedene Kohlenhydrate, die über Ihre Mundhöhle durch die Speiseröhre und den Magen in kleinen Portionen in den Dünndarm abgegeben werden. Dort findet dann die eigentliche Verdauung statt. Kohlenhydrate sind aus unterschiedlichen Zuckermolekülen zusammengesetzt, beispielsweise aus Glukose (Traubenzucker), Fruktose (Fruchtzucker) und Galaktose, einem Bestandteil des Milchzuckers. Auch Stärke ist nichts anderes als aneinander gereihte Glukose.

Im Darm befinden sich verschiedene Verdauungsenzyme, die Stärke- und andere zusammengesetzte Zuckermoleküle aufspalten. Über die Darmwand können nur Einfachzuckermoleküle ins Blut wandern. Die meisten werden in Glukose umgewandelt, die dann Ihren Blutzuckerspiegel ansteigen lässt. Dies veranlasst Ihre Bauchspeicheldrüse, das Hormon Insulin auszuschütten. Das Insulin instruiert Ihren Körper, welche Schritte er als Nächstes unternehmen muss.

Zu den wichtigsten Aufgaben der Insulinausschüttung gehört das Verteilen der Glukose in Leber und Muskulatur, um den Blutzuckerspiegel wieder zu senken, sowie die Energiegewinnung in den Zellen. Sinkt nach Bewältigung dieser Aufgaben der Blutzuckerspiegel wieder auf seinen Sollwert, kann im Anschluss auch der Insulinspiegel fallen. Ein kleiner Teil der Glukose wird für Notfälle und große Anstrengungen in Form von Glykogen in der Leber und der Muskulatur gespeichert.

Dank des Insulins werden auch die Aminosäuren aus Ihrem Steak besser in die Zellen aufgenommen und die Bildung neuer Körperproteine stimuliert. Das Insulin delegiert zudem das Fett in Ihr Fettgewebe. In den Fettzellen wird je nach Höhe des Insulinspiegels und des Blutzuckerspiegels entschieden, ob das Fett dort gespeichert wird (Lipogenese) oder nicht. Je öfter und je länger der Insulinspiegel ansteigt, umso öfter erhalten die Fettzellen das Signal zur Fettspeicherung. Sinkt der Insulinspiegel, erlischt dieses Signal, und es können wieder Fettsäuren freigesetzt und zur Energieversorgung verwendet werden. Solange also nach dem Konsum von Kohlenhydraten Ihr Insulinspiegel immer wieder zügig auf den Nüchternwert fällt, haben Sie kein Problem. Das Insulin hat pflichtbewusst Ihrem Körper alle nötigen Instruktionen erteilt und Ihr Stoffwechsel ist reguliert.

Ist aufgrund Ihrer Ernährung oder anderer Umweltfaktoren (siehe unten) Ihr Insulinspiegel aber chronisch erhöht, muss er nach der Nahrungsaufnahme noch höher steigen und braucht länger, bis er wieder absinkt. Dies hat auf Dauer unerfreuliche Folgen für Ihre Gesundheit. Zunächst entwickelt sich eine Insulinresistenz. Um den Blutzuckerspiegel nach dem Verzehr von Kohlenhydraten abzufangen, reicht dann die übliche Insulinmenge nicht mehr aus. Die Zellen nehmen die Glukose nicht mehr so gut auf. Sie haben buchstäblich die Nase voll, nachdem sie über einen längeren Zeitraum mit hohen Blutzuckerwerten und einer hohen Insulinausschüttung zurechtkommen mussten. Die zelluläre Insulinempfindlichkeit ist nun gestört. Wird diese Insulinresistenz nicht unterbunden, gibt Ihre Bauchspeicheldrüse im Verlauf der Zeit erschöpft auf, was schließlich zum Diabetes mellitus Typ 2, der Zuckerkrankheit führen kann.

Eine weitere Folge eines dauerhaft erhöhten Insulinspiegels ist das Übergewicht, da Insulin die Fettspeicherung fördert. Je länger Sie Ihre Zellen mit einem chronisch erhöhten Insulinspiegel belasten, umso weniger wird es Ihnen möglich sein, Fett abzubauen. Verebbt dann irgendwann die Insulinausschüttung Ihrer Bauchspeicheldrüse, kommt Ihr Stoffwechsel richtig ins Stocken. Dann heißt es, künstlich Insulin zuzuführen. Sie haben Ihren Stoffwechsel an die Wand gefahren.

Aufgrund einer erhöhten Insulinausschüttung können auch andere Probleme auftreten, wie zum Beispiel die Verfettung der Leber. In seinem Buch *Menschenstopfleber* beschreibt Nikolai Worm eindrücklich, dass auch schlanke Personen innerlich verfetten können. Nach Worm tritt die Fettleber, genauer die nichtalkoholische Fettlebererkrankung (NAFLD, vom engl. Non Alcoholic Fatty Liver Disease), immer häufiger bei schlanken und noch stärker bei sehr jungen Menschen in Erscheinung: »Etwa 35 bis 40 Prozent aller adipösen Kinder haben bereits eine verfettete Leber.«

Ihre individuelle Reaktion auf die Art und Menge der verzehrten Kohlenhydrate und die Zeit, die Sie Ihrem Körper zur Verstoffwechslung lassen, sind also von größter Bedeutung für Ihre Gesundheit. Je geregelter der Anstieg und Abfall Ihres Insulinspiegels ist, umso effektiver können Ihre Zellen mit Flut und Ebbe von Glukose und Insulin umgehen. Das Ergebnis ist ein geregelter Stoffwechsel. Je jünger und aktiver der Mensch ist, umso flexibler sollten seine Zellen damit umgehen können. Im Umkehrschluss sah man einen Verlust dieser Flexibilität lange Zeit als normalen Alterungsprozess an. Diese Ansicht ist jedoch überholt, denn der Verlust der metabolischen Flexibilität ist heutzutage schon bei Kindern festzustellen, da ihre Zellen schon von klein an einem Tsunami an Glukose standhalten müssen.

Bei unserem modernen Lebensstil und dem damit oft verbundenen »Dauergrasen« von Kohlenhydraten werden uns die evolutionär gewachsenen Regeln unseres Stoffwechsels zum Verhängnis. Bereits die Jüngeren und erst recht die Älteren verlieren immer mehr an Stoffwechsel-Flexibilität. Deutlich zeigt sich dies am wachsenden Anteil der Übergewichtigen in unserer Gesellschaft. Laut einer im Lancet im April 2016 veröffentlichten Studie waren 1975 weltweit 105 Millionen Menschen deutlich zu dick. 40 Jahre später, im Jahre 2014, lag die Zahl bei 641 Millionen – Tendenz stark steigend! Die gleiche, höchst beunruhigende Feststellung lässt sich zum Diabetes Typ 2 treffen. Heute sind 415 Millionen Menschen an Diabetes erkrankt; dies entspricht rund 5,6 Prozent der Weltbevölkerung. Und bis zum Jahr 2040 werden nach Schätzungen der Internationalen Diabetes Föderation rund 642 Millionen Menschen weltweit an Diabetes erkrankt sein.

Auch in Deutschland sieht die Lage traurig aus. Wie das Robert-Koch-Institut verlauten ließ, waren 2012 bereits sechs Millionen Menschen an Diabetes erkrankt. Dies entspreche einer Steigerung um 38 Prozent seit 1998. Besonders beunruhigend ist, dass sich alle Altersstufen unter den Betroffenen befinden; nur 14 Prozent der sechs Millionen seien altersbedingt erkrankt. Außerdem rechne man mit etwa 270 000 Neuerkrankungen jährlich!

Die Internationale Diabetes Föderation begründet diese bedrohliche Misere so: »Zu den Auslösern eines Typ-2-Diabetes gehören Übergewicht, Mangel an Bewegung, erhöhte Blutfettwerte und Bluthochdruck sowie genetische Faktoren.« Zumeist verschreiben Ärzte ihren Patienten dann blutdrucksenkende Mittel und Statine, um den Cholesterinwert zu senken, und empfehlen mehr Bewegung und eine fettarme Ernährung mit viel Gemüse und Vollkornprodukten. Zielführend ist dies jedoch kaum. Am wichtigsten bei derartigen Stoffwechselstörungen ist es, den Verzehr von Kohlenhydraten zu reduzieren, um die Insulinausschüttung zu verringern. Denn

Insulin wird in großen Mengen nur ausgeschüttet, wenn Sie Kohlenhydrate verzehren. Mit einer kohlenhydratreduzierten Ernährung entlasten Sie Ihren Stoffwechsel und der Blutdruck und die Blutfettwerte regulieren sich dann von selbst.

AUCH LICHT (DE-)REGULIERT UNSEREN STOFFWECHSEL

Von einem weiteren wichtigen Faktor für unseren nicht mehr artgerechten Kohlenhydratstoffwechsel werden Sie auch selten von einem Arzt hören: Nicht nur konsumieren viele Menschen den ganzen Tag und immer häufiger auch nachts eine kohlenhydratlastige Kost, sie konsumieren auch rund um die Uhr Kunstlicht! Ja, Sie haben richtig gelesen, Licht, insbesondere ein spezifisches Lichtspektrum, beeinflusst unseren Metabolismus mehr oder weniger genauso, wie dies unsere Ernährung tut!

Diverse Wissenschaften beschäftigen sich inzwischen mit dieser relativ neuen Erkenntnis. Dazu gehören die Ophthalmologie (Augenheilkunde), die Chronobiologie und die Photobiologie. Schon 1979 konnte der deutsche Professor für Ophthalmologie Fritz Hollwich an der Universität Münster zeigen, wie Licht über das Auge das Gehirn dazu veranlasst, unsere Hormone zu verändern. Hollwich bewies, dass Licht auf unseren gesamten Organismus wirkt – positiv wie negativ. Kunstlicht aktiviert zum Beispiel systemische Stressreaktionen, welche sich eindeutig im Blutbild nachweisen lassen. Zusammen mit anderen Wissenschaftlern testete Hollwich 1977 intensive Kunstlichtbestrahlung an jungen Studenten und stellte fest, dass dieses Licht dauerhaft den Spiegel des Adrenocorticotropen Hormons (ACTH) und des Stresshormons Kortisol ansteigen ließ.

Stress, Kortisol, Insulin und Diabetes hängen eng zusammen: Chronisch viel Stress, ob emotionaler Natur oder in Form von zellulärem Lichtstress, erhöht die Kortisol- und die Insulinausschüttung und somit das Risiko für Diabetes. Durch eine beständige Überproduktion von Insulin werden die Insulinrezeptoren desensibilisiert und sprechen dann nur noch ungenügend auf das Hormon an. In der Folge können nur geringe Mengen Glukose in die Zellen geschleust werden. Das Resultat dieser Insulinresistenz sind dauerhaft erhöhte Blutzuckerwerte und Diabetes mellitus Typ 2.

Mittlerweile erscheinen fast täglich neue Forschungsresultate über die Wirkmechanismen des Lichts in unserem Körper. Zum Beispiel wies ein Forscherteam der Northwestern Universität in Chicago letztes Jahr darauf hin, dass die in jeder unserer Zellen befindlichen inneren Uhren (siehe unten) großen Einfluss auf unsere Insulinausschüttung und unseren Blutzuckerspiegel haben. Sind wir täglich künstlichen Lichtquellen mit einem hohen Anteil an blauen Wellenlängen (400 bis 450 Nanometer) ausgesetzt, reagiert unser Metabolismus mit einer Erhöhung des Blutzuckerspiegels und somit auch des Insulinspiegels. Bei chronischer Erhöhung führt dies letztendlich zur Insulinresistenz und zu einem erhöhten Diabetes-Risiko. Doch nicht nur dieser übermäßige Kunstlichtkonsum bringt unsere inneren Uhren aus dem Takt, die längere Lichtbelastung am Abend tut ein Übriges. Es kommt so zu einer Art zellulärem Jetlag, der unsere gesamte Biologie durcheinander bringt. Diese Desynchronisation interner Rhythmen lässt unsere Körper aus den Nähten platzen und/oder krank werden.

DIE WIRKUNG DES LICHTES ÜBER DAS AUGE

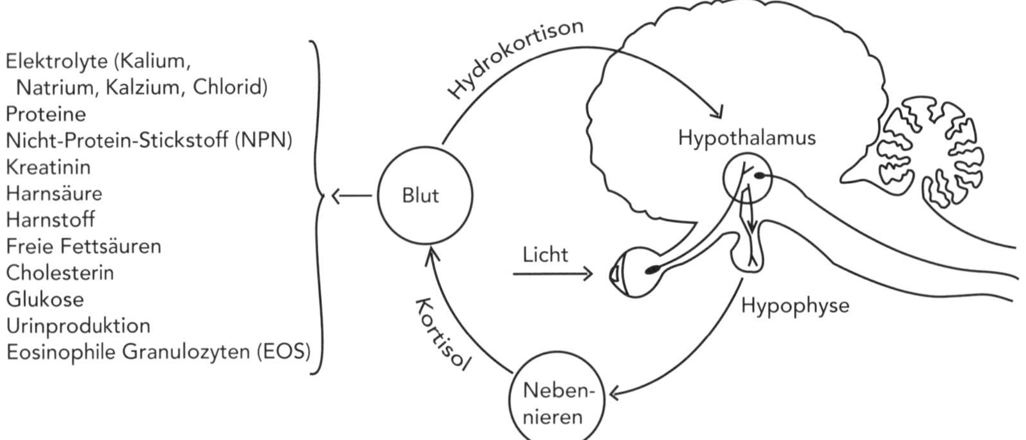

Wann Sie essen, ist ebenso wichtig wie was Sie essen!

Licht dient ebenso wie die Nahrungsaufnahme der Regulation unseres Stoffwechsels auf zellulärer Ebene. Da viele unserer Zellfunktionen rhythmisch verlaufen, sollten wir überwiegend bei Tageslicht essen, mit mindestens vier Stunden Abstand zwischen den Mahlzeiten. Kunstlicht stört etliche hormonelle Abläufe im Körper, auch die Verstoffwechslung der Nährstoffe kann gestört sein, und das kann wiederum zu Übergewicht führen.

Aufgrund neuester Studien bei Schichtarbeitern wissen wir, dass schon eine Lichtexposition ab 180 Lux die Rhythmik unserer übergeordneten »Masterclock« (siehe »Detail-Wissen« Seite 36) im Gehirn verschiebt. Das entspricht dem Lichtanteil eines dunklen Flurs. Ein Wohnzimmer mit Beleuchtung hat dagegen etwa 500 Lux. Wir sprechen also bei 180 Lux von einem verdunkelten Zimmer. Doch nicht nur Schichtarbeiter sind heute in hohem Maß nächtlichem Kunstlicht ausgesetzt, dies betrifft unsere Gesellschaft insgesamt. Die Folgen sind alarmierend: Menschen mit einer nächtlichen Kunstlichtexposition von mehr als 3 Lux – entsprechend dem Licht einer Kerze in drei Metern Entfernung – verzeichnen ein signifikant höheres Körpergewicht, einen erhöhten BMI (Body Mass Index), einen größeren Hüftumfang sowie erhöhte Triglyzerid- und LDL-Cholesterinwerte.

Bekannter dürfte die Tatsache sein, dass Kunstlicht am Abend die Ausschüttung des Hormons Melatonin reduziert und damit unseren Schlaf beeinträchtigt. Und damit nicht genug: Da sich auch in den Inselzellen der Bauchspeicheldrüse, die das Insulin produzieren, Melatoninrezeptoren befinden, hängt die Ausschüttung des Melatonins eng mit jener des Insulins zusammen:

Dunkelheit → Melatoninausschüttung → Unterdrückung der Insulinausschüttung → gesteigerte Glukagonausschüttung (Gegenspieler des Insulins, siehe Seite 42) → wir verbrennen Fett im Schlaf!

Licht → Unterdrückung der Melatoninausschüttung → Erhöhung der Insulinausschüttung → Unterdrückung der Glukagonausschüttung → wir befinden uns im Fettspeichermodus!

GEWICHTSZUNAHME DURCH KUNSTLICHT AM ABEND

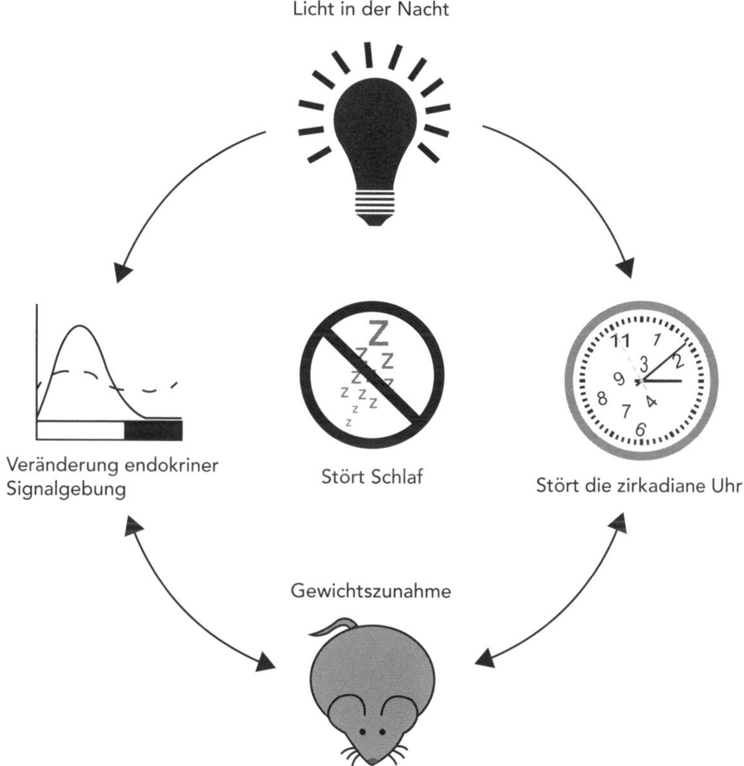

Die bereits erwähnten Wissenschaftler der Northwestern Universität in Chicago zeigten an normalgewichtigen Erwachsenen, dass die blauen Wellenlängen des Lichts sofort eine Veränderung metabolischer Prozesse verursachen. Morgendliche und abendliche Blaulichtexposition führte zu einer Insulinresistenz mit hohen Blutzuckerspitzen. In der Kontrollgruppe, für die das Blaulicht stark abgedimmt war, passierte nichts dergleichen.

DETAIL-WISSEN: CHRONOBIOLOGIE – ODER WIE INNERE UHREN UNSEREN STOFFWECHSEL STEUERN

Unsere inneren Uhren steuern die Stoffwechselrhythmen mithilfe zahlreicher Gene. Zu den Uhren-Genen der Säugetiere gehören die Gene CLOCK (Circadian Locomotor Output Cycles Kaput), BMAL 1 (Brain and Muscle, ARNT-like), CRY (Cryptochrome), PER (Period) 1 bis 3, Vasopressin-Prepropressophysin (VP), Clock Controlled Genes (CCG) sowie die sogenannten Rora und Rev-erb Gene. Alle diese Gene sind in ein komplexes, sich selbst regulierendes Netzwerk von Feedback-Schleifen eingebunden. Es sorgt dafür, dass die Geninformationen in einem rhythmischen Wechsel mal abgelesen werden und dann wieder nicht, weil sie durch die Produkte der anderen Gene aktiviert oder gehemmt werden. Dies alles ist so getaktet, dass es exakt zum 24-stündigen Erdentag passt.

Die Gene BMAL 1 und PER 2 werden unter anderem durch Licht und Temperatur gesteuert. Ihre Transkription, das Ablesen ihrer Informationen, setzt mit Tagesbeginn und Lichteinfall ein. Wissenschaftler der Ohio State Universität konnten zeigen, dass viele dieser Rhythmik-Gene eine entscheidende Rolle in der Koordination des menschlichen Stoffwechsels spielen. So unterliegen insbesondere die Aktivitäten der Glukose- und Glukagon-Transporter in den Zellmembranen sowie einer Vielzahl von Enzymen internen Rhythmen. Die Bildung und Ausschüttung von Hormonen wie Glukagon, Insulin, Ghrelin, Leptin und der Nebennierenhormone werden durch das zeitgerechte Ablesen und Umsetzen der Uhren-Geninformationen reguliert. Werden die diversen Clock-Gene durch nächtliches Kunstlicht aus dem Takt gebracht, entstehen starke Fluktuationen im Insulin- und Glukosestoffwechsel.

Hier wird erneut deutlich, wie problematisch Blaulicht ist, das viele Kunstlichtquellen aussenden: Es steigert unsere Kortisolproduktion, erhöht die Insulin- und vermindert die Melatoninausschüttung. Das falsche Licht zur falschen Zeit kann unsere Zellen und deren Energieproduktion schädigen und wichtige Fettsäuren in unserem Körper oxidieren. Es ist daher überhaupt nicht verwunderlich, dass heutzutage, wo häufig bis spät in die Nacht Zeit vor dem Fernseher, PC oder Smartphone verbracht wird und wo man sich ständig Kunstlicht aussetzt, viele Menschen mit einer erhöhten Fettspeicherung und mit Insulinresistenz zu kämpfen haben.

Wie unsere Zellen Sommer und Winter erkennen

Unsere Zellen sind also mit sogenannten Clock- oder Uhren-Genen bestückt, deren Aktivität mithilfe einer übergeordneten »Masterclock« synchronisiert und an den 24-stündigen Tag-Nacht-Rhythmus der Erdentage angepasst werden muss. Aber wer stellt die inneren Uhren täglich aufs Neue? Es ist eine nur erbsengroße Struktur in unserem Gehirn, der sogenannte Suprachiasmatische Nukleus (SCN), die hauptsächlich durch Licht gesteuert wird. Von den Augen laufen spezielle, vom Sehen unabhängige Nervenbahnen direkt in diese Masterclock. Das bedeutet: Via Auge und mithilfe des Lichts können wir an unseren inneren Rädchen der Zeit drehen. Licht ist der wichtigste Zeitgeber für unsere innere Rhythmik.

Im SCN werden die Lichtinformationen verarbeitet, um unsere Masterclock täglich genau einzustellen. Die Masterclock stellt wiederum alle »Mini-Uhren« in jeder einzelnen Körperzelle ein. Dazu beeinflusst sie die Aktivität der zellulären Clock-Gene, beispielsweise PER1 und PER2. In diesem ausgeklügelten System muss unsere Masterclock nicht nur perfekt, sondern auch etwas schneller laufen als alle anderen inneren Uhren! Dazu benötigt sie bestimmte Fettsäuren, auf die ich im nächsten Kapitel eingehen werde, sowie das richtige Licht.

Wie funktioniert nun dieses wichtige Zusammenspiel von Licht, Clock-Genen, Kohlenhydraten und Stoffwechsel und der Masterclock? Stellen Sie sich vor, Sie unternehmen eine längere Flugreise. Zumeist erleben Sie danach das unangenehme Gefühl eines Jetlags. Dabei sind Ihre Uhren-Gene kurzfristig verstellt. Durch das viele Kunstlicht und die übliche nächtliche Lichtexposition in unserer modernen Gesellschaft sind die Uhren in unseren Zellen jedoch auch ohne Langstreckenflüge verstellt. Wir leben dann in einer Art Dauerjetlag mit fatalen Folgen. Er entsteht durch die Missachtung unseres Tag-Nacht-Rhythmus und durch ein konstantes zelluläres Sommer-Signal. Schauen wir uns diese Signalgebung kurz an.

So regulieren Kohlenhydrate und das natürliche Lichtspektrum die Chronobiologie

- **Sommer:** hoher natürlicher Blauanteil im Sonnenlicht, lange Lichtzyklen → Aktivierung des Enzyms AMPD[1] → gesteigerte Fettsynthese → Schädigungen der Zellkraftwerke (Mitochondrien) → mehr freie Radikale (ROS) → veränderte Elektronenflüsse in der Elektronentransportkette in der Mitochondrienmembran → erhöhte Aktivität der Clock-Gene PER1 und PER2 → Melatoninbildung reduziert → Verkürzung der Telomere an den Chromosomen → zelluläre Alterung beschleunigt → Diskrepanz zwischen der »Uhrzeit« in der Masterclock und in den Zellen → Abbau und Zerstörung (Peroxidation) der wichtigsten Fettsäure der Zellmembranen (DHA, siehe Kapitel 5) → Anstieg der Harnsäure → mehr freie Radikale (Superoxid) saisonal hohe Verfügbarkeit von Kohlenhydraten → höherer Kohlenhydratverzehr → verlangsamt die Aktivität von PER1 und PER2 → hoher Rotlichtanteil im Tageslicht → wirkt der Schädigung durch freie Radikale entgegen → Chronobiologie wird über Kohlenhydrate und Lichtspektrum reguliert!

- **Winter:** kaum Blaulicht im Lichtspektrum der Sinne, kurze Lichtzyklen → Melatoninausschüttung gesteigert → die Mitochondrien regenerieren → Kälte und kohlenhydratarme Ernährung → aktiviert Enzym AMPK[2] → Fettabbau, Neubildung von Mitochondrien, ver-

1 AMPD = Adenosinmonophosphat-Desaminase, katalysiert die Desaminierung von Adenosinmonophosphat (AMP) zu Inosinmonophosphat (IMP)

2 AMP-aktivierte Proteinkinase, katalysiert die Aktivierung von Proteinen durch Anheften einer Phosphatgruppe

besserte Zellregeneration (Autophagie) und Zellpolarität → mehr marine Fettsäuren in der Ernährung → Beschleunigung der inneren Uhr im SCN → Koordination von Zell- und Gehirnzeit → Verbesserung der Gesundheit → Gewichtsverlust

So jedenfalls hat es die Evolution für unsere Breiten eingerichtet. Die winterlichen Abläufe kommen heute jedoch immer weniger zum Tragen, denn

- aufgrund der üblichen konstanten Innenraumbeleuchtung sind wir im Winter und in der Nacht inzwischen höheren Blaulichtanteilen ausgesetzt als im Sommer und am Tag!
- je mehr Blaulicht, umso mehr Kälte bräuchten wir zur Aktivierung der AMPK! Doch stattdessen sitzen wir in beheizten Räumen und tragen dicke Winterkleidung.
- je höher die Blaulichtexposition, umso mehr hoch ungesättigte Fettsäuren aus marinen Quellen (DHA, Docosahexaensäure) brauchen wir zur Beschleunigung unseres SCN, der ansonsten zu langsam läuft!

Starke Gelüste auf Kohlenhydrate im Winter sind ein klares Indiz für das beschleunigte Ablesen von PER1 und PER2 in den Zellen im Verhältnis zum Rhythmus der Masterclock im SCN! Unsere cleveren kleinen Zellen wissen ganz genau, dass Kohlenhydrate die aus dem Takt geratenen, beschleunigten Clock-Gene wieder verlangsamen können!

Das ist auch ein Grund dafür, dass eine besonders fettreiche, ketogene Ernährung unter viel Kunstlicht oder ohne marine Fettsäuren zur Beschleunigung der Masterclock unvorteilhaft sein kann! Das gilt auch für andere stark kohlenhydratreduzierte, fettreiche Kostformen wie etwa LCHF (Low Carb High Fat). Ohne ein optimales zelluläres Zeitgefühl bringen sie nie die erhoffte Wirkung! Was folgt daraus? Sie müssen nicht nur Ihre Ernährung geschickt wählen, sondern auch mit den jeweils passenden saisonalen Licht- und Temperaturinformationen kombinieren!

FETT-WISSEN FÜR DIE PRAXIS

1 Kaufen oder leihen Sie sich ein Blutzuckermessgerät und messen Sie mehrere Tage lang
a) Ihren Nüchternblutzucker direkt nach dem Aufstehen
b) Ihren postprandialen Blutzucker nach jeder Mahlzeit und
c) einmal pro Tag nach längerer Nahrungskarenz.

Zur Beurteilung finden Sie unten die Richtwerte der Deutschen Diabetes Gesellschaft (DDG), die allerdings große Toleranzschwellen aufweisen. Möchten Sie an Gewicht verlieren, benötigen Sie in den meisten Fällen einen Blutzuckerspiegel unter 5 mmol/l Tag und Nacht. Frauen kurz vor oder nach den Wechseljahren haben meist größere Schwierigkeiten, ihren Blutzuckerspiegel niedrig zu halten. Bei Östrogendominanz und Östrogenmangel gerät der Blutzucker außer Kontrolle und muss streng über die Nahrung reguliert werden. Ein niedriger Blutzuckerspiegel mit einer niedrigen Insulinausschüttung ist das wichtige Ziel.

BLUTZUCKER-WERTE GEMÄSS DEN LEITLINIEN DER DDG VOM DEZEMBER 2012

Messung		Normale Werte	Verdacht/ Prädiabetes	Diabetes mellitus
Nüchtern		< 100 mg/dl < 5,6 mmol/l	100–126 mg/dl 5,6–7,0 mmol/l	> 126 mg/dl > 7,0 mmol/l
2 Std. nach dem Essen oder im oGTT1	kapillär	< 140 mg/dl < 7,8 mmol/l	140–200 mg/dl 7,8–11,1 mmol/l	> 200 mg/dl > 11,1 mmol/l
	venös	< 120 mg/dl < 7,0 mmol/l	120–180 mg/dl 7,0–10,0 mmol/l	> 180 mg/dl > 10,0 mmol/l
HbA_{1c}		< 6,5 %	6,5–7,5 %	> 7,5 %

KRITERIEN FÜR KINDER UND JUGENDLICHE, DDG 2010

Messung	Stoffwechsel gesund, wenn:
Blutzucker nüchtern	65–100 mg/dl 3,6–5,6 mmol/l
Blutzucker nach dem Essen	80–126 mg/dl 4,5–7,0 mmol/l
Blutzucker nachts	65–100 mg/dl 3,6–5,6 mmol/l
HbA_{1c} (standardisierter Wert nach DCC-Trials)	< 6,05 %

2 Essen Sie nur saisonale, frische Kohlenhydratlieferanten wie saisonales Gemüse und Obst und kombinieren Sie diese mit Eiweiß aus Fisch oder Fleisch aus nachhaltiger Zucht oder Haltung.

3 Reduzieren Sie bei Gewichtsproblemen die Kohlenhydrataufnahme so weit, bis Ihr Blutzuckerspiegel regelmäßig normal ist.

4 Helfen Sie Ihrer Bauchspeicheldrüse und verhindern Sie Fettspeicherung, indem Sie Ihre Nahrungsaufnahme besser timen. Frühstücken Sie wie ein Kaiser, essen Sie zu Mittag wie ein König. Wer dann bis zum nächsten Morgen fastet, verbrennt die ganze Nacht über eigenes Körperfett. Reduzieren Sie abends und nachts Ihre Lichtexposition und verwenden Sie am Abend eine Blueblocker-Brille, die Blaulichtspitzen herausfiltert.

TIMING DER NAHRUNGSAUFNAHME ZUR FETTBEKÄMPFUNG

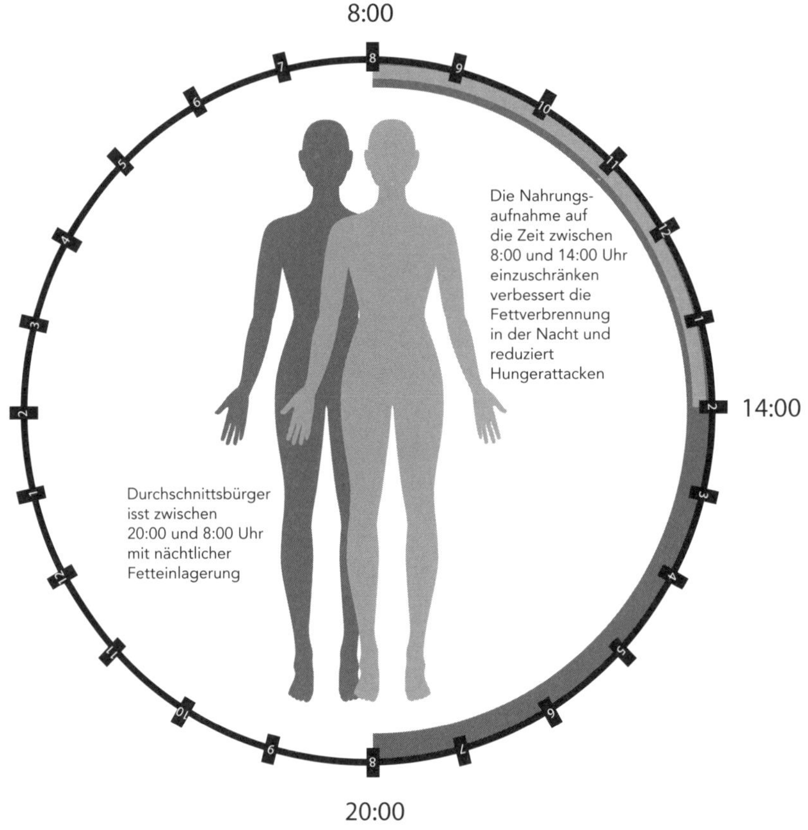

5 Verringern Sie Ihre Ausschüttung von Stresshormonen und Insulin, indem Sie sich weniger Kunstlicht aussetzen.

6 Bereiten Sie Ihren Körper abends sorgfältig auf eine erholsame Nacht vor. Unterlassen Sie den Konsum von Alkohol, vermeiden Sie Kunstlicht, üben Sie Abstinenz von Smartphone, Fernseher oder PC und Tablet und achten Sie auf eine reduzierte Nahrungszufuhr am Abend. Snacken vor dem Fernseher hat fatale Folgen für Ihren Stoffwechsel.

MEIN FETTSTOFFWECHSEL – EINFACH UNVERBESSERLICH?

Auf den letzten Seiten haben wir wichtige Details des Kohlenhydratstoffwechsels besprochen. Als Ausgangspunkt nahm ich eine Mahlzeit, die auch ein durchwachsenes Steak mit Kräuterbutter enthielt. Was passiert mit den Fetten in Ihrer Nahrung?

Die Lipide in Ihrer Nahrung bestehen zu 90 Prozent aus Triglyzeriden, der Rest sind andere Lipide, wie zum Beispiel Cholesterin und fettlösliche Vitamine. Die Triglyzeride werden im Darm mithilfe von Gallenflüssigkeit und Verdauungsenzymen (Lipasen) in ihre Bestandteile Glyzerin und Fettsäuren zerlegt. Allerdings bleibt die Fettsäure, die in der Mitte des Glyzerins angeheftet ist, an der sogenannten sn2-Position, oft dort erhalten, weil die fettspaltenden Enzyme bevorzugt Fettsäuren aus der oberen und unteren Position abzwacken. Bei der Fettverdauung entstehen also freie Fettsäuren, Glyzerin und Monoglyzeride mit einer Fettsäure in Position sn2. Auf den tieferen Sinn dieser Besonderheit kommen wir später zurück (siehe Seite 69 und 91).

Fettsäuren, Glyzerin und die Monoglyzeride werden zusammen mit anderen fettlöslichen Substanzen zu winzigen kugeligen Mizellen geformt, die in die Zellen der Darmschleimhaut aufgenommen und dort wieder zu Triglyzeriden zusammengebaut werden. Um sie und andere Lipide wie Cholesterin besser mit dem Blut durch den Körper transportieren zu können, sind spezielle Proteine vonnöten. Die Transporteiweiße bilden mit ihrer Fracht zusammen die Chylomikronen. Vom Darm aus gelangen die Nahrungsfette so zunächst ins Lymphsystem und später ins Blut zur Leber, zum Fettgewebe und allen anderen Zellen unserer Körpergewebe.

In der Leber, unserem wichtigsten Stoffwechselorgan, werden die Triglyzeride wieder in Glyzerin und freie Fettsäuren gespalten. Das Glyzerin kann zu Pyruvat umgebaut und dann entweder zu Glukose umgebaut oder weiter zu Acetyl-CoA[3] abgebaut werden. Dieses kleine Molekül wird dann zur Energiegewinnung in den Mitochondrien in den Zitratzyklus geschleust. Am Ende dieser komplexen Reaktionsketten entsteht die universelle Energiewährung des Körpers, das ATP[4]. Auch in fast allen anderen Körperzellen können freie Fettsäuren zu Acetyl-CoA abgebaut und mithilfe der Mitochondrien zur Energiegewinnung, das heißt zur Herstellung von ATP verbrannt (oxidiert) werden.

Das Fettgewebe speichert Triglyzeride, um sie später wieder freizugeben und zur Energiegewinnung nutzen zu können. Jetzt wird es sehr interessant. Denn das Signal zur Fettspeicherung kommt vom Insulin (siehe Seite 42 und 45): Je öfter und je länger der Insulinspiegel ansteigen muss, umso öfter erhalten die Fettzellen das Signal zur Fettspeicherung. Sinkt der Insulinspiegel, erlischt dieses Signal. Erst dann können Fette auch wieder freigesetzt und zur Energieversorgung verwendet werden.

Ob Ihr Nahrungsfett aus dem Fettgewebe nun tatsächlich zur Energieproduktion verwendet werden kann, hängt jedoch nicht nur vom Insulin ab, sondern auch von einem zweiten Hormon der Bauchspeicheldrüse ab, dem Glukagon. Ist der Insulinspiegel nach Kohlenhydratkonsum erhöht, wird die Ausschüttung von Glukagon blockiert und Ihre Fettzellen lagern

3 Acetyl-CoA = Acetyl-Coenzym A
4 ATP = Adenosintriphosphat, über dieses Molekül wird zelluläre Energie bereitgestellt

Speicherfett ein. Ist der Insulinspiegel niedrig, wie beispielsweise in längeren Nahrungspausen oder wenn wenig Kohlenhydrate gegessen wurden, wird Glukagon ausgeschüttet, das die Freisetzung von Fettsäuren aus Ihrem Speicherfett einleitet. Diese freien Fettsäuren aus Ihrem Körperfett können nun in alle Zellen transportiert und in deren Mitochondrien zur Energiegewinnung oxidiert werden. Die Kontrahenten Insulin und Glukagon sind also wichtige Entscheidungsträger in Ihrem Stoffwechsel und werden je nach Nahrungszufuhr und Lichtverhältnissen reguliert.

WIRKMECHANISMEN VON INSULIN UND GLUKAGON

Insulin	Glukagon
stimuliert die **Glukoseaufnahme** ins Fettgewebe und in die Muskulatur	wirkt in der Leber, den Zellen der Nebennierenrinde und im Fettgewebe
fördert die **Glykogensynthese** (Kohlenhydratspeicherung) in der Leber und in der Muskulatur	fördert die Aufnahme von Aminosäuren in die Leberzellen
regt die **Glykolyse** an, die ersten Schritte des Glukoseabbaus in den Zellen	erhöht niedrige Blutzuckerspiegel, indem es den Glykogenabbau und die Zuckerneubildung aus Aminosäuren (Glukoneogenese) anregt
fördert die **Aufnahme von Proteinbausteinen** (Aminosäuren) in der Leber und in die Muskelzellen	leitet eine kurzzeitige Erhöhung des Kortisols ein, das die Leber veranlasst, Glukose freizusetzen
stimuliert die **Neubildung von Proteinen** in der Leber und in den Muskelzellen	leitet die Verbrennung (Oxidation) von Nährstoffen ein
stimuliert die **Neubildung von Fett** (Lipogenese, Triglyzeridsynthese)	fördert die Energiegewinnung aus Fett
fördert die Speicherung der Triglyzeride im Fettgewebe und in der Leber	aktiviert das Enzym Hormonsensitive Lipase (HSL), das Fettsäuren aus Fettzellen freisetzt (Lipolyse)
fördert die Bildung und Ausschüttung **triglyzeridreicher Lipoproteine** (sogenannte Blutfette, VLDL vom engl. Very Low Density Lipoproteins) in der Leber	veranlasst, dass die Leber aus Fettsäuren Ketonkörper bildet, die insbesondere vom Gehirn zur Energiegewinnung genutzt werden können und schützt das Gehirn so vor Unterzuckerung
aktiviert das Enzym Lipoprotein-Lipase, das Fettsäuren in die Fettzellen schleust	senkt die körpereigene Cholesterinbildung und wirkt der Verhärtung der Arterienwände entgegen
hemmt das Carnitin-Transportsystem, das Fettsäuren zur »Verbrennung« in die Mitochondrien schleust	regt die Nieren zur Ausscheidung überschüssiger Flüssigkeit an

Je nachdem, ob der Insulin- oder Glukagonspiegel erhöht ist, werden in Ihren Fettzellen unterschiedliche Enzyme ausgeschüttet. Bei hohem Insulinspiegel werden freie Fettsäuren mithilfe der Lipoprotein-Lipase in Ihren Fettzellen gespeichert. Bei geringen Insulinspiegeln kann mithilfe des Glukagons die HSL aktiviert werden, die Fettsäuren aus Ihrem Fettgewebe freisetzt, damit sie zur Energiegewinnung zu den Mitochondrien transportiert werden können.

Neben den entscheidenden Enzymen müssen also auch wichtige Transportwege aktiviert oder gehemmt werden. Damit Fettsäuren in die Mitochondrien gelangen können, müssen sie aktiviert und an ein geeignetes Transportvehikel gebunden werden. Diese Aufgabe erfüllt der Carnitin-Transporter. Ist Ihr Insulinspiegel erhöht, ist dieser Transportmechanismus gehemmt und Ihre Fettsäuren wandern schnurstracks wieder zu den Fettzellen, die sie wieder ins Speicherfett einbauen.

DETAIL-WISSEN: WIE ENZYME, LICHT UND KÄLTE DEN FETTABBAU REGULIEREN

Die Phosphatgruppen des Adenosintriphosphates (ATP) treiben viele unserer Stoffwechselreaktionen an. Dabei entsteht Adenosinmonophosphat (AMP), das nicht nur als Baustein für unsere Erbsubstanz dient, sondern auch als wichtiger Schalter im Energiestoffwechsel funktioniert. Bei starkem Lichteinfall und vollem Lichtspektrum (Sommer) steigt die Aktivität des Enzyms AMP-Desaminase an. Es baut AMP zu Inosinmonophosphat (IMP) um und erhöht die Harnsäurekonzentration innerhalb der Zellen. Dies wiederum führt zur Fettsynthese und Fettspeicherung, wie Richard Johnson in seinem aufschlussreichen Buch *Der Fettschalter* erklärt.

Der Sicherheitsschalter, den die Natur hier eingebaut hat, funktioniert mithilfe von UV-B-Strahlung und den Vitamin-D-Rezeptoren des Körpers. Bilden wir durch die Einwirkung natürlichen Sonnenlichts ausreichend Vitamin D, wird auch im Sommer das Enzym AMPK aktiviert, das als Gegenspieler der AMP-Desaminase für einen ausgeglichenen Fettstoffwechsel sorgt. Die AMPK-Aktivierung hat darüber hinaus viele weitere Vorteile, wie etwa das Blockieren von mTOR und eine verbesserte Zellregeneration (Autophagie). Umgekehrt führt auch ein Mangel an UV-B-Strahlung zur Fetteinlagerung!

Im Winter steigt die Aktivität der AMPK aufgrund des Kältesignals, des veränderten Lichtspektrums und der kürzeren Lichtdauer an. Zugleich sinkt der Harnsäurespiegel, weil die AMP-Desaminase weniger aktiv ist. Dies ist das Signal zur Fettverbrennung und zum Abbau von Leberfett und anderen Fettdepots. Mithilfe der Kälte und des Lichtmangels werden wir zum Fettverbrenner!

Für Nerds: Wie auch Wasser in den Energiehaushalt eingreift

Dass auch die Insulinbildung vom Licht abhängig ist, wissen Sie schon (siehe Seite 35). Sobald wir starkem Sonnenlicht ausgesetzt sind, kommen rote Blutkörperchen zur Hautoberfläche, um mithilfe bestimmter Proteine die Photonen des Sonnenlichts einzufangen. Es handelt sich um Porphyrin-Proteine, wie sie etwa im roten Blutfarbstoff Hämoglobin vorkommen. Sie absorbieren Licht im UV-Spektrum. Diese Lichtenergie wird unter anderem zu den Betazellen der Bauchspeicheldrüse geliefert, wo sie eine Insulinausschüttung verursacht. Zugleich kommt es zu einer Erhöhung der Körpertemperatur, weil das braune Fettgewebe (BAT) stimuliert wird. Diese Wärme verändert die Struktur unseres Zellwassers.

Dem Wasserforscher Gerald Pollack verdanken wir die Kenntnis eines vierten Aggregatzustandes des Wassers und wie dieser unseren Organismus beeinflusst. Weil die Abstände zwischen und in unseren Zellen so winzig sind, ordnet sich interzelluläres und intrazelluläres Wasser in sogenannten Ausschluss-Zonen an (Exclusion Zones, EZ-Wasser). UV-B-Strahlung aktiviert also über die Vitamin-D-Bildung AMPK und steigert die Insulinausschüttung, was unser BAT mehr Wärme produzieren lässt, die unsere Zellen mit einer speziellen Wasserstruktur versorgt, die als Energiespeicher fungiert. Unser Stoffwechsel wird angekurbelt, obwohl wir keine Nahrung zu uns genommen haben!

Fazit: Wenn Sie Kohlenhydrate verspeisen, die Ihre Insulinausschüttung steigern, wird die Energiegewinnung aus Ihrem Körperfett oder aus Nahrungsfett unterbunden. Ist Ihr Insulinspiegel wie bei einer Insulinresistenz chronisch erhöht, leidet nicht nur Ihre Figur, sondern auch Ihr Gehirn. Denn ein hoher Insulinspiegel im Körper führt paradoxerweise zu einem niedrigen Insulinspiegel im Gehirn. Dies beeinträchtigt die Leistung Ihres Gedächtnisses und könnte den Weg in Richtung Alzheimer ebnen. Je nachdem, wie Sie Lichtzyklen und Temperatur mit den Abläufen in Ihren Zellen koppeln, können Sie Ihren Stoffwechsel ankurbeln oder drosseln.

Es liegt also an Ihnen, den vorteilhaftesten Weg zur Energiegewinnung zu wählen. Je nach Lifestyle und Umfeld, das heißt, je nach Aktivitätslevel, Alter, Lichtverhältnissen und der Jahreszeit, kann es von großem Vorteil für Sie sein, eine gewisse metabolische Flexibilität zu üben und nicht einseitig nur Fett- oder Glukoseverbrenner zu sein. Ihr Körper ist dazu fähig. Viele haben aber aufgrund ihres Lebenswandels verlernt, Fette zu oxidieren, auch wenn sie viel davon essen. Wir müssen uns unbedingt der Konsequenzen unserer Ernährungszusammenstellung bewusst sein. Vereinfacht dargestellt heißt dies:

Bei Konsum von:	steigt Insulin	steigt Glukagon
Kohlenhydraten	✓✓✓✓	–
Eiweiß	✓✓	✓✓
Fett	–	✓✓✓✓
Kohlenhydraten + Eiweiß	✓✓✓	–
Kohlenhydraten, Fett + Eiweiß	✓✓✓	–
Eiweiß + Fett	✓✓	✓✓
Kohlenhydraten mit niedrigem glykämischem Index + Fett	–	✓✓
Kohlenhydraten mit niedrigem glykämischem Index, Fett + Eiweiß	✓✓	✓✓

FETT-WISSEN FÜR DIE PRAXIS

Würden wir nicht alle gerne mühelos schlank im Schlaf werden? Genau darauf zielt Detlef Pape in seinen Bestsellern *Schlank im Schlaf* ab. Durch Papes Konzept werden wir in der Nacht zu Fettverbrennern. Dabei setzt er auf zwei wichtige Karten. Erstens: nachts, das heißt nach 19 Uhr, keine Mahlzeiten mehr. Und zweitens: abends vor 19 Uhr keine Kohlenhydrate mehr, sondern ein eiweißlastiges Abendessen. Sie erkennen wahrscheinlich schon, auf was Pape abzielt: Bleibt der Insulinspiegel niedrig, wird, sobald der Blutzuckerspiegel abfällt und Energie benötigt wird, Glukagon freigesetzt und wir fangen an, während des Schlafs unsere Fettpölsterchen zu verbrennen.

Papes Konzept zur Blutzuckerregulation und zum Fettabbau hat meiner Meinung nach aber Verbesserungspotenzial. Um dies zu nutzen, sollten Sie Folgendes tun beziehungsweise überlegen:

1 Messen Sie über mehrere Tage hinweg Ihren **Nüchternblutzucker** und Ihren **postprandialen Blutzucker** (Referenzwerte siehe Seite 39).

2 Lassen Sie beim Arzt Ihre **Blutlipide** (nüchtern!) messen. Verlangen Sie das LDL-Cholesterin, das HDL-Cholesterin, die Triglyzeride und das oxidierte LDL.

3 Ebenso sollten Sie die Leberaktivität, die Nieren, die Schilddrüse und eventuell auch die Bauchspeicheldrüse testen lassen.

Erhöhte Triglyzeride (durch zu viele Kohlenhydrate und/oder Alkohol) bedeuten ein erhöhtes Risiko für Schäden an den Blutgefäßen (Arteriosklerose), sie sind ein Risikofaktor für Herz-Kreislauf-Erkrankungen wie Herzinfarkt und Schlaganfall. Üblicherweise werden hohe LDL-Cholesterinwerte mit einem erhöhten Risiko für diese kardiovaskulären Ereignisse in Verbindung gebracht. Dies muss jedoch differenzierter betrachtet werden, denn eine Risikoabschätzung lässt sich nur vornehmen, wenn mehrere Lipidwerte betrachtet werden.

Dem schwedischen Arzt und Lipidforscher Dr. Uffe Ravnskov verdanken wir den Hinweis, dass nicht ein hoher Cholesterinwert an sich riskant ist, sondern das Verhältnis der LDL- und HDL-Cholesterinpartikel zueinander. Ravnskov geht aufgrund seiner Studien sogar so weit zu folgern, dass man zumindest im fortgeschrittenen Alter mit einem hohen Cholesterinwert höchstwahrscheinlich länger leben wird als mit einem niedrigen! Entscheidend sei die Verteilung der HDL- und LDL-Partikel. Bei niedrigem HDL-Cholesterin und hohem LDL-Cholesterin steigt das Risiko für einen Herzinfarkt und umgekehrt.

Außerdem ist entscheidend, wie hoch der Anteil oxidierten (»ranzigen«) LDL-Cholesterins in Ihrem Blutserum ist. Denn unser Körper erkennt, wie man aus zahlreichen experimentellen und klinischen Studien folgern kann, oxidiertes LDL-Cholesterin als Fremdkörper. Unser Immunsystem behandelt es daher wie ein Bakterium oder einen Virus. Es bildet Antikörper gegen das oxidierte Cholesterin und es kommt zu einer ganzen Kaskade an entzündlichen Reaktionen, die dazu führt, dass sich Fresszellen und Blutgerinnungsbestandteile in der Gefäßwand festsetzen. Es können Blutgerinnsel entstehen, die einen Schlaganfall oder einen Herzinfarkt verursachen können.

Was also tun?

1 Sind Ihre Blutzuckerwerte erhöht? Dann müssen Sie über einen längeren Zeitraum hinweg die Aufnahme von Kohlenhydraten reduzieren. Je nach dem Entgleisungsgrad Ihres Stoffwechsels können Sie eine gemäßigte Korrektur vornehmen, indem Sie Kohlenhydrate mit niedrigem glykämischem Index bevorzugen. Es kann auch sein, dass es einer streng kohlenhydratreduzierten, ketogenen Ernährung bedarf, die Sie in den Zustand der Ketose bringt. Konsumieren Sie in jedem Fall Kohlenhydrate strikt saisonal. Was in Ihrer Gegend wächst, bietet weit mehr als nur Nährstoffe. Denn Nahrung hat auch mit Zellordnung und Zellinformation zu tun und sie wirkt sich auf die zeitliche und räumliche Ordnung des menschlichen Organismus aus. Stellen Sie mit saisonalen Kohlenhydraten Ihre Clock-Gene richtig ein. Wenn Sie mehr dazu erfahren wollen, können Sie dies in meinem Buch *Better Body Better Brain* nachlesen.

2 Haben Sie erhöhte Triglyzeridwerte? Reduzieren Sie den Kohlenhydratanteil in Ihrer Nahrung und leben Sie nach der unten aufgeführten Tabelle der phänologischen Jahreszeiten.

3 Haben Sie einen erhöhten Anteil an oxidiertem LDL-Cholesterin? Lesen Sie dazu auf den Seiten 74 ff. und 128, um die oxidierten LDLs zu senken. Fangen Sie erst danach an, nach der Tabelle unten zu essen.

4 Sie leiden unter einer Mitochondriopathie oder anderen schweren Krankheiten? Reduzieren Sie zuerst Ihre mehrfach ungesättigten Fettsäuren, wie auf Seite 133 beschrieben. Führen Sie Ende Herbst oder im Winter das Reset-Programm aus *Better Body Better Brain* durch und leben Sie danach nach der Tabelle unten.

Los geht's!

NAHRUNGSAUFNAHME, GEWICHTSREGULATION UND BLUTZUCKERREGULATION NACH DEN PHÄNOLOGISCHEN JAHRESZEITEN – LEBEN MIT DER NATUR

Die Phänologie beschäftigt sich mit den im Jahreslauf periodisch wiederkehrenden Naturerscheinungen. Im phänologischen Kalender gibt es zehn Jahreszeiten, die sich an typischen Entwicklungsstadien bestimmter Pflanzen und am Verhalten der Tiere in freier Natur orientieren, den sogenannten phänologischen Indikatoren.

Wichtig: Je nachdem, wo Sie wohnen, treten die phänologischen Jahreszeiten zu unterschiedlichen Kalenderdaten auf. Ich habe gelernt, mich an den Bauern in meiner Region zu orientieren, und bewirtschafte meinen Garten und ernähre mich nach den klimatischen Bedingungen meines Wohnortes. Fällt ein Jahr klimatisch anders aus als das letzte, passe ich meine Nahrungsaufnahme dementsprechend an. Grundsätzlich unterstütze ich die Regulation meines Körpers immer dadurch, dass ich nur pflanzliche Produkte aus meinem Garten oder aus regionaler Produktion auf den Tisch bringe. So stimmt der Informationsgehalt meiner Nahrung mit jenem meiner Umgebung überein und jede meiner Zellen kann sich mit den lokalen Zeitgebern synchronisieren.

Das Ziel ist, artgerecht zu essen und die optimale Funktion des Stoffwechsels sicherzustellen. Indem wir nach den Gesetzen der Natur leben und uns entsprechend ernähren, führen wir unseren Stoffwechsel aus der modernen Sackgasse heraus, in der sich schon so viele Menschen befinden.

Keine Sorge, Sie müssen die wichtigen Wirkmechanismen der Chronobiologie und der Photobiologie nicht sofort verstehen. Sie können sich ganz einfach nach der folgenden Tabelle richten. Je höher die Lichtintensität und die Temperatur, umso mehr Ordnung kann über regional angepflanzte Nahrung erreicht werden. Falls Sie einmal Verlangen nach Südfrüchten verspüren, sollten Sie es im Sommer mit seinen hohen Lichtintensitäten stillen. Im Winter leben wir hierzulande unter einer geringen Photonenanregung; Es gibt weniger Sonnenlicht und die Zeiten des Tageslichts sind verkürzt.

Lernen auch Sie, mit Ihren lokalen phänologischen Jahreszeiten zu leben und synchronisieren Sie sich mit den Nahrungszyklen der Natur. Orientieren Sie sich bei der Zusammenstellung Ihrer persönlichen Nahrungsmittel am Klima und am Angebot Ihrer Region. Je natürlicher und naturbelassener Ihre Nahrung ist, umso besser kann sie von Ihrem Organismus verwertet und »gelesen« werden.

Phänologische Jahreszeit	Monate / Merkmale in Mitteleuropa	Nahrungstiming	Lichtwirkmechanismen	Ernährung zur Gewichts- und Blutzuckerregulation
Vorfrühling	Ende Februar / Anfang März ca. 36 Tage Schneeglöckchen und Haselnuss blühen, Kätzchen der Hasel, Winternässe im Boden verschwindet	Frühstücken Sie immer bei Tageslicht nach Sonnenaufgang. Dies unterstützt die Regulation des Blutzuckers und der Kortisolausschüttung. Die letzte Mahlzeit am Tag wird mit dem Sonnenuntergang eingenommen. **Essen sie nur bei Tageslicht!** Nach Sonnenuntergang keine Nahrungsaufnahme mehr! Falls Sie im Winter kälteadaptiert wurden, genießen Sie weiterhin Eisbäder, kalte Duschen oder schwimmen Sie in kalten Seen.	Blaulichtexposition lässt Ihren Insulinspiegel ansteigen! **Vermeiden Sie eine übermäßige Kunstlichexposition** mit Blaulichtspitzen. **Fette oxidieren** unter Kunstlicht – besonders mehrfach ungesättigte Fettsäuren. Nutzen Sie die leicht gesteigerte natürliche Lichtintensität zur besseren Verstoffwechselung. Gehen Sie **früh schlafen**, um Ihren erhöhten **Melatoninspiegel** physiologisch zu nutzen. Melatonin ist ein wichtiges Antioxidans und hilft Ihnen, oxidierte Fettsäuren zu reduzieren. Sonnenstand 20 bis 30 Grad. Sonne strahlt nur schwach, UV-B wird vollständig ausgefiltert. Daher in Deutschland bis März praktisch **keine Vitamin-D-Bildung** in der Haut möglich. Infrarot-Sauna, Rotlicht 660 nm zur Aktivierung und Regeneration der Mitochondrien, UV-Lampe am frühen Vormittag. Solariumbesuch. Verbessertes **Redoxpotenzial** -> verbesserte **Gewichtsregulation** -> höheres **Energieniveau**	**Ketogene Ernährung** (ausreichend Proteine, sehr kohlenhydratarm, sehr fettreich) oder fett- und eiweißreich mit geringer Kohlenhydratmenge (= Low Carb). Reichhaltiges eiweißreiches Frühstück mit hohem Fettanteil und etwas Obst (Mandarine, Apfel, Birne, Grapefruit oder Kaki). Essen Sie erst bei Hunger zu Mittag. Eventuell kann es sogar ausfallen oder findet zeitlich zwischen Mittag- und Abendessen statt. Fett- und eiweißreiches Mittagessen. Messen Sie den Kohlenhydratanteil und welche saisonalen KH keine Blutzuckererhöhung verursachen. Achten Sie darauf, dass der Eiweißanteil geringer als der Fettanteil ist. Bleiben Sie entweder Low Carb oder ketogen. Geeignete Fette: Olivenöl, tierische gesättigte Fette und große Mengen DHA und EPA aus Fisch & Co. Viel natürliches DHA, um die Zellmembran bei Kälte flexibel und die Energiegewinnung auf hohem Niveau zu halten. Kokosöl oder Palmkernfett sind für die Ketose sehr geeignet. Wer allerdings Gewicht verlieren möchte, sollte seine eigenen Körperfettsäuren zu Ketonen verstoffwechseln. Der Körper verwendet ansonsten lieber und schneller MCTs aus dem Kokosöl und Palmkernfett. Lassen Sie Ihren Stoffwechsel arbeiten. Wenig saisonales Gemüse vorhanden: Sauerkraut, Sprossen, Pilze und Kohl können verzehrt werden.

Phänologische Jahreszeit	Monate / Merkmale in Mitteleuropa	Nahrungstiming	Lichtwirkmechanismen	Ernährung zur Gewichts- und Blutzuckerregulation
Erstfrühling	April ca. 29 Tage Forsythie blüht, Stachelbeere und Johannisbeere entfalten ihre Blätter	s. o. Letzte Mahlzeit 4 Stunden vor Schlafenszeit!	Verbringen Sie mehr Zeit in der Natur **ohne Sonnenbrille, Kontaktlinsen und Brille**. Tanken Sie natürliches Tageslicht zur Hormonregulation. Fangen Sie den Tag immer mit einem **Lichtbad** bei offenem Fenster oder in der Natur an! Sonnenstand über 45 Grad kann erreicht werden. Erst dann ist die UV-B-Strahlung stark genug, um eine wirksame **Vitamin D-Bildung** anzuregen. Je höher die Sonne steht, umso intensiver das UV-B. Die solare Mittagszeit zum **Sonnenbaden** nutzen und möglichst den ganzen Körper exponieren. UV-Licht anstatt Nahrung nutzen!	**Ketogen** oder **Low Carb** Mahlzeiten wie oben Gesättigte tierische Fette können erhöht werden, da Lichtintensität steigt und Lichtspektrum breiter wird. Geeignete Fette: Olivenöl, tierische gesättigte Fette, Kokosöl und marine Fette wie DHA und EPA aus Fisch & Co. Frühsalate und erste Sprossen können eingeführt werden, da sie durch den Sonnenmangel wenig Zucker enthalten. Je mehr Sonne, umso eher können Kohlenhydrate verstoffwechselt werden. Achten Sie darauf, dass nach jeder Mahlzeit die Insulinausschüttung ganz gering bleibt. Dann verbrennen Sie Ihr eigenes Körperfett.
Vollfrühling	Mai ca. 30 Tage Apfelbaum und Flieder blühen, die Stileiche entfaltet ihre Blätter. Der Vollfrühling startet meist Ende Februar im Südwesten von Portugal und erreicht ca. 90 Tage später das 3.600 km entfernte Finnland.	s. o. Wer auf eine Bikinifigur hinarbeiten möchte, sollte das Abendessen komplett ausfallen lassen und längere Fastenzeiten (intermittierendes Fasten) praktizieren.	s. o. Die Tage werden langsam wieder länger und wir produzieren weniger Melatonin, dafür aber mehr Melanin und Vitamin D – die hormonellen Gegenspieler zu Melatonin. Unser Körper befindet sich in einer Aufbauphase aufgrund des verbesserten Lichtzustandes und der reichhaltigeren Vegetation. Regelmäßige UV-Exposition aktiviert die Sonnenhormone: Calcitriol, Solitrol bzw. Vitamin D* und Melanin. Das unterstützt die Funktion der Schilddrüse, die aufgrund des gesteigerten Lichtanteils unsere Stoffwechselaktivitäten hochreguliert. Sonnenstand zwischen 50 und 60 Grad. UV-B-Index kann bis 6,3 gehen, sehr gute Vitamin-D-Bildung möglich.	Moderat Low Carb, soweit der Blutzuckerspiegel es erlaubt. Frühstück und Abendessen wie oben. Fett- und eiweißreiches Mittagessen mit saisonalen Kohlenhydraten in Form von Obst und Gemüse. Keine raffinierten Kohlenhydrate! In südlichen Regionen erste Ernte im Garten. Ansonsten Low Carb, bis erste Ernte möglich. Bei sonnigem Wetter langsame Erhöhung der Kohlenhydrate durch saisonal geerntete Gemüse und Salate. Geeignete Fette: Olivenöl, Kokosöl, Butter, Kakaobutter, Ghee, Avocadoöl

* In den Zellen der Zielorgane wirkt 1,25(OH)2D3 bzw. Calcitriol wie ein Steroidhormon: Es wird an ein intrazelluläres Rezeptorprotein, den Vitamin-D-Rezeptor (VDR) gebunden und in den Zellkern transportiert. Die Vitamin-D-Wirksamkeit ist also auch von der Rezeptordichte abhängig, diese wird in unterschiedlichen Geweben unterschiedlich reguliert.

Phänologische Jahreszeit	Monate / Merkmale in Mitteleuropa	Nahrungstiming	Lichtwirkmechanismen	Ernährung zur Gewichts- und Blutzuckerregulation
Frühsommer	Juni ca. 22 Tage Sommersonnenwende 21.6. Schwarzer Holunder blüht, je nach Region Heuernte. Pollenallergiker leiden – es ist Heuschnupfensaison.	s. o. Wer gerne mal ein Glas Alkohol konsumieren möchte, kann dies im Sommer tun. Besonders Rotwein in geringen Mengen hat einen positiven Einfluss auf die Sirtuine. Sirtuine besitzen die Fähigkeit, zahlreiche Enzyme und Proteine zu modifizieren, die eine Schlüsselrolle bei verschiedenen Krankheiten spielen. Auch Enzyme, die eine Rolle bei Diabetes mellitus und Adipositas spielen, finden sich unter den Substraten der Sirtuine. Frauen in den Wechseljahren vertragen Alkohol kaum. Hier führt Alkohol immer zu Fett- oder Wassereinlagerungen, selbst bei optimalen Lichtverhältnissen.	s. o. Verbringen Sie mehrere Stunden am Tag in der freien Natur. Vermeiden Sie Schuhe mit Gummisohlen. Gehen Sie barfuß oder mit Ledersohlen. Tanken Sie an allen Körperstellen Sonnenlicht. Lassen Sie Ihren Vitamin D-Status testen. Im Sommer sollten Sie Ihr Vitamin D-Level auf natürliche Weise auffüllen. Wenn supplementiert werden muss, dann nur im Sommer unter natürlichem UV-Licht. Wer viel natürliches Licht tankt, braucht weniger Essen. Licht ist ein Energielieferant für unsere Mitochondrien – Nahrung ebenso. Sonnenhöchststand.	Medium Low Carb, soweit Blutzuckerspiegel es erlaubt Reichhaltiges, eiweißreiches Frühstück mit Kohlenhydraten in Form von saisonalem Obst und Gemüse. Mittagessen mit saisonalen Kohlenhydraten oder ausfallen lassen. Abendessen wie oben oder ausfallen lassen. Sommerobst und -gemüse dürfen tagsüber verzehrt werden. Am Abend keine Kohlenhydrate (= ketogen). Geben Sie Ihrem Stoffwechsel in der Nacht die Chance, auf Fettverbrennung umzuschalten. Geeignete Fette: wie oben.
Hochsommer	Ende Juni / Anfang August ca. 42 Tage Johannisbeeren reifen, die Sommerlinde blüht, Heu- und Getreideernte.	s. o. Ihre Nahrungsaufnahme kann sich aufgrund der Tageslänge verschieben. Sie stehen vielleicht früher auf, da es früher hell ist. Essen Sie immer im Freien oder bei geöffnetem Fenster. Vermeiden Sie trotz der hellen Abende zu spät vor dem Schlafen zu essen. Das verhindert die Fettverbrennung und reduziert die Autophagie (wichtiger Prozess des Recyclings der Zellen, defekte Bestandteile werden abgebaut und wiederverwertet, z. B. fehlgefaltete Proteine, Zellorganellen wie Mitochondrien.)	s.o. Aufgrund der starken Lichtintensität ist der Blutzuckerspiegel im Sommer höher als im Winter. Unter normalen Bedingungen wird man in der Natur im Sommer schneller insulinresistent, um Fett für den Winter anzulegen. Aufgrund des Lichts und der Temperatur sind Sie im Sommer gewichtiger als im Winter! Wer das nicht möchte, muss entweder mit der Aktivierung des nächtlichen Fettstoffwechsels gegensteuern oder mit viel Bewegung in der Natur kompensieren. Hohe UV-Strahlung. Sonne tanken (nicht verbrennen) und Vitamin-D-Vorräte auffüllen.	Medium Low Carb, soweit Blutzuckerspiegel es erlaubt Reichhaltiges, eiweißreiches Frühstück mit Kohlenhydraten in Form von saisonalem Obst und Gemüse, auch Südfrüchte sind erlaubt. Mittag- und Abendessen wie oben oder fasten. Verwenden Sie mehr gesättigte Fette als ungesättigte (außer Olivenöl) Sommerobst und -gemüse dürfen tagsüber verzehrt werden. Am Abend Low Carb bleiben oder fasten. Geeignete Fette: wie oben. Kaufen Sie einen Wintervorrat an Weidebutter und frieren Sie diese für später ein.

Phänologische Jahreszeit	Monate / Merkmale in Mitteleuropa	Nahrungstiming	Lichtwirkmechanismen	Ernährung zur Gewichts- und Blutzuckerregulation
Spätsommer	August ca. 25 Tage Frühe Apfelsorten werden reif, Fruchtreife der Eberesche, Winterweizen und Winterroggen werden geerntet, zweite Heuernte.	s. o.	s. o. Überprüfen Sie Ihren Vitamin-D-Spiegel. Er sollte bis Ende August im oberen Referenzbereich sein. Gehen Sie viel schwimmen. Duschen Sie regelmäßig kalt und lassen Sie sich von der Sonne aufwärmen. Schwimmen Sie in kalten Gewässern oder tanken Sie Energie im Urlaub am Meer. Hohe UV-Strahlung.	Medium Low Carb, soweit Blutzuckerspiegel es erlaubt Reichhaltiges, eiweißreiches Frühstück mit Kohlenhydraten in Form von saisonalem Obst und Gemüse, auch Südfrüchte sind erlaubt. Mittagessen wie oben. Fett- oder eiweißreiches Abendessen ohne Kohlenhydrate oder fasten. Verwenden Sie mehr gesättigte Fette als ungesättigte (außer Olivenöl). Sommerobst und -gemüse dürfen tagsüber verzehrt werden. Am Abend Low Carb bleiben oder fasten. Geeignete Fette: wie oben.
Frühherbst	September ca. 23 Tage Haupterntezeit, u. a. schwarze Holunderbeeren und Kornelkirschen, Birnen und Zwetschgen. Herbstzeitlose blüht.	s. o. Die Tage werden langsam wieder kürzer. Je nach Lokalität und Wetterverhältnissen können Sie mit der Wintervorbereitung für Ihren Körper anfangen. Kälteadaption mit kaltem Duschen beginnen.	s. o. Richten Sie Ihren Tagesablauf und besonders den Abend nach den Tageslichtzeiten. Unterstützen Sie Ihren Körper, bei Anbruch der Dunkelheit Melatonin zu produzieren. Gehen Sie vorsichtig mit Abendbeleuchtung um. Gewöhnen Sie sich an leicht kältere Temperaturen. Sonnenstand kann unter 45 Grad sinken. Letze Sonne tanken!	Moderat Low Carb, soweit Blutzuckerspiegel es erlaubt Reichhaltiges eiweißreiches Frühstück mit erhöhtem Fettanteil. Verwenden Sie marine Fettsäuren. Fett- und eiweißreiches Mittagessen mit weniger Kohlenhydraten. Fettreiches Abendessen ohne Kohlenhydrate (ketogen) oder fasten Stärkereiche Wurzelgemüse und Kürbisarten weglassen. Pilze sammeln und frisch geerntetes Gartengemüse, das oberhalb der Erde wächst, verwerten. Geeignete Fette: wie oben.
Vollherbst	Ende September / Oktober ca. 28 Tage Früchte der Rosskastanie fallen, die Obsternte ist abgeschlossen. Quitten- und Walnussernte. Laubblätter verfärben sich, Kulturbäume werfen Blätter ab.	s. o. Unterstützen Sie Ihre Zellen in der Saisonumstellung. Machen Sie eine dreiwöchige No-PUFA-Mitochondrien-Kur zur Vorbereitung auf den Winter.	s. o. Gehen Sie wieder früher schlafen und verwenden Sie am Abend eine Blueblocker-Brille. Reduzieren Sie Ihre Kunstlichtexposition. Ende der UV-Zeit. Praktisch keine Vitamin-D-Bildung mehr möglich.	Low Carb, Low Fat Reichhaltiges eiweißreiches Frühstück. Starten Sie ein zelluläres Reduktionsprogramm. Verwenden Sie nur sehr geringe Mengen an Fett. Besonders keine mehrfach ungesättigten Fettsäuren. Essen Sie sehr oft selbst gemachte Knochenbrühe und dünsten Sie Gemüse, Fisch und Fleisch. Schränken Sie den Konsum ein und bleiben Sie bei leichter Kost. Wenn Sie in Ketose kommen, dann wegen des Einsetzens des Hungerstoffwechsels.

Phänologische Jahreszeit	Monate / Merkmale in Mitteleuropa	Nahrungstiming	Lichtwirkmechanismen	Ernährung zur Gewichts- und Blutzuckerregulation
Spätherbst	Ende Oktober / Anfang November ca. 17 Tage Stileiche verfärbt sich und Wildbäume werfen Blätter ab. Mit Ende des Laubfalles beginnt der Winter.	s. o. Frühstücken Sie erst nach Sonnenaufgang im Tageslicht. Essen Sie nicht später als 17.00 Uhr zu Abend. Behalten Sie das Kaltduschen bei oder praktizieren Sie Kaltwasserbaden (siehe ab Seite 118).	s. o. Keine Vitamin-D-Synthese mehr möglich. Installieren Sie sich Vollspektrum-Tageslichtlampen (von UV-IR) oder reine UV-Lampen mit UV-B aus dem Tierhandel zur morgendlichen UV-Behandlung (Details siehe *Better Body Better Brain*. Gehen Sie regelmäßig in eine IR-Sauna.	Ketogen Reichhaltiges fettreiches Frühstück mit Eiweißanteil. Essen Sie genug, sodass Sie 5–8 Stunden satt sind. Fett- und eiweißreiches Mittagessen ohne Kohlenhydrate (ketogen). Fettreiches Abendessen ohne Kohlenhydrate (ketogen) oder fasten. Mehr DHA und EPA muss eingebaut werden, um Zellstrukturen wieder flexibler zu machen: Erhöhung des Fischkonsums und deutliche Reduktion der Kohlenhydrate. Geeignete Fette: Olivenöl, Kokosöl, Weidebutter, Ghee und große Mengen DHA und EPA aus Fisch & Co.
Winter	Ende November / Februar ca. 113 Tage Wintersonnenwende 21.12. Nadelfall der europäischen Lärche, Winterruhe bei Pflanzen und Tieren.	s. o. Winter ist die Zeit des Mangels. Mangel an Licht und Mangel an Nährstoffen. Lassen Sie Ihren Körper die Zeit der Dunkelheit und Kälte genießen. Jetzt zehrt der Körper vom eigenen Fett und alle Zellfunktionen laufen langsamer. Regeneration ist angesagt. Signalisieren Sie Nahrungsknappheit.	Jetzt verursacht Kunstlicht die größten zellulären Schäden und Verschiebungen chronobiologischer Rhythmen. Achten Sie darauf, dass Sie sich selber keinen zellulären Jetlag verursachen. Sie sollten im Winter wesentlich mehr schlafen, früher ins Bett gehen und wenn möglich später aufstehen. Schalten Sie am Morgen eine UV-Lampe an. Benutzen Sie am Abend sehr schwaches Rotlicht, eine Glühbirne oder Kerzenlicht. Keine UV-B-Strahlung, keine Photosynthese, keine Biophotonen in Pflanzen. Der Körper lebt jetzt von Fett und Eiweiß, kombiniert mit Kälte-Thermogenese Sonnentiefststand. Sonnenwinkel unter 20 Grad, keine UV-Strahlung. In Norddeutschland dauert der Winter (keine UV-Strahlung) bis zu 6 Monate, in Süddeutschland ca. 5 Monate.	Ketogen Reichhaltiges fettreiches Frühstück mit Eiweißanteil. Essen Sie genug, sodass Sie 5–8 Stunden satt sind. Fett- und eiweißreiches Mittagessen ohne Kohlenhydrate (ketogen). Fettreiches Abendessen ohne Kohlenhydrate (ketogen) oder fasten. Geeignete Fette: wie oben

LESETIPPS ZU KAPITEL 1

Wer sich mit der Thematik dieses Kapitels vertieft beschäftigen möchte, findet sehr nützliche Details in den folgenden Büchern:

- Peter C. Heinrich, Matthias Müller, Lutz Graeve (Hrsg.): Löffler/Petrides *Biochemie und Pathobiochemie*, Springer Verlag, Berlin, 2014 ist ein fantastisches Nachschlagewerk, das sämtliche Stoffwechselwege im Detail darstellt und modernes biochemisches, molekulares und zellbiologisches Wissen mit der klinischen Anwendung verbindet. Eines meiner Lieblingsnachschlagewerke.
- Wer Wissenschaftliches rund um das Thema Fettstoffwechsel und Fett lesen möchte, findet viele interessante Details bei Philip A. Wood: *How Fat Works*, Harvard University Press, Cambridge, 2006. Auch wenn Wood strenger Verfechter der leider noch immer geläufigen Ansicht »a calorie is a calorie« ist, beschreibt er auf sagenhafte Weise Stoffwechselwirkmechanismen in seinem äußerst lehrreichen Buch. Ich habe davon profitiert – nicht nur von den Fakten und Versuchen, sondern auch durch die Förderung kritischen Denkens, gerade weil ich nicht mit allem darin übereinstimme.
- Ein ganz tolles Buch und für jeden interessierten Leser geeignet ist Peter Mersch: *Wie Übergewicht entsteht... und wie man es wieder los wird*, BoD – Books on Demand, Norderstedt, 2012. Mersch bringt seine Kernthemen wunderbar auf den Punkt und fasst komplexe Themen ganz einfach zusammen.
- Ebenso empfehle ich Klaus Arndt & Stephan Korte: *Die Anabole Diät*, Novagenics-Verlag, Arnsberg, 2006, auch wenn dessen Cover mich eigentlich nicht zum Kauf anregte. Vom Inhalt war ich dann jedoch sehr positiv überrascht. Wer zwischen Fettstoffwechsel und Kohlenhydratstoffwechsel effektiv wechseln möchte, findet in diesem Buch sehr nützliche Tipps. Eignet sich besonders für Sportler, insbesondere Bodybuilder, die ihren Körper auf den perfekten Fettanteil mit enormer Muskelmasse trimmen wollen. Obwohl ich mit Bodybuilding nichts am Hut habe und Hulk nicht gerade mein Idealbild eines Mannes ist: tolle Infos, gut verpackt!
- Wollten Sie Ihren Stoffwechsel neu programmieren und dabei die Effektivität jeder einzelnen Zelle verbessern? Möchten Sie gerne wissen, wie unser Körper und unser Gehirn richtig versorgt werden und welche Wirkung unsere Umwelt auf Stoffwechselvorgänge hat? Ihnen liegt nicht so viel an Sport oder Sie sind zu krank dazu, möchten aber Ihre Fettverbrennung ankurbeln oder mit Kälte Ihr Körperfett reduzieren? Dann sollten Sie mein letztes Buch, *Better Body Better Brain – Handbuch zur Selbstoptimierung*, riva Verlag München, 2016, lesen und anwenden.
- Für weitere Low-Carb-Rezepte zur Vermeidung von Blutzuckerspitzen empfehle ich das schöne Kochbuch Jimmy Moore & Maria Emmerich: *Das Keto-Kochbuch*, riva Verlag München, 2016. Wobei ich allerdings auf die darin verwendeten Zuckerersatzstoffe wann immer möglich verzichten würde. Denn auch Süßstoffe haben, wie eine schwedische Studie über ein

erhöhtes Diabetes-Risiko aufgrund von Süßstoffkonsum aufzeigt, Einfluss auf die Aktivität unserer Bauchspeicheldrüse.

Lesenswerte Bücher zu den Wirkmechanismen des Lichts auf unsere Biologie sind, neben meinem *Better Body Better Brain*:

- Fritz Hollwich: *The Influence of Ocular Light Perception on Metabolism in Man and in Animal*, Springer-Verlag, New York, 1979
- John Ott: *Risikofaktor Kunstlicht, Stress durch falsche Beleuchtung*, Knaur Verlag, München, 1989
- T.S. Wiley with Bent Formby: *Lights out, Sleep, Sugar, and Survival*, Atria, New York, 2000
- Jakob Libermann: *Light Medicine of the Future*, Bear & Company Rochester, Vermont, 1991

2

DIE UNGLAUBLICHEN ... FETTSÄUREN

Fettsäuren sind wahrhaftige Superhelden! Ihre Persönlichkeiten sind so beeindruckend wie komplex. Und diese außerordentliche Komplexität der Fettsäuren war mir, wie ich zugeben muss, anfangs ein Graus, denn ich wunderte mich ernsthaft, wie ein Laie sie jemals verstehen soll. Mittlerweile habe ich unzählige Bücher und Studien über die kleinen Superkerlchen gelesen, und was soll ich sagen: Sie sind mir mehr als sympathisch geworden, ja ihre unterschiedlichen Persönlichkeiten faszinieren mich. Das mag Ihnen jetzt – noch – alles sehr sonderbar vorkommen. Lassen Sie uns daher gemeinsam die wundersame molekulare Ebene beschreiten, auf der sich diese kleinsten Bausteine unserer Gesundheit bewegen.

ÜBER SUPERHELDEN UND FETTE PARTYS

Organisieren Sie gerne Partys? Ich mit Leidenschaft. Ich mache Sie daher jetzt zum Gastgeber der größten Party – nämlich der Ihres Lebens. Hört sich seltsam an? Ist es aber überhaupt nicht, wie ich Ihnen zeigen werde. Bei einer Party entscheiden bestimmte Faktoren über Erfolg oder Misserfolg der Veranstaltung. Viele sind kalkulier- und planbar, manche sind jedoch durch Überraschungen und Ungewissheiten beeinflusst. Ein fester Faktor ist die Lokalität der Party, Ihr Körper. Jetzt folgt Ihre fette Gästeliste, denn bei Partys ist die richtige Zusammenstellung der Gäste natürlich essenziell. Als vorausschauender Gastgeber wollen Sie unbedingt den richtigen Mix unterschiedlicher Gäste einladen. Schließlich soll Ihre Party ja von Anfang bis Ende stimmungsvoll und unterhaltsam verlaufen. Der richtige Mix einer Party hängt sehr stark davon ab, was Sie feiern möchten. Falls Sie zum Beispiel eine Dinner-Party mit Sitzordnung planen, ist die richtige Kombination der Gäste noch wichtiger. Denn so beeinflussen Sie ja sehr direkt, wer sich mit wem austauschen wird und ob diese Gespräche funktionieren können. Sie kennen sicherlich das Gefühl, dass man sich von bestimmten Menschen magisch angezogen fühlt, während andere einen eher abstoßen. Bei den Fettsäuren ist dies ähnlich.

Jeder Gastgeber hat seine Vorlieben und Interessen und stellt seine Gästeliste entsprechend zusammen. Übertragen auf unser Thema heißt dies, dass ein Ökotrophologe der DGE (Deutsche Gesellschaft für Ernährung) andere Fett-Gäste einladen würde als ein Herzspezialist. Die Gästelisten der (vielen) Wissenschaftler und Autoren, die sich mit dem Thema Fett beschäftigen, wären zumeist sehr unterschiedlich, was auch erklärt, warum die Literatur zum Thema Fett so verzettelt ist. Was wiederum für Sie heißt, den vielen Publikationen zum Thema Fett sowohl offen als auch kritisch zu begegnen. Bei jeder Publikation, bei jedem Autor, der sich über Ernährung und Gesundheit äußert, empfehle ich immer, zu hinterfragen: Woher kommen die Erkenntnisse, welche Erfahrungen hat das vom jeweiligen Autor entworfene Bild potenziell gefärbt?

Lassen Sie mich konkreter werden und Ihnen verschiedene Autoren vorstellen. Ich werde Ihnen zeigen, dass und wie der persönliche Hintergrund dieser Gastgeber deren Fett-Gästeliste beeinflusst hat, weshalb Sie deren Publikationen auch mit dieser Einsicht lesen sollten. Fangen wir mit Dr. William Sears an, einem leidenschaftlichen US-amerikanischen Kinderarzt und Wissenschaftler, der sich aufgrund einer Krebserkrankung sehr intensiv mit seiner eigenen Gesundheit auseinandersetzen musste. Neben diesem, für sein medizinisches Verständnis prägenden Ereignis ist Sears außerdem Vater von acht Kindern. Aufgrund seiner beruflichen wie privaten Erkenntnisse und seiner besonderen Lebensgeschichte finden Sie in seinem Buch *The Omega-3 Effect*, wie der Titel schon andeutet, hauptsächlich Gäste des Omega-3-Fettsäuren-Clans. Bei Sears kann die große Party des Lebens nur stattfinden, wenn viele von diesen speziellen Fetten mitfeiern. Dies gilt besonders für Kinder- und Genesungspartys. Für Sears kann eine Party ohne ein Haus voller Omega-3-Fette mariner Herkunft niemals erfolgreich sein.

Ähnlich sieht es wohl Dr. Ulrich Strunz, wenn man sein Buch *Fit mit Fett – die Omega-3 Revolution* betrachtet. Wobei Strunz in der Vergangenheit schon andere Partys organisiert hat, bei denen, je nach Lebensetappe und dem von ihm verfolgten Ernährungstrend, die Gästelisten recht unterschiedlich ausfielen. Wer *Fit mit Fett* kennt, weiß, dass Dr. Strunz Omega 3 über den grünen Klee lobt, andere Fett-Gäste dagegen bei ihm nicht willkommen sind. Dies gilt ganz eindeutig für die gesättigten tierischen Fettsäuren.

Gnadenlos geht auch Dr. Nadja Hermann in *Fettlogik überwinden* mit gewissen Gästen um. Das ist nicht verwunderlich, denn Hermann kämpfte, wie sie beschreibt, jahrelang mit sich und der Waage, hatte also von »fetten« Gästen die Nase voll. Wichtigstes Kriterium, um einen Fett-Gast willkommen zu heißen, ist für Hermann dessen kalorisches Gewicht. Je geringer die Kalorienzahl, umso eher kommt man auf ihre Gästeliste. Dagegen würde die Gästeliste einer Nina Teichholz *(The Big Fat Surprise)*, bei der die gesättigten Fettsäuren auf den Ehrenplätzen der Gästetafel sitzen, Hermann in die Flucht treiben und Strunz zur Absage bewegen!

Man könnte dieses Partyspiel endlos weiterführen. Auch die Gästelisten anderer Autoren zeigen, dass jeder seine Favoriten aus bestimmten, zum Teil sehr persönlichen und daher nicht unbedingt objektiven Gründen einlädt und andere eben nicht. Zurück zu unserer eigenen Party.

Jede Fettsäure kann mit ihrer ganz eigenen Persönlichkeit einen wichtigen Beitrag zum Erfolg liefern! Die Kunst liegt darin, die Balance zu finden, das optimale Verhältnis der einzelnen Persönlichkeiten untereinander. Es kommt auf die richtige Mischung an, auf den richtigen Fettsäure-Mix für die Art von Party, die Sie planen. Die Gästeliste einer Fett-Party der Inuit sieht anders aus als die der Einwohner Madras'. Japaner laden anders ein als Bewohner der Schweizer Bergwelt. Eine uniforme Gästeliste gibt es nicht, denn auch Ihr Wohnort und Ihr Umfeld haben bei der Zusammenstellung der fetten Gäste ein großes Wörtchen mitzureden.

Ob Ihre Party also nun zum Erfolg oder Flop wird, hängt von den Bedingungen in Ihrer Umgebung ab, von Ihnen als Gastgeber und – nochmals – von der Zusammenstellung, der Balance Ihrer Fettsäure-Gäste, deren unterschiedliche Persönlichkeiten Ihre Party bereichern und gestalten. Genau das machen sie auf molekularer Ebene in Ihrem Körper. Alle Fettsäuren haben bestimmte Funktionen und ganz spezifische Eigenheiten. Je nach Konstellation und Verwendung können sie als Superhelden auftreten, aber gelegentlich auch zum Bösewicht werden. Schließlich hatte auch Superman seine Schwächen, besonders wenn man ihm Kryptonit in die Bowle gab.

Eins noch vorab: Falls Sie zu den Gastgebern zählen, die von vorneherein nur kleine Partys oder Soireen organisieren und folglich nur wenige Fett-Gäste einladen wollen, ist die Zusammenstellung von ebenso hoher Bedeutung wie bei einem Großanlass. Der (physiologische) Erfolg Ihrer Veranstaltung hängt auch hier vom richtigen Mix ab.

FETTE UND FETTSÄUREN: DIE BASICS

Ein einziger Tropfen Öl bringt Ihnen 100^{18} Gäste in Form von Fettsäuren ins Haus! Lernen wir sie kennen!

Fette sind generell fester und Öle flüssiger Natur. Das hat mit den Eigenschaften der jeweiligen Fettsäuren zu tun. Es gibt sie in unterschiedlichen Formen und Längen und daher besitzen Fettsäuren auf molekularer Ebene auch unterschiedliche Eigenschaften. Fettsäuren gehören zur Gesamtklasse der Lipide (siehe Grafik Seite 23) und sind die Bausteine von Fetten und Ölen sowohl in unserer Nahrung als auch in unserem Körper. Wir finden jeweils drei Fettsäuren in den Triglyzeriden (Neutralfetten, siehe Seite 23) unseres Körpers und jeweils zwei Fettsäuren in den Phospholipiden unserer Zellmembranen. Bei Triglyzeriden kann es vielfältige Kombinationsmöglichkeiten einzelner Fettsäuren geben. Der Begriff Neutralfett kommt übrigens daher, dass Triglyzeride ziemlich unpolar und ungeladen, eben neutral sind.

Im Gegensatz dazu sind die Phospholipide in unseren Zellmembranen teilweise polar: Bei ihnen hängt am Rückgrat aus Glyzerin außer den zwei Fettsäuren auch ein Phosphorsäure-Molekül, das meist mit einem weiteren, polaren Molekül verbunden ist. Daher sind Phospholipide amphiphile Moleküle, das heißt, sie lösen sich sowohl in polaren als auch in unpolaren Lösungsmitteln. Sie sind sowohl wasserliebend (hydrophil) als auch fettliebend (lipophil). Es ist genau diese amphiphile Natur der Phospholipide, die dafür sorgt, dass sie sich »automatisch« zu einer doppelschichtigen Zellmembran zusammenlagern. Die lipophilen Teile der Phospholipide wenden sich dabei einander zu, die hydrophilen Teile wenden sich nach außen ins wässrige Milieu. Daher ist eine Zellmembran aus Phospholipiden zum Zellinneren und zum Zelläußeren hin wasserliebend und hat in der Mitte eine fettliebende, aber wasserabstoßende (hydrophobe) Schicht. Aufgrund ihrer Eigenschaften sind Phospholipide in allen Zellmembranen im Körper und vor allem im Gehirn zu finden. Sie müssen aber auch in einer bestimmten Konzentration in der Gallenflüssigkeit vorhanden sein. Sinkt ihre Konzentration, kann das Cholesterin der Gallenflüssigkeit nicht in Lösung gehalten werden und fällt aus. Es entstehen Cholesterinsteine, besser bekannt als Gallensteine.

Wie sehen meine Gäste, die Fettsäuren, eigentlich aus?

Vielleicht erinnern Sie sich noch an Ihren Biologieunterricht: Fettsäuren bestehen aus Kohlenstoff, Wasserstoff und Sauerstoff. Der Kohlenstoff ist in Form einer Kette angeordnet, an deren Kopfende eine Säuregruppe (COOH) sitzt. Stellen Sie sich diese vereinfacht wie durchgetrennte Fahrradketten unterschiedlicher Länge und Flexibilität vor. Die folgende schematische Darstellung zeigt, was ich meine.

STRUKTUR EINER GESÄTTIGTEN FETTSÄURE (BUTTERSÄURE)

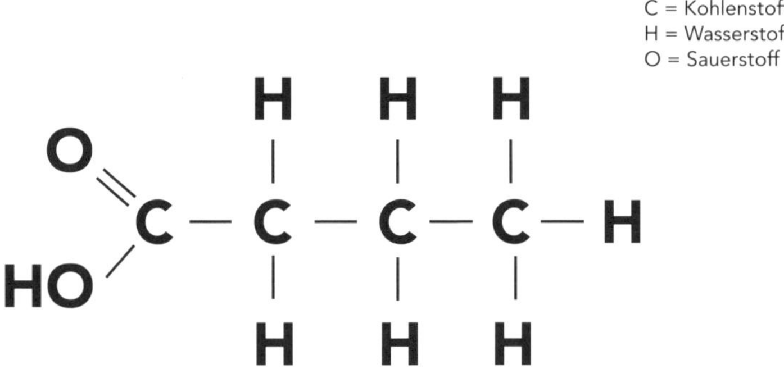

Fettsäuren können sowohl in freier Form vorkommen als auch als Bausteine größerer Lipide. Je kürzer eine Fettsäure ist (wie zum Beispiel die Buttersäure oben), umso hydrophiler ist sie. Das hängt damit zusammen, dass der eigentliche Fettanteil, die Kohlenwasserstoffkette, im Verhältnis zum Säureanteil klein ist. Je länger eine Fettsäure ist, umso stärker ist ihr Lipidcharakter ausgeprägt.

Wir nehmen nun die gleiche Fettsäure, stellen sie senkrecht auf und stellen sie uns als unseren Gast vor:

DIE FETTSÄURE ALS GAST

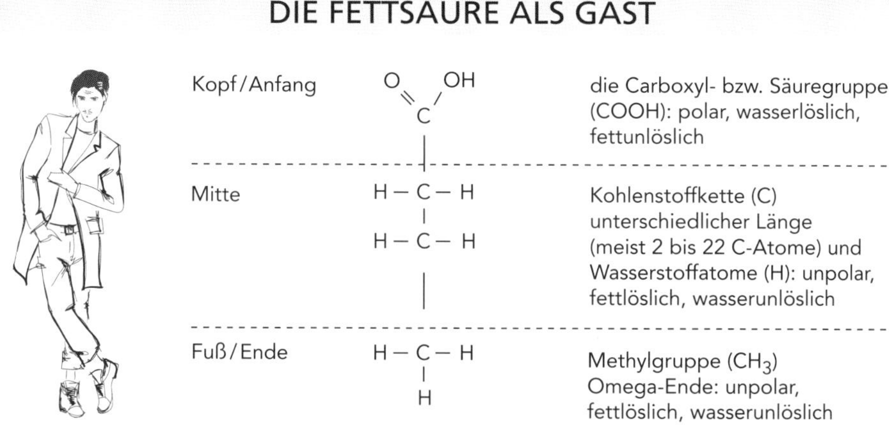

Wie bei uns Menschen gibt es bei auch den Fettsäure-Gästen große Unterschiede, unterschiedliche Gestalten, von groß bis klein (lang- oder kurzkettige), dick bis dünn (gesättigt, ungesättigte und mega-ungesättigte). Wir finden steife, unflexible Kraftprotze, aber auch flexible, ständig unter Strom stehende Hüpfer unter ihnen. In der »Körpermitte« sind wichtige Charaktereigenschaften verankert: Manche Gäste haben ein festes Rückgrat und sind in ihrer Mitte sehr stabil, andere sind wendig und flexibel und wieder andere sind wie nach einer Bandscheibenoperation versteift. Aber alle erfüllen einen Zweck und haben eine bestimmte Berechtigung, zu Ihrer Party zu kommen. Von der Zusammenstellung der Fettsäure-Gäste hängt es ab, wie Ihre Party abläuft und wie lange sie stimmungsvoll und voller Elan bleibt.

An diesen harten Biochemie-Nüssen haben Sie sicher zu knabbern und Ihre Gehirn hat sich kräftig anstrengen müssen. Begeben wir uns also gleich in die Küche und unterstützen unser Oberstübchen mit wohlschmeckenden Knabbernüssen oder einem leckeren Energieriegel zur Wiederherstellung des Energieniveaus. Sie haben sich eine kleine Pause verdient. Rezepte finden Sie ab Seite 142.

3

BOLT – EINE FETTSÄURE FÜR ALLE FÄLLE?

Es erstaunt mich immer wieder, wie gerne auf den gesättigten Fetten herumgehackt wird. Außer den noch verpönteren Transfettsäuren gibt es kaum Fettsäuren, die so viel negative Presse erfahren. Ich plädiere dagegen für eine ausgewogene Denkweise, bei der wir berücksichtigen, was ich nicht oft genug betonen kann: Alles, was in der Natur vorkommt, hat normalerweise auch eine Funktion! Ich zeige dies immer wieder gerne anhand der Sonne auf, vor der ja ebenfalls immer wieder und zum Teil fast schon pauschalisierend gewarnt wird. Tatsache ist, dass die Sonne eine Vielzahl unterschiedlicher Lichtfrequenzen aussendet, die bestimmte Wirkmechanismen aufweisen. Wie Sie im letzten Kapitel erfahren haben, fügen wir uns Schaden zu, wenn wir bestimmte Lichtfrequenzen meiden oder einzelne in physiologischen Überdosen konsumieren. Genau so differenziert müssen wir auch die gesättigten Fettsäuren betrachten.

Die Natur arbeitet nicht mit einzelnen isolierten, sondern immer mit einem Spektrum von Stoffen. So auch bei den Fetten. Kein Tier und keine Pflanze beherbergt nur ein einziges bestimmtes Fett oder eine einzige Fettsäure. Tierische und pflanzliche Nahrung tut uns gut, weil sie uns eine für unseren Organismus brauchbare Zusammenstellung verschiedener Fette liefert, die auch die Informationen unserer Umgebung und unseres Klimas beinhaltet. Wir verarbeiten nach dem Essen daher nicht nur eine Kombination diverser Makronährstoffe, sondern auch Licht- und Wasserinformationen. Synthetisch hergestellte oder übermäßig raffinierte Nahrungsmittel vermögen dies kaum, was immer mehr Menschen – zum Teil sehr schmerzlich – bewusst wird. Bevor wir auf diese, mir sehr wichtige, holistische Sicht der Dinge zurückkommen, schauen wir uns nun die gesättigten Fettsäuren genauer an.

GESÄTTIGTE FETTSÄUREN: STABILES UND AUSGEGLICHENES FUNDAMENT JEDER FETT-PARTY

Zuerst einmal zur offensichtlichsten Frage: Warum »gesättigt«? Diese Fettsäuren heißen so, weil jedes ihrer Kohlenstoffatome in ihrer Mitte und am Ende der Kette in einer stabilen Beziehung zu seinen Nachbarn lebt. Der Chemiker spricht von Einfachbindungen, die den Vorteil haben, dass sie nicht so leicht aus der Ruhe zu bringen sind.

Einfach- und Doppelbindungen

Jedes Kohlenstoffatom kann sich an maximal vier Partner binden. Gibt es eine einfache Verbindung zu vier Partnern (Einfachbindung), so nennt man die Kohlenstoffkette gesättigt – sie kann keine weiteren Partner aufnehmen. Fettsäuren, die nur aus Einfachbindungen bestehen, sind besonders stabil und reaktionsarm. Verbindet sich ein Kohlenstoffatom mit zwei Bindungen, zum Beispiel an ein anderes Kohlenstoff- oder an ein Sauerstoffatom, spricht man von einer Doppelbindung.

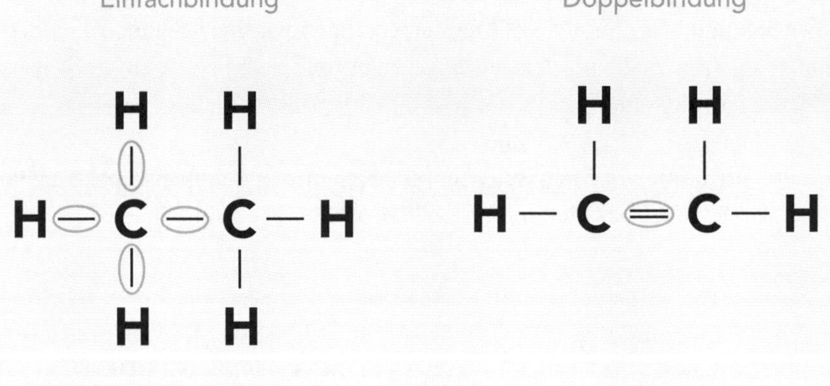

Doppelbindungen sind weniger stabil, sehr reaktionsfreudig und oxidieren schnell, sodass sich vor allem Fettsäuren mit mehreren Doppelbindungen sehr leicht »aufregen« – sie werden schnell ranzig. Der Chemiker spricht dann von der Lipidperoxidation, einer zerstörerischen Reaktion, die in Lebensmitteln (exogen) auftreten kann, wenn Fette oder Öle ranzig werden oder verderben. Sie kann aber genauso gut im Organismus (endogen) stattfinden. Das heißt: Auch unsere Körperfette können »ranzig« werden. Die Lipidperoxidation darf nicht mit der Fettsäureoxidation verwechselt werden, die geordnet abläuft und der Energiegewinnung dient (siehe Seite 73, 86, 115).

Die Art der Bindung lässt sich ebenso wie die Anzahl der Kohlenstoffatome an den in der Fachwelt üblichen Abkürzungen der Fettsäuren erkennen: So steht zum Beispiel die Abkürzung C4:0 für Buttersäure, eine gesättigte (0 Doppelbindungen) Fettsäure mit vier Kohlenstoffatomen (C4). Es gibt verschiedene Arten natürlich vorkommender gesättigter Fettsäuren, die sich in der Anzahl der Kohlenstoffatome in der Kette unterscheiden.

Gesättigte Fettsäuren sind also sehr stabil und bilden im Vergleich zu ihren ungesättigten Kollegen kaum aggressive freie Radikale in unserem Körper. Aufgrund ihrer Hitzestabilität können sie gut zum Kochen und Braten verwendet werden, ohne die für uns so gefährlichen Lipidperoxide zu bilden. Schon hier wird deutlich, dass es von Vorteil für die Party Ihres Lebens ist, wenn Sie genug gesättigte Fettsäuren dazu einladen: Sie regen sich nicht gleich auf und ihre gute Stabilität gegenüber negativen äußeren Einflüssen kommt auch Ihrer Gesundheit zugute.

Gesättigte Fettsäuren kommen in vielen tierischen und pflanzlichen Produkten vor. Große Mengen pflanzlicher gesättigter Fettsäuren stecken in tropischen Fetten wie Kokos- und Palmkernfett. Große Mengen tierischer gesättigter Fettsäuren stecken beispielsweise in Rinder- und Milchfett.

Auch der Schmelzpunkt eines Fettes hängt von der Kettenlänge und dem Grad der Sättigung seiner Fettsäuren ab. Deswegen sind Fette, die von Natur aus viele gesättigte Fettsäuren enthalten, bei Zimmertemperatur fest. Da Doppelbindungen den Schmelzpunkt verringern, sind Öle mit vielen ungesättigten Fettsäuren bei Zimmertemperatur flüssig.

Merke:

- Je länger die Kohlenstoffketten sind, umso höher liegt der Schmelzpunkt.
- Je mehr Doppelbindungen eine Fettsäure aufweist, umso niedriger liegt der Schmelzpunkt.
- Alle Lebensmittel enthalten Fettsäuren mit unterschiedlichen Schmelzpunkten. Ein Steak aus Weidehaltung liefert beispielsweise gesättigte Fette mit hohem Schmelzpunkt (langkettige) sowie mehrfach ungesättigte Fette mit niedrigem Schmelzpunkt. Weil die gesättigten Fettsäuren längere Zeit zum Braten brauchen, während die ungesättigten schon verbrennen, sollten Sie Fleisch vor dem Anbraten nicht direkt aus dem Kühlschrank nehmen und etwas temperieren, bevor Sie es in die Pfanne legen.

DIE WICHTIGSTEN, NATÜRLICH VORKOMMENDEN GESÄTTIGTEN FETTSÄUREN, LEBENSMITTEL, IN DENEN SIE TYPISCHERWEISE GEHÄUFT VORKOMMEN UND DIE ENERGIEMENGE, DIE SIE IM KÖRPER FREISETZEN KÖNNEN

Trivialname	Länge der Kohlenstoffkette	Typische Quellen (enthalten auch andere Fettsäuren)	Energieausbeute in Form von ATP	Verhältnis $FADH_2$/NADH*
Buttersäure (C4:0)	4	Butter, Milchfett, Endprodukt des Ballaststoffabbaus in unserem Darm	1 Mol Buttersäure → 22 ATP	0,428
Caprylsäure (C8:0)	8	Butter, Milchfett, Kokosnussöl, Palmkernöl, Fleisch und Fisch	1 Mol Caprylsäure → 50 ATP	0,466
Laurinsäure	12 C12:0	Kokosnussöl, MCT-Öl	1 Mol Laurinsäure → 78 ATP	0,478
Myristinsäure	14 C14:0	Kokosnussöl, Milchfett, Palmkernöl, Anker für Membranproteine	1 Mol Myristinsäure → 92 ATP	0,481
Palmitinsäure	16 C16:0	Palmöl, Fleisch- und Milchfette, stellt der Körper in Mengen selbst her	1 Mol Palmitinsäure → 106 ATP	0,483
Stearinsäure (C18:0)	18	Fleischfett, Kakaobutter	1 Mol Stearinsäure → 120 ATP	0,485
Arachinsäure (C20:0)	20	Pflanzenöle, insbesondere aus Erdnüssen, Soja, Jojoba, Kakaobutter	1 Mol Arachinsäure → 134 ATP	0,487

* Erklärung zu diesem Verhältnis siehe ab Seite 72

VON EIGENARTIGEN HYPOTHESEN UND NEUEN ERKENNTNISSEN

Alle Völker der Welt haben sich von verschiedenen Fetten ernährt – die einen mehr, die anderen weniger. Vor unserer modernen Zeit mit einem Supermarkt an jeder Ecke waren je nach Örtlichkeit unterschiedliche Fettquellen vorhanden. Wer am Meer wohnte, bezog eine andere Fettzusammenstellung aus seiner Nahrung als Menschen, die in den Bergen lebten. Auch das Klima war und ist entscheidend, denn es bestimmt die Zusammensetzung der Fettsäuren im jeweiligen Lebensmittel – das ja selbst einmal lebte und in seiner Umgebung existieren musste. Je kälter das Klima, umso mehr ungesättigte Fettsäuren sind dazu nötig. Und in warmen, tropischen Gefilden dominieren eher die gesättigten Fettsäuren. Darum ist der Wildlachs aus Alaska voller geschmeidiger, flüssiger, ungesättigter Fettsäuren und das Kokosöl aus den Tropen fest und gesättigt. Bei Kälte müssen die Zellen flexibel bleiben und in der Wärme brauchen sie eine gewisse Festigkeit. Dies regelt die Natur seit Jahrmillionen mithilfe verschiedener Fettsäuren.

Schauen wir uns an diesem Punkt die Butter an, denn sie gehört zu den ganz besonderen Fettgemischen! Wussten Sie, dass Butter aus etwa 400 verschiedenen Fettsäuren besteht? Und wussten Sie, dass ihr Fettsäurespektrum jahreszeitlich variiert? Für diese Unterschiede gibt es natürliche Gründe, und sie erklären auch, warum eine saisonale Ernährung für uns von so großer Bedeutung ist. Wir essen nicht einfach nur gesättigte Fettsäuren, wenn wir Butter genießen, sondern profitieren von ihrem saisonal variablen und äußerst vielfältigen Fettsäuren-Mix.

JAHRESZEITLICHE SCHWANKUNGEN DES MILCHFETTS

Fettsäure	Kettenlänge: Zahl der Doppelbindungen	Winter-Butterfett (Gewichts-%)	Sommer-Butterfett (Gewichts-%)
Buttersäure	C4	3,7	3,6
Capronsäure	C6	2,5	2,1
Caprylsäure	C8	1,5	1,2
Caprinsäure	C10	3,1	0,2
Laurinsäure	C12	4,0	2,6
Myristinsäure	C14	11,7	8,9
Myristoleinsäure	C14:1	2,0	2,0
Palmitinsäure	C16	32,2	22,0
Palmitoleinsäure	C16:1	2,6	2,6
Stearinsäure	C18	9,6	12,9
Ölsäure	C18:1	21,2	30,7
Linolsäure	C18:2	2,1	2,3
Linolensäure	C18:3	0,3	0,6

Gegner der Butter verteufeln sie gerne als »gesättigten Fett-Schmodder«. Weit gefehlt! Denn Sommerbutter enthält über 30 Prozent einfach und mehrfach ungesättigte Fettsäuren. Und sie hat noch mehr zu bieten. Die typische gelbe Farbe der Sommerbutter stammt aus den Karotinoiden, die die Kühe auf der Weide mit dem frischen Gras fressen. Winterbutter ist aufgrund des Karotin-ärmeren Winterfutters eher weißlich. Die Vitamine und sekundären Pflanzenstoffe der Butter sind für uns von großer gesundheitlicher Bedeutung. Einige benötigen die Aufnahme von Fett, damit wir sie überhaupt resorbieren können. Aufgrund der saisonal unterschiedlichen Nahrung der Kühe variieren auch die fettlöslichen Pflanzenstoffe und Vitamine in der Butter. Sommerbutter hat daher auch einen höheren Vitamin-D-Gehalt als Winterbutter.

FETTES ERBE DER EVOLUTION

Im ersten Kapitel hatte ich betont, dass der menschliche Organismus über viele Jahrhunderttausende auf unregelmäßige Nahrungszufuhr mit immer wiederkehrenden Zeiten des Mangels »programmiert« wurde. Und dass es unsere Spezies trotz oder gerade wegen dieser Umstände als einziges Säugetier geschafft hat, ein außergewöhnliches Gehirn zu entwickeln. Eine solch spannende Entwicklung ist natürlich von vielen Evolutionswissenschaftlern und anderen Forschern sehr genau unter die Lupe genommen worden. Deutlich zeigt sich aus ihren Recherchen und Schlussfolgerungen, dass der Grund dieser fantastischen Entwicklung im geregelten Nachschub wichtiger Fettsäuren lag. Der kanadische Wissenschaftler Stephen Cunnane erklärt in seinem eindrücklichen Buch *Survival of the fattest: The key to human brain evolution*, was es genau für diese außergewöhnliche Entwicklung brauchte. Nach Cunnane entwickelte unser Gehirn im Verlauf der menschlichen Evolution wirksame Strategien, um die Versorgung mit wichtigen Fettsäuren zu garantieren.

1. Unser Körper kann die meisten Fettsäuren selbst erstellen. Die Biosynthese der Fettsäuren erfolgt im Zytoplasma fast aller Zellen, allerdings in erster Linie in der Leber, im Fettgewebe, in der Niere, der Lunge und der laktierenden Milchdrüse. Da Fettsäuren nur eingeschränkt über die Blut-Hirn-Schranke ins Gehirn gelangen können, haben auch Gehirnzellen die Fähigkeit zur eigenen Herstellung wichtiger Fettsäuren entwickelt. Sie wenden sie hauptsächlich an, um die fürs Gehirn wichtigen gesättigten Fettsäuren Palmitinsäure und Stearinsäure und daraus durch Desaturierung[1] die einfach ungesättigte Ölsäure zu produzieren.

2. Für eine adäquate Versorgung mit Arachidonsäure kombiniert unser Gehirn eine effiziente Biosynthese aus Linolsäure mit einem famos regulierten Transportsystem zum Gehirn. Wobei der Nachschub durch regelmäßige Nahrungszufuhr vorteilhaft ist.

3. Für die Docosahexaensäure (DHA) bzw. deren adäquate Zufuhr kombiniert das Gehirn eine eher ineffiziente Biosynthese mit einem moderat effizienten Transportsystem. Der Nachschub ist daher auf eine regelmäßige Nahrungszufuhr angewiesen.

4. Das Gehirn kann sehr effektiv Ketone (siehe Seite 29) als Energielieferant einsetzen – es ist sogar auf eine regelmäßige Ketonzufuhr angewiesen. Zumindest in der Nacht sollte unser Denkstübchen mit Ketonen versorgt werden, um nach Bedarf daraus wichtige Fettsäuren und Cholesterin herstellen zu können. Mithilfe dieser Strategie kann das Gehirn seine Funktionsfähigkeit bis ins hohe Alter erhalten. Ihre Leber kann nachts aber nur dann ausreichend Ketone produzieren, wenn Sie entweder abends gefastet haben oder wenn Ihr Abendessen den Insulinspiegel nicht wesentlich erhöhte.

---

1 Bei einer Desaturierung wird mithilfe spezieller Enzyme (Desaturasen) aus einer Einfachbindung eine Doppelbindung erzeugt.

5 Die Myelinschicht (siehe Seite 20 und 118) um unsere Nervenzellen braucht regelmäßig Nachschub von Cholesterin, langkettigen gesättigten Fettsäuren und einfach ungesättigten Fettsäuren. Bei fettarmer Ernährung, Unter- oder Fehlernährung kann es zu einer Unterversorgung des Gehirns mit diesen wichtigen Fettsäuren kommen. Aufgrund seiner Eigensynthese kann es den Nachschub zwar eine gewisse Zeit lang sichern. Zur Aktivierung der dafür nötigen Enzyme (Fettsäuresynthasen, siehe unten) benötigt es jedoch auch ausreichend Spurenelemente wie Jod, Eisen, Kupfer, Zink und Selen. Gibt es hier Engpässe, kann der Unterhalt der Myelinschicht nicht gewährleistet werden und es kann zu Funktionseinbußen kommen, wie sie beispielsweise bei Multipler Sklerose auftreten.

Die Aufgaben der gesättigten Fettsäuren

Wie der erste Punkt zeigt, dürfen wir die Bedeutung der gesättigten Fettsäuren für unsere Hirnentwicklung nicht unterschätzen. Das Gehirn eines Neugeborenen besteht immerhin zu 28,5 Prozent aus Palmitinsäure und zu 18,2 Prozent aus Stearinsäure. Dazu kommen 20 Prozent einfach ungesättigte Ölsäure, die aus Stearinsäure gebildet werden kann. Die beiden anderen für das Gehirn bedeutsamen Fettsäuren, Arachidonsäure und DHA, schlagen mit 11,2 und 8,4 Prozent zu Buche. Fast 90 Prozent des gesamten Fettes im Gehirn besteht also aus diesen fünf Fettsäuren! Da soll mir doch einer sagen, dass langkettige gesättigte Fettsäuren nicht von Bedeutung für den Menschen sind! Und übrigens besteht auch das Körperfett eines Neugeborenen hauptsächlich aus Palmitinsäure (43 Prozent), Stearinsäure (4,1 Prozent) und Ölsäure (27,6 Prozent). Aufgrund unserer Ernährung verändert sich diese Zusammenstellung im Laufe unseres Lebens.

Die Evolution hat die Vorteile der gesättigten Fettsäuren »erkannt« und zu unserem Vorteil genutzt. Dies betonte vor einigen Jahren auch der amerikanische Professor für Biochemie Richard Feinman in seinem Resümee über gesättigte Fettsäuren und Gesundheit. In einem Brief an den Herausgeber des Fachmagazins Lipids schrieb Feinman, dass die gesättigten Fettsäuren nicht als Gruppe zu betrachten sind. Vielmehr müssten die Funktionen jeder einzelnen gesättigten Fettsäure mit ihren unterschiedlich langen Kohlenstoffketten gewürdigt werden. Wie verhält es sich also mit den gesättigten Fettsäuren? Nachfolgend finden Sie in knapper Form die wichtigsten Zusammenhänge sowie die biologischen Funktionen einzelner gesättigter Fettsäuren.

- Ist etwas überlebenswichtig, gibt es dafür in unseren Zellen ein Programm – auch wenn nicht jedes dieser Programme in unserer modernen Gesellschaft unbedingt von Vorteil ist. Der menschliche Organismus kann über die Biosynthese relativ einfach Fettsäuren selbst bauen und auch verändern. Katalysatoren wichtiger Stoffwechselfunktionen sind immer Enzyme und so sind wir mit einem Enzymkomplex, der Fettsäure-Synthase, ausgerüstet. Der Fettsäure-Synthase-Komplex katalysiert sämtliche Reaktionsschritte, die zur Bildung gesättigter, geradzahliger Fettsäuren führt. Hauptsächlich baut dieser Enzymkomplex Palmitinsäure, manchmal, aber in weit geringerem Maß, auch Stearinsäure. Es kann kein Zufall sein, dass die Natur für unser Überleben sichergestellt hat, dass unser Organismus ausgerechnet die beiden Fettsäuren eigenständig zusammenbauen kann, die heute so oft verteufelt werden.

- Der Körper kann auch aus Kohlenhydraten Fett herstellen. Bei einer Kohlenhydrat-lastigen, fettarmen Ernährung kann dadurch mehr Fett im Körper entstehen, als man üblicherweise essen würde.
- Je weniger gesättigte Fette wir zu uns nehmen, umso stärker wird die Enzymaktivität zur Biosynthese von Fettsäuren angeregt! Wieder so ein Programm, um unser Überleben sicherzustellen. Darum speichern wir nach einer kalorienreduzierten Low-Fat-Diät mehr Körperfett ein und jammern über den Jojo-Effekt. Ob bei fettarmer Diät genügend Fettsäuren das Gehirn erreichen, ist fraglich. Bei einer solchen Fett-Mangelernährung fehlen zudem oft auch wichtige Mineralstoffe, um die Umwandlung der Fettsäuren untereinander optimal durchzuführen. Bei einer derartigen Mangelernährung besteht eine Konkurrenz zwischen der Energieversorgung und wichtigen Syntheseprozessen wie zum Beispiel für die Myelinproduktion. Man kann sich leicht vorstellen, dass die Nervenzellen Schaden nehmen, wenn alles Fett in die Energiegewinnung geht.
- Die Mehrzahl aller Fettsäuren in unserem Körper und unserer Nahrung hat 16 oder 18 Kohlenstoffatome. Das hat seinen guten Grund: Sind wir gut mit diesen gesättigten Fettsäuren versorgt, kann der Körper bei Bedarf einfach ungesättigte Fettsäuren daraus bauen (Desaturierung). Aus Palmitinsäure baut er die ungesättigte Palmitoleinsäure und aus Stearinsäure die ungesättigte Ölsäure. Die Synthese dieser beiden einfach ungesättigten Fettsäuren kann in jedem Organ stattfinden, die höchste Syntheseaktivität findet man jedoch in den Leberzellen.
- Alle Fette, einschließlich jener, die reich an gesättigten Fettsäuren sind, versorgen den Körper mit konzentrierter Energie. Außerdem sind sie für den Körper als Träger der fettlöslichen Vitamine A, D, E und K von größter Bedeutung.
- Die Fettsynthese ist abhängig von wichtigen Mineralstoffen:
  Eisen ist eine wichtige Komponente der Desaturase-Enzyme, die aus gesättigten Fettsäuren ungesättigte Fettsäuren herstellen.
  Kupfer spielt eine bedeutende Rolle bei der Delta-9-Desaturase[2] und der Elektronentransportkette. Jod wird für die Bildung von Ketonen (Ketogenese) und für die Myelinisierung der Nervenzellen gebraucht. Palmitin-, Stearin- und Ölsäure sind zusammen mit Jod die präferierten Bausteine der Myelinhüllen.
  Zink wird für die Delta-5- und die Delta-6-Desaturase benötigt (siehe Seite 91 und 100) sowie in der Elektronentransportkette. Die Einnahme von Zink zur Nahrungsergänzung ist daher von größter Bedeutung für Desaturierungsreaktionen, die zu Arachidonsäure und Docosahexaensäure führen, sofern der Bedarf nicht durch die Ernährung gedeckt ist.

2 Ein Enzym, das an der Omega-Position 9 der Kohlenstoffkette eine Doppelbindung einfügt.

Zu den wichtigen biologischen Funktionen der gesättigten Fettsäuren einige wichtige Forschungsergebnisse:

- Buttersäure reguliert laut den Wissenschaftlern Vincent Rioux und Philippe Legrand die Expression verschiedener Gene. Aufgrund ihrer Fähigkeit, die Entwicklung von Krebszellen zu stoppen, ist sie bei der Prävention von Krebserkrankungen von Bedeutung.
- Die Myristinsäure spielt eine wichtige Rolle bei der Verankerung von Proteinen in Zellmembranen. Damit hängt auch die zelluläre Signalgebung vom Vorhandensein von Myristinsäure ab. Über die Myristoylierung, also das Anhängen eines Myristinsäuremoleküls, lassen sich Transport und Lokalisierung von Proteinen in den Membranen steuern. 0,5 Prozent aller Proteine im menschlichen Genom sind myristoylisiert.
- Myristinsäure reguliert die Verfügbarkeit von mehrfach ungesättigten Fettsäuren wie der Eicosapentaensäure (EPA) und der Docosahexaensäure (DHA), sofern sich die Omega-3-Fettsäuren in der sn2-Position eines Triglyzerids befinden. Die Myristinsäure darf dabei allerdings nicht mehr als 1,2 Prozent der täglichen Nahrungsaufnahme überschreiten.
- Myristinsäure aktiviert Thrombospondine, das sind Substanzen, die an vielen unterschiedlichen biologischen Prozessen beteiligt sind, wie zum Beispiel an der Neubildung von Blutgefäßen (Angiogenese), dem programmierten Zelltod (Apoptose) und der Immunregulation.
- Caprylsäure, Myristinsäure und Laurinsäure tragen zu einem starken Immunsystem bei und erhöhen die Fähigkeit des Körpers, Infektionen abzuwehren.
- Palmitinsäure sorgt dafür, dass Hormone in adäquater Menge gebildet werden können und sie ermöglicht Protein-Membran-Interaktionen.
- Caprylsäure und Laurinsäure besitzen antimikrobielle Eigenschaften.
- Laurinsäure wird im Körper zu Monolaurin umgewandelt. Babys und Kleinkinder brauchen Monolaurin für Wachstum und Entwicklung.
- Von allen gesättigten Fettsäuren wird nach Leyton, Drury und Crawford die Laurinsäure am effektivsten verstoffwechselt.
- Gesättigte Fettsäuren erhöhen die sogenannten Peroxisom-Proliferator-aktivierten Rezeptoren (kurz: PPARs). Dabei handelt es sich um Transkriptionsfaktoren, das heißt, sie regulieren die Expression einer Vielzahl von Genen.
- Gesättigte Fettsäuren unterstützten den Heilungsprozess bei Leberzirrhosen und wirken protektiv bei Alkoholkonsum.
- Wissenschaftler des Deutschen Krebsforschungszentrums entdeckten einen neuen Signalweg, der die Funktion der Mitochondrien steuert. Eine Schlüsselrolle spielt dabei die Stearinsäure. Sie verbessert die Energiegewinnung in den Mitochondrien und dadurch auch die motorischen Fähigkeiten und die Lebenserwartung der Muskelzellen. Sie wird daher immens an Bedeutung für die Behandlung von Parkinson-Patienten gewinnen.
- Laut einer Studie amerikanischer Wissenschaftler verringerte der Konsum gesättigter Fettsäuren im Rahmen einer fettreichen, kohlenhydratarmen Ernährung das Gewicht der Studienteilnehmer und beeinflusste zudem den Blutzucker, das Insulin und den Blutdruck positiv.

Was sollen wir also von den Warnungen vor gesättigten Fettsäuren wegen des Anstiegs des Cholesterinspiegels (insbesondere der LDL), des Risikos der koronaren Herzkrankheit, der Verschlechterung der Insulinsensibilität, der Krebsgefahr und der entzündungsfördernden Eigenschaften halten? Warnungen sind gerechtfertigt, aber nicht vor gesättigten Fettsäuren, sondern vor dem, was stattdessen empfohlen wird: Bedauerlicherweise raten viele Wissenschaftler und Fachinstanzen immer noch dazu, einen Großteil der gesättigten Fettsäuren im Essen durch Kohlenhydrate oder Omega-6-Fettsäuren oder auch durch unverhältnismäßig große Mengen an Omega-3-Fettsäuren aus Pflanzenölen zu ersetzen. Dann steigt aber der Anteil schädlicher, kleiner, dichter LDL-Partikel an, die Balance zwischen LDL- und HDL-Partikeln verändert sich nachteilig und die Triglyzeridmenge steigt, die Fettspeicherung nimmt zu und die Gefahr eines metabolischen Syndroms oder eines Diabetes mellitus Typ 2 wächst. Aufgrund dieser auf falschen Vorstellungen beruhenden Substitution erhöht sich auch das Krebsrisiko, der Mensch oxidiert wie ein Nagel im Wasserbad.

Sollte Ihre Blutanalyse einen hohen Anteil an oxidiertem LDL aufweisen, laufen Sie Gefahr, dass die Endothelzellen Ihrer Blutgefäße geschädigt und eine Arteriosklerose gefördert werden können. Dafür sind jedoch nicht die gesättigten Fettsäuren verantwortlich, sondern die ungesättigten Fettsäuren.

Ignoriert werden auch die unterschiedlichen Wege und Wirkungen der verschieden langen gesättigten Fettsäuren. So sind mittelkettige Fettsäuren wie zum Beispiel die Laurinsäure (C12) und die Myristinsäure (C14) vergleichsweise gut wasserlöslich. Sie werden ohne Micellenbildung resorbiert und über das Pfortaderblut direkt zur Leber transportiert. Wir verstoffwechseln sie also wesentlich leichter als längerkettige Fettsäuren und brauchen dazu keine Galle. Zudem ist bekannt, dass Stearinsäure den Cholesteringehalt im Blut nicht in dem Maße wie Myristin-, Laurin- und Palmitinsäure steigert, da sie in der Leber sehr effizient in die einfach ungesättigte Ölsäure umgewandelt wird.

Fazit: Wir dürfen die gesättigten Fettsäuren nicht im Rundumschlag zum Buhmann machen. Stattdessen sollten wir die uns üblicherweise empfohlenen Ratschläge zur Zusammenstellung unserer Nahrung kritisch hinterfragen!

DETAIL-WISSEN: FETT, ENERGIE UND ATP

Fett ist der Nährstoff mit dem höchsten Energiegehalt. Dies liegt zum einen an der strukturellen Verknüpfung der darin enthaltenen Atome und zum anderen an dem Weg, den seine Bausteine bei ihrem Abbau im Körper durchlaufen. Biochemisch betrachtet basiert unsere Energieversorgung im Wesentlichen auf der Bildung des lebenswichtigen ATP. Die Abkürzung steht für Adenosintriphosphat, dem universellen Energieträger in unseren Zellen und wichtigen Regulator energieliefernder Prozesse. Je weniger ATP wir produzieren können, umso geringer ist unsere körperliche und geistige Energie.

Um die Energieausbeute des Fettsäureabbaus berechnen zu können, muss man Folgendes wissen: Für die energetische Verwertung einer Fettsäure mithilfe der β-Oxidation muss diese zunächst aktiviert werden. Dafür werden erst einmal zwei ATP verbraucht. Im Verlauf der ß-Oxidation entstehen Reduktionsäquivalente ($FADH_2$ und $NADH + H^+$) und aktivierte Essigsäure. Jedes Molekül aktivierter Essigsäure bringt 10 ATP, jedes $FADH_2$ bringt 1,5 ATP und jedes $NADH + H^+$ ergibt 2,5 ATP[3].

Danach liefert die ß-Oxidation eines Moleküls Buttersäure mit vier Kohlenstoffatomen (C4:0):

Aktivierung:	– 2 ATP
1 $FADH_2$:	1,5 ATP
1 $NADH + H^+$:	2,5 ATP
2 × aktivierte Essigsäure (2 × 10 ATP)	20 ATP
	22 ATP

Je länger die Kohlenstoffkette der Fettsäuren, umso mehr ATP entsteht bei ihrer »Verbrennung«. Wird ein Molekül Stearinsäure mit 18 Kohlenstoffen (C18:0) oxidiert, entstehen 120 ATP:

Aktivierung:	– 2 ATP
8 $FADH_2$:	12 ATP
8 $NADH + H^+$:	20 ATP
9 × aktivierte Essigsäure (9 × 10 ATP)	90 ATP
	120 ATP

Die Oxidation eines Glukosemoleküls bringt 30 ATP (2 aus der Glykolyse, 2 aus dem Citratzyklus und 26 aus der Atmungskette). Ein Molekül Stearinsäure liefert also viermal so viel ATP – und damit zellulär nutzbare Energie – wie ein Molekül Glukose. Hier zeigt sich, dass langkettige Fettsäuren die konzentrierteren Energielieferanten sind. Deshalb können sie den Körper auch länger mit Energie beliefern. Anders gesagt: Wir brauchen bei fettreicher Nahrung kleinere Mengen und können wesentlich länger ohne Nahrungsnachschub verweilen, ohne an Energieeinbrüchen zu leiden.

---

3 Je nach Lehrbuch werden auch höhere Werte zur Berechnung verwendet. So findet man auch 2 ATP für ein $FADH_2$, 3 ATP für ein NADH und 12 ATP je aktivierte Essigsäure, sodass sich höhere ATP-Ausbeuten ergeben. Ich gehe allerdings vom Minimum aus.

Dazu trägt auch bei, dass Fette den Insulinspiegel praktisch nicht beeinflussen (siehe Seite 29). Isst man fettreiche Lebensmittel ohne insulinsteigernde Kohlenhydratbeigaben, das heißt, solche mit hohem glykämischem Index, kann der Körper die volle Energie nutzen, ohne die Fetteinlagerung übermäßig anzuregen.

DETAIL-WISSEN: DAS VERHÄLTNIS VON $FADH_2$ ZU NADH

Die Coenzyme $FADH_2$ (die reduzierte Form von FAD / Flavin-Adenin-Dinucleotid) und NADH (die reduzierte Form von NAD / Nicotinamid-Adenin-Dinukleotid) sind an zahlreichen Redoxreaktionen des Zellstoffwechsels beteiligt. Sie sind wichtige Reduktionsäquivalente. In ihrer energiereichen, reduzierten Form dienen NADH und $FADH_2$ im oxidativen Stoffwechsel als Energielieferanten für die ATP-Bildung in der Atmungskette. Beide sind zudem starke Lichtabsorber! Die oxidierte Form, NAD^+ hat ein Absorptionsmaximum bei 260 nm, die reduzierte Form NADH von 339 nm. Beide Maxima liegen im UV-Bereich des Lichtspektrums. Solche Absorptionsspektren sind immer ein Indikator dafür, dass die Chronobiologie und Jahreszeitlichkeit eine bedeutende Rolle bei den zellulären Abläufen spielen (mehr dazu in *Better Body Better Brain*).

Setzt man die bei der Oxidation verschiedener Fette entstehenden Mengen an $FADH_2$ und NADH zueinander ins Verhältnis (F/N-Ratio), erhält man einfach ausgedrückt eine numerische Darstellung der Eignung der Fette für eine bestimmte Jahreszeit. Ohne die biochemischen Details zu vertiefen kann man sagen, dass die F/N-Ratio mit der Superoxidproduktion am Cytochrom 1 der Atmungskette in unseren Mitochondrien zu tun hat. Ist unser Stoffwechsel im Einklang mit den richtigen Lichtzyklen und den zirkadianen Zyklen, sollten wir im Sommer:

- eine bessere Insulinsensibilität verzeichnen, sodass wir saisonale Kohlenhydrate effektiver verzehren können.
- eine höhere Superoxidproduktion verzeichnen.
- mehr Schilddrüsenhormone ausschütten.
- stärker oxidieren, also mehr ROS (Reactive Oxygen Species) bilden.

Zum letzten Punkt muss man wissen, dass die Bildung von ROS im Übermaß und am falschen Ort zwar schädlich ist, dass eine zeit- und zielgerechte, angemessene ROS-Bildung jedoch außerordentlich wichtig für die Zellgesundheit ist: Sie fördert die Erneuerung der Mitochondrien durch zeitgerechte Zerstörung und Regeneration.

Durch einen gesteigerten Verzehr von Kohlenhydraten in Kombination mit dem sommerlichen Lichtspektrum werden wir zum Ende des Sommers insulinresistenter, lagern mehr Fett ein und stellen die Fettsäurekombination in unseren Zellen auf Winter um. Im Winter:

- sinkt aufgrund der kürzeren Lichtzyklen und einem verringerten Lichtspektrum, kombiniert mit einer verringerten Verfügbarkeit saisonaler Kohlenhydrate, die Superoxidproduktion.
- ist die mitochondriale Erneuerung stark reduziert.
- produzieren wir unser ATP mehr über die Fettverbrennung.
- kommt es aufgrund der erhöhten Fettoxidation zu einem umgekehrten Elektronenfluss in den Mitochondrien, die wir zur Superoxidproduktion nutzen können. Das Superoxid dient der zellulären Signalgebung. Für seine Bildung mithilfe von Fettsäuren ist die F/N-Ratio von entscheidender Bedeutung.

Fettsäuren und Superoxid: eine Frage der Umstände

Aufgrund ihrer unterschiedlichen Kettenlängen und Sättigungsgrade kommt es beim Abbau verschiedener Fettsäuren zu unterschiedlichen F/N-Ratios. Grundsätzlich ist die F/N-Ratio bei gesättigten Fettsäuren umso höher, je länger die Kohlenstoffkette ist. Der metabolische »Kippschalter« liegt bei Caprylsäure (C8:0), die zu einer F/N-Ratio von 0,47 führt. Fettsäuren, die zu einer geringeren F/N-Ratio führen, sind nicht in der Lage, einen Superoxid-»Burst« auszulösen. In der Folge bleibt dann auch die Erneuerung der Mitochondrien aus. Es ist daher nicht erstrebenswert, über einen längeren Zeitraum nur kurz- und mittelkettige Fettsäuren zu konsumieren, beispielsweise, indem man sich langfristig ketogen mit MCT-Ölen ernährt. Wer länger in der Ketose sein will oder muss, sollte daher unbedingt auch Fettsäuren verzehren, die zu einer höheren F/N-Ratio führen

Am Beispiel der Palmitinsäure (C16:0) lässt sich die F/N-Ratio folgendermaßen berechnen:

Die ß-Oxidation eines Moleküls Palmitinsäure liefert insgesamt 15 $FADH_2$ und 31 NADH + H^+ und weist damit eine F/N-Ratio von 15 zu 31 oder 0,483 auf. Das bedeutet, dass sie in der Lage ist, die Superoxidproduktion anzukurbeln. Dies wird in Studien gerne dahingehend interpretiert, dass Palmitinsäure pro-inflammatorisch sei, also entzündungsfördernd und damit schädlich.

Doch dieses Pauschalurteil führt in die Irre, auch die Palmitinsäure muss differenziert beurteilt werden: Kombinieren wir zu viele Kohlenhydrate, die eine starke Superoxidproduktion auslösen, mit langen Lichtzyklen, die ebenfalls superoxidfördernd wirken und auf den Insulinspiegel eine ähnliche Wirkung haben wie Kohlenhydrate, mit Fettsäuren, die ebenfalls eine starke Superoxidproduktion auslösen, kann dies tatsächlich negative Auswirkungen auf uns haben.

Andererseits: Ernähren wir uns ketogen und konsumieren hauptsächlich kurz- und mittelkettige Fettsäuren mit einer F/N-Ratio, die 0,47 nicht übersteigt, fehlt uns auf Dauer der Superoxid-»Burst«, den wir zur zellulären Regeneration benötigen. Auch so können wir unseren Stoffwechsel aus dem Lot bringen. Fakt ist also: Gewisse gesättigte Fette passen im Sommer besser, während andere im Winter gebraucht werden.

Viele unserer modernen Leiden, wie zum Beispiel Autoimmunkrankheiten, Insulinresistenz oder auch ein Typ-2-Diabetes, gehen mit einer stark verringerten Superoxidproduktion am Cytochrom 1 einher. Es kommt zur zellulären Degeneration, da die Mitochondrien nicht mehr ausreichend erneuert werden. Wie praktisch, dass Sie hier mit einer Ernährungsumstellung und den richtigen Fetten gegensteuern können!

FETT-WISSEN FÜR DIE PRAXIS

Konnte ich Ihre Angst vor den gesättigten Fettsäuren zerstreuen? Noch nicht ganz? Dann lassen Sie es doch auf einen Versuch ankommen. Veranlassen Sie einen Labortest Ihrer Blutfettwerte inklusive Ihres oxidierten LDL (oxLDL). Dann stellen Sie Ihre Ernährung saisonal angepasst um. Und dann lassen Sie Ihre Werte nochmals testen. Sie werden erstaunt sein, wie sehr Sie durch die Ernährungsumstellung Ihre Werte zum Positiven verändern können. Ihre Belastung mit oxLDL hängt aber nicht nur von Ihrer Ernährungsweise ab, sondern auch von anderen Facetten Ihres Lifestyles und von Ihrem Lichtumfeld. Und natürlich von der Art und Menge der Fette, die Sie in diesem Umfeld konsumieren.

Denn:

- Fette oxidieren unter Lichteinfluss. Je mehr Doppelbindungen eine Fettsäure hat, umso licht- und temperaturempfindlicher ist sie. Daher müssen hoch ungesättigte Öle dunkel und im Kühlschrank aufbewahrt werden.
- Gesättigte Fettsäuren sind dagegen sehr licht- und temperaturunempfindlich. Sie oxidieren kaum.
- Unsere Zellen lagern je nach Jahreszeit unterschiedliche Fettsäuren in ihre Zellmembranen ein. Im warmen Sommer brauchen wir mehr gesättigte Fette und Cholesterin, während wir im kühlen Winter von einer höheren Zellmembranflexibilität durch mehrfach ungesättigte Fette profitieren.
- Der Einbau mehrfach ungesättigter Fettsäuren in unsere Zellmembranen veranlasst die zellulären Signale für die Umstellung auf Winterzeit.
- Je mehr wir intensiven Lichtquellen (Tages- oder Kunstlicht) ausgesetzt sind, umso mehr freie Radikale (ROS) werden gebildet und umso höher ist unsere zelluläre Lipidperoxidation. Wir oxidieren also im Sommer unter den langen, intensiven Lichtzyklen stärker als im Winter – zumindest war das früher so.
- Heutzutage oxidieren wir in verstärktem Maße aufgrund der dauerhaften Kunstlichtbelastung. Vor allem unter Kunstlicht mit starken Blaulichtspitzen oxidieren die Fettsäuren in unserem Körper wesentlich stärker. Kombiniert man die Lichtbelastung mit Fast Food und/oder stark Kohlenhydrat-lastigen und saisonal nicht passenden Nahrungsmitteln, steigt die ROS-Bildung ins Unermessliche. In der Folge steigen die Entzündungsmarker an und unsere Körperfette oxidieren noch mehr.

Ein Fallbeispiel

Nehmen wir ein klassisches Beispiel aus meinem Therapiezentrum, eine Person mittleren Alters mit Bürojob. Tagtäglich unter Kunstlicht durch intensive Arbeit am PC. Keine Ahnung von Fetten und saisonalen Wirkmechanismen. Verlässt sich am Mittag auf die Küche des Personalrestaurants und isst nach eigenen Angaben »vernünftig gesund«. Gutes Gewicht, zwei- bis dreimal pro Woche Training im Fitnessstudio. Fühlt sich gut. Der Arzt ist jedoch beunruhigt wegen der schlechten Lipidwerte im Blut. Das Gesamtcholesterin ist erhöht, auch der LDL-Wert wesentlich zu hoch und der HDL-Wert zu niedrig. Besonders beunruhigend sei der Wert der oxidierten LDL.

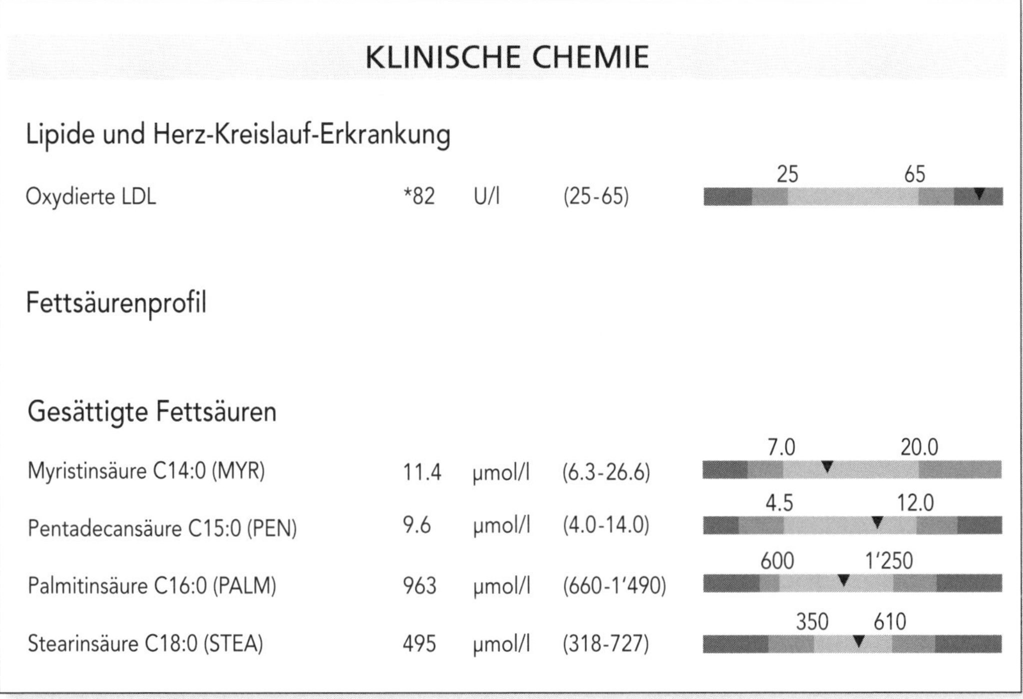

KLINISCHE CHEMIE

Lipide und Herz-Kreislauf-Erkrankung

Oxydierte LDL	*82	U/l	(25-65)	25 – 65

Fettsäurenprofil

Gesättigte Fettsäuren

Myristinsäure C14:0 (MYR)	11.4	µmol/l	(6.3-26.6)	7.0 – 20.0
Pentadecansäure C15:0 (PEN)	9.6	µmol/l	(4.0-14.0)	4.5 – 12.0
Palmitinsäure C16:0 (PALM)	963	µmol/l	(660-1'490)	600 – 1'250
Stearinsäure C18:0 (STEA)	495	µmol/l	(318-727)	350 – 610

Was also tun? Sind die oxLDL bereits zu hoch, sollte die Aufnahme von Fetten drastisch reduziert werden – wobei aber nicht alle Fette weggelassen werden müssen. Da in diesem Fall kein Übergewicht vorlag, nutzten wir die Eigenschaften der gesättigten Fettsäuren, um die oxLDL-Werte wieder zu korrigieren. Die mehrfach ungesättigten Fette in Form von flüssigen Pflanzenölen wurden strikt aus der Ernährung gestrichen – denn diese oxidieren unter Kunstlicht und im Sommer wesentlich schneller. Der Patient verzehrte daher vermehrt Fleisch aus Weidehaltung zubereitet mit Butter, Palm- oder Kokosfett, die reich an gesättigten Fettsäuren sind. Salate wurden ohne Öl zubereitet. Milchprodukte aus Rohmilch waren genehmigt, ebenso Bio-Eier aus Freilaufhaltung. Wir haben also die mehrfach ungesättigten Fettsäuren weitestgehend durch gesättigte ersetzt. Nach 2–3 Monaten wurde erneut getestet.

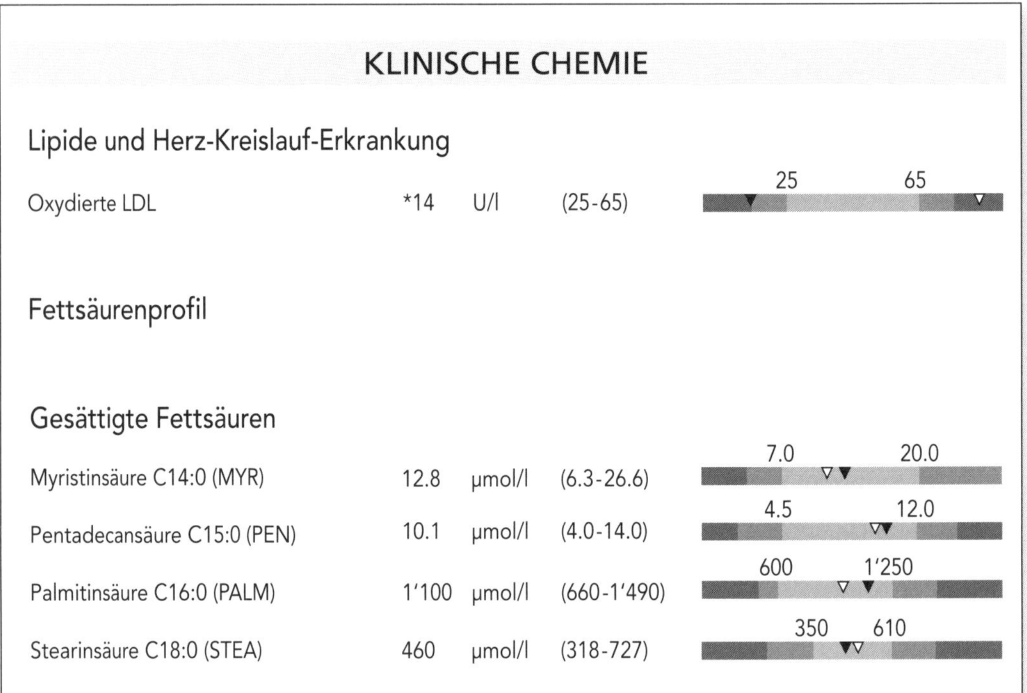

KLINISCHE CHEMIE

Lipide und Herz-Kreislauf-Erkrankung

Oxydierte LDL	*14	U/l	(25-65)	25 65

Fettsäurenprofil

Gesättigte Fettsäuren

Myristinsäure C14:0 (MYR)	12.8	µmol/l	(6.3-26.6)	7.0 20.0
Pentadecansäure C15:0 (PEN)	10.1	µmol/l	(4.0-14.0)	4.5 12.0
Palmitinsäure C16:0 (PALM)	1'100	µmol/l	(660-1'490)	600 1'250
Stearinsäure C18:0 (STEA)	460	µmol/l	(318-727)	350 610

Die schwarzen Dreiecke zeigen die neuen Werte auf, die weißen den Wert nach der Ernährungsumstellung. Sie sehen, dass die gesättigten Fettsäuren gute Arbeit geleistet hatten und die oxidierten Fette auf ein Minimum gesunken waren. Die Stearinsäure stieg nur minimal an. Die Werte der anderen gesättigten Fettsäuren sanken sogar. Die HDL-Werte stiegen und dafür fielen die LDL-Werte. Das Gewicht des Patienten blieb unverändert.

Drei der Rezepte, die ich diesem Patienten »verschrieb«, Hühnerbrühe, Rosige Kalbsschulter und Kürbissuppe, finden Sie im Rezeptteil ab Seite 142. Die Hühnerbrühe verspeiste er mehrmals in der Woche als Frühstück. Sie hält den Hunger lange in Grenzen und so konnte mein Klient häufig auf das (mit üblichen Ölen zubereitete) Mittagessen in der Kantine verzichten. Er hatte auch die Möglichkeit, fertige Hühnerbrühe ins Büro mitzunehmen, denn sie wurde in großen Mengen vorgekocht und portionsweise heiß in Weckgläser abgefüllt.

LESETIPPS ZU KAPITEL 3

Immer mehr Wissenschaftler haben es sich zur Aufgabe gemacht, die gesättigten Fettsäuren zu rehabilitieren. Hier daher einige wichtige Studien und Bücher zum besseren Verständnis dieser besonderen Fettsäuren:

- Vincent Rioux, Philippe Legrand: »Saturated fatty acids: simple molecular structures with complex cellular functions«, Current Opinion in Clinical Nutrition and Metabolic Care, 2007, 10, S. 752-8
- Ingrid Hagerup: *Very-high-fat diet reversed obesity and disease risk*, University of Bergen, 2. Dez 2016
- Aseem Malhotra: »Saturated fat is not the major issue«, BMJ, 22. Okt 2013, 347
- Mary Enig: »The importance of saturated fats for biological functions«, Wise Traditions in Food, Farming and the Healing Arts, 8. Juli 2004
- Uffe Ravnskov (hg. von Udo Pollmer): *Mythos Cholesterin: Die größten Irrtümer*, S. Hirzel Verlag, Stuttgart, 2011
- Uffe Ravnskov: »The questionable role of saturated and polyunsaturated fatty acids in cardiovascular disease«, Journal of Clinical Epidemiology, 1998, 51(6), S. 443-60
- Joseph Mercola: »7 reasons to eat more saturated fat«, Blog auf Mercola.com, 22. Sep 2009
- Rajiv Chowdhury et al: »Association of dietary, circulating, and supplement fatty acids with coronary risk: a systematic review and meta-analysis«, Annals of Internal Medicine, 18. März 2014, 160(6), S. 398-406
- Ulrike Gonder: *Fett!: Unterhaltsames und Informatives über fette Lügen und mehrfach ungesättigte Versprechungen*, S. Hirzel Verlag, Stuttgart, 2009
- Stephen Cunnane: *Survival of the fattest: The key to human brain evolution*, World Scientific Publishing, Singapur, 2006

4

G-FORCE: AGENTEN MIT BISS

Aufregende Partys brauchen kommunikative Gäste. Gäste, die Sie ohne Probleme überall platzieren können, und die sich mit jedem unterhalten können. Dann brauchen Sie noch ein paar schillernde Wesen, die dem Ganzen einen Touch Glamour verleihen. Und zu guter Letzt profitiert Ihre Party noch von einigen geistreichen Gästen, die zu jeder Unterhaltung etwas Geniales beitragen können. Sie sehen schon, ein vielfältiger Mix ist angesagt.

Welche Partyszenen Ihnen in Erinnerung bleiben und wie ausgelassen gefeiert wurde, hängt von vielen Faktoren ab. Gut, dass wir mit unseren gesättigten Fettsäuren bereits über eine verlässliche Basis an Gästen verfügen. Denn nun wird es bunt und spannungsgeladen, aber auch kompliziert. Wir beschäftigen uns jetzt mit sehr lebhaften Gästen, bei deren Zusammenstellung etwas Vorsicht angebracht ist. Denn was sich in der Planung vielleicht gut anhört, kann manchmal ganz schön schief gehen. Nicht jede vermeintliche Stimmungsbombe wirkt sich positiv auf der Party Ihres Lebens aus. Zwar wissen Ihre lebhaften Gäste, wie man Partys feiert – aber Achtung: Nicht alle zeichnen sich durch vorbildliches Verhalten aus.

VON BUNTEN GLAMOURSTERNCHEN, GEISTREICHEN STIMMUNGSBOMBEN UND FLOTTEN ALLESKÖNNERN – DIE WELT DER UNGESÄTTIGTEN FETTSÄUREN

Vielleicht dachten Sie bislang, die gesättigten Fettsäuren hätten den schlechtesten Ruf, während die ungesättigten Fettsäuren die angenehmeren Gäste, ja die Sternchen der Partywelt sind? Dann möchte ich Sie daran erinnern, dass Stars nicht nur einnehmende Seiten haben. Ja, es gibt tolle Entertainer. Doch manch einer, der vielleicht ganz zauberhafte Musik macht, kann auch mit bedeutend weniger zauberhaften Starallüren und Entgleisungen unangenehm auffallen. Das trifft nicht nur auf sogenannte Prominente zu. Auch in Ihrem persönlichen Bekannten- und Verwandtenkreis gibt es wahrscheinlich Menschen, die für ihre positiven Seiten ebenso bekannt sind wie für ihre Allüren. Widmen wir uns also den unberechenbareren Gästen bei der Planung Ihrer Lebensparty. Allerdings ist die Zusammenstellung der ungesättigten Fettsäuren vermutlich weitaus komplexer, als Sie annehmen!

Zuerst die »Basics«: Bei den ungesättigten Fettsäuren wird zwischen einfach und mehrfach ungesättigten unterschieden. Einfach ungesättigte Fettsäuren (MUFA, von engl.: Monounsaturated Fatty Acids) besitzen nur eine Doppelbindung in ihrer Kohlenstoffkette. Mehrfach ungesättigte Fettsäuren (PUFA, von engl.: Polyunsaturated Fatty Acids) besitzen zwei oder mehr Doppelbindungen. Bei der Mehrzahl der natürlichen Fettsäuren sind die Doppelbindungen so angeordnet, dass sie der Kohlenstoffkette einen Knick von etwa 30° verleihen. Der Chemiker spricht hier von der cis-Konfiguration. Je mehr Doppelbindungen eine Fettsäure hat, umso gekrümmter ist sie und genau diese Krümmung sorgt für wertvolle gesundheitliche Effekte.

Bringen wir uns die verschiedenen Typen in Erinnerung, die es bei Partygästen geben kann. Wenn ich meinen Bekanntenkreis betrachte, gibt es darunter die körperlich sehr flexiblen, die ohne Probleme mit durchgestreckten Beinen den Boden mit den Händen berühren können. Ich staune immer wieder, wie manche sich wie Gummipuppen verdrehen und im Yoga oder Pilates unfassbare Verrenkungen machen können. Es sind Personen mit vielen »Doppelbindungen«, denen körperliche Akrobatik leicht fällt. Knickbewegungen bewältigen sie aufgrund ihres geschmeidigen Körpers mit einer beeindruckenden Flexibilität. Das gleiche Phänomen finden wir bei den ungesättigten Fettsäuren, weshalb dieser Typus mit Vorliebe in unsere Zellmembranen eingebaut wird, um dort eine kommunikative Flexibilität aufrechtzuerhalten.

Aber Vorsicht! Sollte sich die Doppelbindung winden und in die sogenannte trans-Konfiguration geraten, ist alle Flexibilität verschwunden. Als trans-Fettsäure bleibt sie kerzengerade. Wenn ich hier den Begriff »kerzengerade« verwende, dann bitte die trans-Fettsäuren auf keinen Fall mit den gesättigten Fettsäuren verwechseln! Beide haben zwar die kerzengerade Form gemein, ihre Wirkmechanismen sind aber total konträr!

Besonders bei Fetten und Ölen, die einer industriellen Teilhärtung unterzogen wurden, kommt es zur Bildung von »unflexiblen« trans-Fettsäuren. Sie sind regelrecht versteift, so, als hätten sie einen Bandscheibenschaden erlitten. Diese trans-Fettsäuren sind berühmt-berüchtigt: Sie sind die Schurken, die Bösewichte im Reich der Superhelden, sie sind Lex Luthor, Green Goblin oder Joker – und keinem von ihnen sollten Sie eine Einladung zu Ihrer Party schicken! Es gibt zwar einige wenige Ausnahmen, aber auch bei diesen sollten Sie Vorsicht walten lassen. Trans-Fettsäuren können nämlich auch auf natürliche Weise entstehen und landen so insbesondere im Milchfett und im Fett von Wiederkäuern. Diese trans-Fettsäuren haben kaum negative Auswirkungen auf unsere Gesundheit, solange wir sie in Maßen verzehren.

VON STRAMMEN MÄNNCHEN ZU BIEGSAMEN ATHLETEN – DIE SACHE MIT DEM KNICK

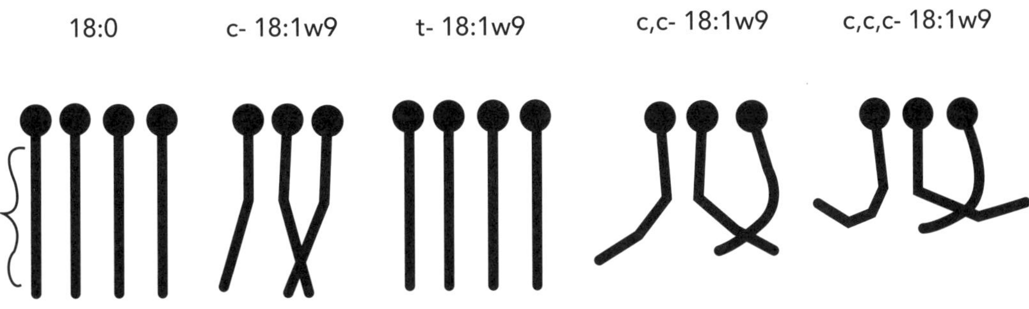

1. gesättigte Stearinsäure

2. einfach ungesättigte Ölsäure in cis-Konfiguration

3. einfach ungesättigte Ölsäure in trans-Konfiguration

4. zweifach ungesättigte Linolsäure (LA)

5. dreifach ungesättigte alpha-Linolensäure (ALA))

Einfach ungesättigte Fettsäuren (MUFAs) kann der Körper selbst bilden. So kann er aus der gesättigten Myristinsäure die einfach ungesättigte Myristoleinsäure bilden (siehe Bild auf Seite 82). Das Gleiche gilt auch für die Palmitinsäure, aus der Palmitoleinsäure wird, und die Stearinsäure, die in Ölsäure umgewandelt werden kann. Auch manche mehrfach ungesättigten Fettsäuren können wir selbst bilden, allerdings wird es hier komplizierter. Dazu im nächsten Kapitel mehr.

Doppelbindungen verleihen den Fettsäuren neue Eigenschaften, sowohl positive wie auch negative. Auf molekularer Ebene stellen Doppelbindungen durch ihr Paar zusätzlicher Elektronen eine leicht negative Ladung her. Da sich die Ladungen gegenseitig abstoßen, neigen auch ungesättigte Fettsäuren dazu, sich gegenseitig eher abzustoßen. Dadurch können sie sich besser über Oberflächen ausdehnen. Je mehr Doppelbindungen eine Fettsäure hat, umso größer ist ihre Neigung zur Ausdehnung. Aufgrund ihrer Doppelbindungen können Fettsäuren aber eben auch wesentlich schneller oxidieren. In unserem Stoffwechsel, bei der Verbrennung von Nährstoffen, die ja Sauerstoff benötigt, entstehen ständig freie Radikale. Sie können die ungesättigten Fettsäuren angreifen und oxidieren lassen.

Omega: What's in a name?

Sicher haben Sie auch schon von Omega-3-, Omega-6-, Omega-7- oder Omega-9-Fettsäuren gehört. Doch woher kommen diese Namen? Ganz einfach: Bei den ungesättigten Fettsäuren leitet sich diese Bezeichnung aus der Entfernung der Doppelbindung zum Omega-Ende der Kohlenstoffkette ab.

AUFBAU EINER UNGESÄTTIGTEN FETTSÄURE

Gesättigte Fettsäure – Myristinsäure
$C_{13}H_{27}COOH$

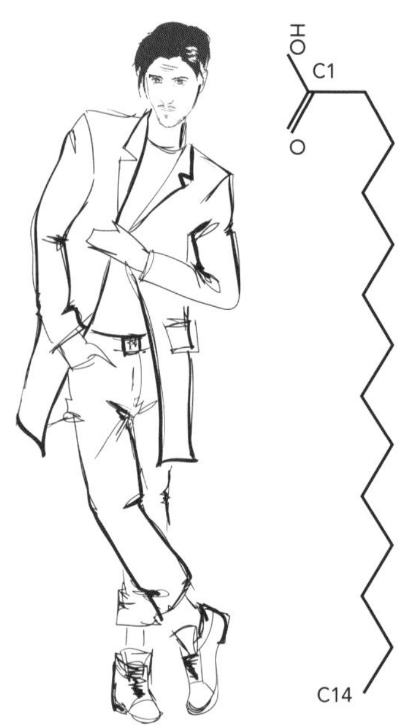

OH
C1
O
C14

Unbiegsame Fettsäure

Ungesättigte Fettsäure – Myristoleinsäure
$C_{13}H_{25}COOH$

OH
C1
O
C11
C10= Ω5
Doppelbindung
C13
C12
C14

Biegsame Fettsäure

Aufbau einer einfach ungesättigten Fettsäure

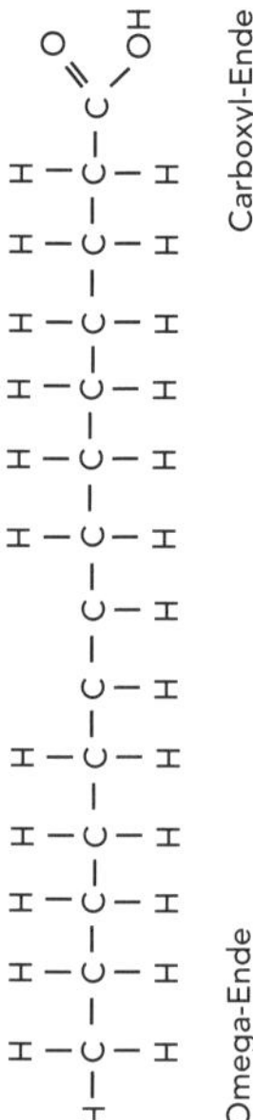

EINFACH UNGESÄTTIGTE FETTSÄUREN – EINE KLEINE AUSWAHL

C-Atome: Doppelbindungen	Trivialname	Omega-Familie	Typische Nahrungsquelle/ Vorkommen	Schmelzpunkt	Energieausbeute (ATP)	$FADH_2$/ NADH-Ratio
14:1	Myristoleinsäure	Omega-5	Muskatnussgewächse	k.A.	90,5 ATP	0,444
16:1	Palmitoleinsäure	Omega-7	Milchfett Depotfett, Fischtran, Pflanzenfett	1 °C	104,5	0,451
18:1	Ölsäure	Omega-9	in allen Naturfetten	16 °C	118,5	0,457
24:1	Nervonsäure	Omega-9	im menschlichen Nervengewebe/ im Samenöl des seltenen Baums Melania oleifera Malania oleifera	42–43 °C	160,5	0,468

VON ERPROBTEN FETT-GÄSTEN UND UNGÜNSTIGEM PLÄTZETAUSCHEN

Sie kennen inzwischen meine Einstellung: Kann unser Organismus etwas selbst herstellen, ist dieser Vorgang auch über einen natürlichen Wirkmechanismus geregelt, was wiederum für uns von Vorteil ist. Offensichtlich hat der menschliche Organismus in der Evolution davon profitiert, einfach ungesättigte Fettsäuren selbst herstellen zu können. Heute tendieren wir jedoch dazu, unseren Körper mit großen Mengen angeblich fehlender Stoffe in Form von Nahrungsergänzungsmitteln »aufzufüllen«, unseren »Ölhaushalt« mit flaschenweise Öl zu »ertränken« und unser Körperfett mit Fetten und Kohlenhydraten zu überfüttern. Davor muss ich eindringlich warnen!

Wir besitzen ein ausgeklügeltes biologisches System, das sehr empfindlich auf interne oder externe Veränderungen reagiert. Um es bildlich auszudrücken: Würden Sie dem Motor Ihres Autos statt hochwertigem Motoröl altes Fett aus einer Fritteuse antun? Wenn Ihr Fahrzeug drei Liter Motoröl benötigt, schütten Sie dann vorsichtshalber sechs Liter oder mehr hinein? Wenn Ihre teuren Lederschuhe neu eingewachst werden müssen, verwenden Sie dazu ein billiges Sonnenblumenöl? Die Antwort auf jede dieser Fragen ist offensichtlich. In der Natur ist sie es auf jeden Fall! Ich werde nie vergessen, wie ich vor vielen Jahren Wasserschildkröten besaß und ihnen fetten Lachs zu fressen gab. Ich dachte, je mehr, umso besser für die Tierchen, denn ich wollte sie ja genauso mit guten Fetten verwöhnen wie mich selbst. Das Resultat war niederschmetternd, den armen Schildkröten quoll das Fett buchstäblich aus der Haut. In meiner Annahme, ihnen etwas Gutes zu tun, hatte ich durch meine übertriebene Fütterungsaktion das Gegenteil erreicht. Mit artgerechter Nahrung und Nahrungsmenge passiert so etwas in der Natur nicht.

Reagiert ein biologisches System also empfindlich auf die Qualität und Menge extern zugeführter Fette? Ohne Frage! Alles was in unserem Organismus hergestellt werden kann, wird von ihm auch strengstens beobachtet und gemessen. Stellen Ihre kleinen zellulären Messstationen nun fest, dass ein Mangel oder ein Überschuss besteht, melden sie einen körperlichen Notstand. Ihr ganzer Organismus wird nun in Alarm versetzt, um die weitere Entwicklung genau zu verfolgen. Wir Menschen tendieren jedoch dazu, die Warnsignale unseres Körpers zu ignorieren, und fahren munter mit einem potenziell schädlichen Lebensstil fort. Ist der Schaden dann eingetreten, begeben wir uns in die Obhut unseres Gesundheitssystems, das unseren Missstand zumeist so behandelt, dass die daraus entstandenen, unangenehmen Symptome abgeschwächt werden oder sogar zeitweilig verschwinden. Das grundsätzliche Problem, der Ausgangspunkt dieser Symptome wird jedoch selten angegangen.

Dabei hätten wir ja zweifelsohne meist die Kontrolle darüber, welche Nahrungsmittel wir wählen, wie viel davon und wann wir sie zu uns nehmen. Die Realität ist aber oft eine andere. Unsere Lebensmittel, besonders die Fett- und Kohlenhydratlieferanten, wie auch deren Aufnahme haben sich in den letzten Jahrzehnten stark verändert. Anschaulich macht dies eine kürzlich erschienene Studie von Dante Roccisano und anderen Wissenschaftlern, die die historischen und evolutionären Aspekte der Nahrungsfette und -öle und deren Aufnahme beleuchtet. Danach nahmen unsere Vorfahren Fette und Öle von Tieren und von Pflanzen in unverarbeiteter Form, saisonal und zumeist in wesentlich geringeren Mengen als heute zu sich. Auch das Verhältnis der unterschiedlichen Fettsäuren zueinander war noch vor gut 100 Jahren ein komplett anderes, als wir es heute in unserer Ernährung vorfinden.

Vor 1900 bestand der Löwenanteil der Fette, die unsere Vorfahren zu sich nahmen, aus einfach ungesättigten und gesättigten Fettsäuren – unabhängig davon, ob die Fette pflanzlicher oder tierischer Natur waren.

FETTE AUS PFLANZLICHEN QUELLEN VOR 1900

Öle	Anteil der Fettsäuren in %		
	gesättigt	einfach ungesättigt	mehrfach ungesättigt
Olivenöl	14,19	74,99	10,82
Kokosöl	91,92	6,16	1,91
Palmöl	51,57	38,7	9,73

FETTE AUS TIERISCHEN QUELLEN VOR 1900

Öle	Anteil der Fettsäuren in %		
	gesättigt	einfach ungesättigt	mehrfach ungesättigt
Butter, gesalzen	68,1	27,87	4,0
Schmalz	41,1	47,23	11,73
Hammelfett	47	41	8
Rinderfett	50	42	4
Thunfisch	27	26	37

Und heute? Heute konsumieren wir Unmengen an Pflanzenölen mehrfach ungesättigter Natur! Nun werden Sie möglicherweise sagen: »Ja, aber was ist denn daran falsch? Vielleicht haben wir ja in den letzten 100 Jahren etwas dazugelernt und unsere Ernährung entsprechend angepasst!« Leider falsch. Denn diese Öle standen uns bis vor Kurzem gar nicht zur Verfügung, wir haben sie buchstäblich künstlich geschaffen. Vor 100 Jahren nahmen wir mehrfach ungesättigte Fettsäuren durch den Konsum von Pflanzen, Nüssen und Saaten oder aus tierischen Quellen zu uns, nicht jedoch wie heute in Form industriell hergestellter Öle.

KONSUM VON PFLANZENÖLEN IM 21. JAHRHUNDERT

Öle	Anteil der Fettsäuren in %		
	gesättigt	einfach ungesättigt	mehrfach ungesättigt
Rapsöl	7,46	64,1	28,49
Baumwollsaatöl	27,1	18,62	54,29
Distelöl (Linolsäure)	6,51	15,1	78,4
Sojaöl	16,27	23,69	60,0
Sonnenblumenöl (Linolsäure)	10,79	20,42	68,8
Erdnussöl	17,77	48,58	33,65

Was haben wir uns damit angetan? Wenn man bedenkt, dass gesättigte und einfach ungesättigte Fettsäuren verglichen mit mehrfach ungesättigten Fettsäuren sehr stabil sind, das heißt, nur sehr langsam oxidieren und unter Licht und bei Temperaturschwankungen eher unbedenklich sind. Wir müssen uns fragen, ob wir hier nicht einen gefährlichen Tausch eingegangen sind!

Lassen Sie mich dies nochmals anhand der Lipidperoxidation aufzeigen – denn vor diesem für uns so gefährlichen Vorgang kann ich nicht häufig genug warnen! Die chemische Stabilität einer Fettsäure und ihre Anfälligkeit für die Lipidperoxidation hängen hauptsächlich von der Anzahl der Doppelbindungen ab und sowie dem Ausmaß ihrer Sauerstoff-, Temperatur- und Strahlungs- beziehungsweise Lichtexposition. Mehrfach ungesättigte Fettsäuren oxidieren aufgrund ihrer Doppelbindungen daher wesentlich leichter als einfach ungesättigte Fettsäuren mit nur einer Doppelbindung.

Die Linolsäure, eine zweifach ungesättigte Fettsäure aus der Omega-6-Familie, oxidiert zehnmal so schnell wie die einfach ungesättigte Ölsäure! Mit jeder weiteren Doppelbindung verdoppelt sich die Oxidationsrate. Das bedeutet, dass die 6-fach ungesättigte Docosahexaensäure (DHA, Omega-3) im Vergleich zur Ölsäure eine 480-fach höhere Oxidationsrate aufweisen kann. Bei Eicosapentaensäure (EPA), einer fünffach ungesättigten Omega-3-Fettsäure, liegen wir dann potenziell bei einer 240-fach höheren Oxidationsrate.

Natürlich hat uns Mutter Natur verschiedenste Schutzsysteme gegen diese Oxidationen mitgeliefert. Unter normalen Lebens- und Umweltbedingungen sollten wir daher auch nicht exzessiv oxidieren. Allerdings hat die Natur offenbar nicht damit gerechnet, dass wir unsere Umwelt, unsere Nahrungsfette und die Fettzufuhr derart verändern würden, dass wir ständig oxidationsfördernden Einflüssen ausgesetzt sind. Der Meeresbiologe David Valentine verglich die Vorgänge mit der Erwärmung der Ozeane aufgrund des Klimawandels. Schon wenige Grad würden genügen, um die Oxidationsrate von Algen, Korallenriffen und Pflanzen so stark ansteigen zu lassen, dass sie in kürzester Zeit absterben. Der Grund liegt in ihrem hohen Anteil mehrfach ungesättigter Omega-3-Fettsäuren und deren Anfälligkeit für Lipidperoxidation. Dieses schreckliche Szenario wird uns immer deutlicher bewusst und auch bei uns selbst können wir ähnliche Prozesse beobachten. Wir deuten sie jedoch falsch.

Die wichtige Message lautet: Die Wirkungsweise von Fettsäuren hängt einerseits vom Schauplatz des Geschehens ab, sprich von Ihrem Körper. Der zweite wichtige Faktor ist, ob die Fettsäuren aus der Nahrung stammen oder ob sie endogen, also im Körper produziert wurden. Die Diskussion dieses wichtigen Themas in Fachkreisen wird leider allzu häufig von dogmatischen oder isolierten Betrachtungsweisen dominiert. Nehmen wir als bezeichnendes Beispiel die heftigen Anfeindungen, welche die »Mutter« aller Fettsäuren, die Palmitinsäure, und ihre durch Desaturierung im Körper entstandene Palmitoleinsäure erleiden müssen. Beide Fettsäuren werden gerne pauschal verteufelt und als hochgefährlich für unsere Gesundheit eingestuft. Wie Sie aber mittlerweile wissen, ist eine solche isolierte Sichtweise nicht zielführend. Das Zusammenwirken alle Faktoren ist entscheidend: Wie wir uns ernähren, wie wir die Nahrungsmittel zusammenstellen, wie unser Stoffwechsel funktioniert, welchen chronobiologischen Einflüssen wir uns aussetzen, wie sich unser Licht- und Temperaturumfeld auf uns auswirkt. Damit haben wir es in der Hand, wie sich die Fettsäuren in unserem Körper verhalten.

DETAIL-WISSEN: DIE CHRONOBIOLOGISCHE REGULATION DES FETTSTOFFWECHSELS

Was zunächst etwas seltsam anmuten mag, wird durch immer mehr aktuelle und spannende Studienergebnisse untermauert: Auch die Fettbildung (Lipogenese) und die Fettverbrennung (ß-Oxidation) werden von unserem zirkadianen System koordiniert. Uhren-Gene (Clock-Gene) sorgen für die rhythmische Aktivierung und Hemmung von Stoffwechselvorgängen. So können die beiden gegenläufigen physiologischen Prozesse der Lipogenese und ß-Oxidation optimal aufeinander abgestimmt und an die Umweltbedingungen angepasst werden.

HIERARCHISCHE ORGANISATION DES ZIRKADIANEN SYSTEMS

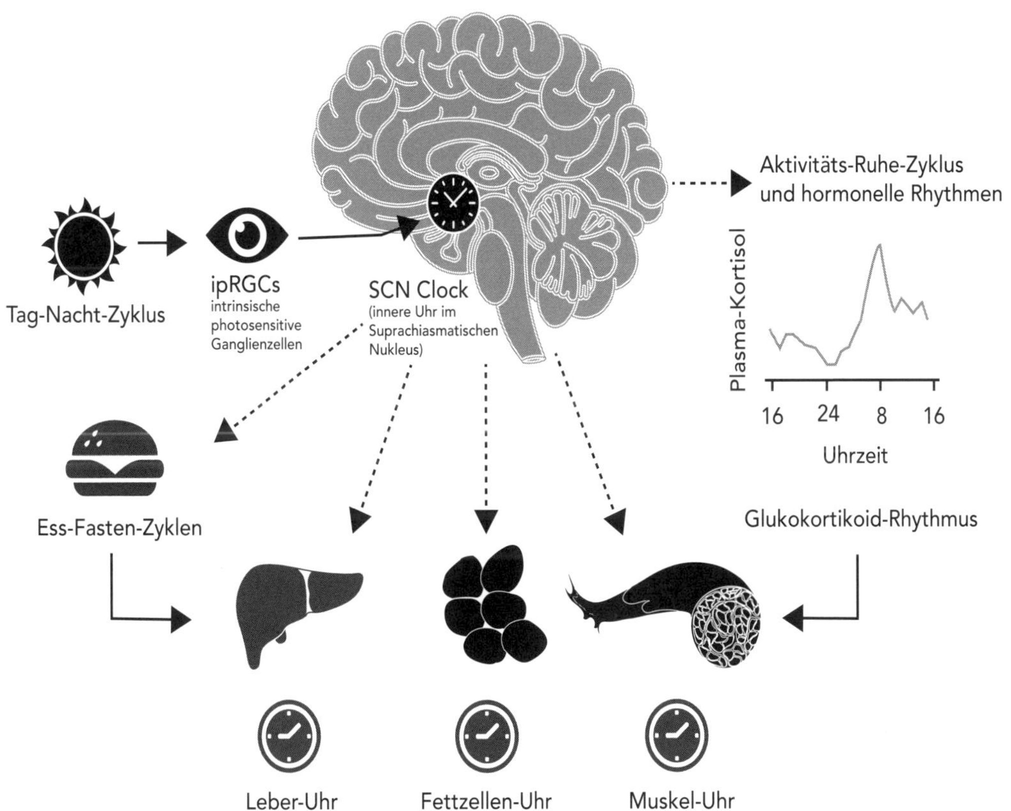

Mindestens ein Drittel unserer Gene weist zirkadiane Oszillationen in ihrer Aktivität auf. Die Anzahl der Gene, die solchen Tag-Nacht-Rhythmen folgen, variiert je nach Gewebe. Allerdings sind in allen stoffwechselaktiven Geweben und Organen auch Fettstoffwechselwege vorhanden, die unter strenger zirkadianer Kontrolle stehen. Geht das Timing des Fettstoffwechsels verloren, kommt es zu folgenden Problemen:

- abnormale oder gesteigerte Fettspeicherung
- abnormaler Lipidtransport
- abnormaler Glukosespiegel
- abnormaler Triglyzeridspiegel
- Defizite bei der Fett-Absorption im Darm
- Stoffwechselstörungen und Insulinresistenz der Leber

Viele dieser wissenschaftlichen Erkenntnisse stammen aus dem relativ neuen Forschungsgebiet der Lipidomik. Nach Angaben des Max-Delbrück-Centrums für molekulare Medizin in Berlin beschäftigt sich die Lipidomik »mit der Charakterisierung von Fettsäuren und ihren Stoffwechselprodukten in biologischen Systemen. Sie hat das Ziel, systematisch die physiologischen und pathophysiologischen Funktionen von Lipiden und ihren Metaboliten im Kontext einzelner Zellen und im gesamten Organismus zu verstehen.« Kombiniert man die Erkenntnisse der Lipidomik mit denen der Chronobiologie, entsteht dann übrigens das wichtige Forschungsgebiet der »zirkadianen Lipidomik«.

Warum ist gerade dieses Forschungsgebiet heute von so großer Relevanz? Noch nie in der gesamten Geschichte der Menschheit haben wir unsere Umwelt derart massiv verändert und uns Einflüssen ausgesetzt, die konstant und in großem Ausmaß unsere zellulären Uhrwerke verstellen. Wir setzen uns unnatürlichen Lichtquellen, unnatürlicher Strahlung und unnatürlichen Magnetfeldern aus – und das 24 Stunden täglich und 365 Tage im Jahr. Wir machen die Nacht zum Tag und fliegen regelmäßig aus beruflichen oder privaten Gründen über mehrere Zeitzonen. Wir halten uns in temperierten oder sogar stark beheizten Innenräumen auf, essen zu allen Tageszeiten und die größte Mahlzeit meist gegen Tagesende oder in der Nacht. Wir entziehen uns den natürlichen Wirkmechanismen der Natur wie Erdung, Kälte, Erdmagnetfeld und Sonne. Unser modernes Problem der häufigen Stoffwechselentgleisungen und die epidemische Verbreitung von Krankheiten wie Typ-2-Diabetes und Krebs, die auch als Krankheiten der Neuzeit bezeichnet werden (neolithische Krankheitsbilder), sind in erster Linie auf diese Faktoren zurückzuführen.

Kann eine Regulierung des Stoffwechsels ohne das Einstellen zeitlicher Abläufe und Signalgebungen erreicht werden? Meine Antwort ist ein ganz deutliches Nein! Denn NICHTS funktioniert physiologisch optimal, wenn die interne Rhythmik der zellulären zirkadianen Uhrproteine verstellt ist. Deswegen komme ich immer wieder auf die Wirkmechanismen der Chronobiologie, der peripheren Clock-Gene in unseren Zellen und der Masterclock im Suprachiasmatischen Nukleus (SCN) zurück. Kein Ernährungs- oder Gesundheitskonzept wird den erwünschten (versprochenen) Erfolg erbringen, ohne die chronobiologischen Abläufe zu beachten.

Bitte merken Sie sich daher: Durch Lichtexposition, die das natürliche Strahlungsspektrum des Sonnenlichts beinhaltet, wird über das Auge unsere Masteruhr im SCN im Gehirn akkurat eingestellt. Der SCN reguliert über die von ihm ausgehenden (efferenten) Nervenbahnen die Ausschüttung der Hormone Melatonin und Kortisol. Die rhythmische Ausschüttung von Glukokortikoiden »stellt« dann alle peripheren Uhrwerke. Da auf allen PER-Genen (siehe unten) Rezeptoren für Glukokortikoide sitzen, beeinflussen die Hormone die Uhren in den peripheren Organen und Geweben. Die werden aber auch über die Nahrung beeinflusst, die hier ebenfalls als »Zeitgeber« wirkt.

Schauen wir uns einige der wichtigsten Uhren-Gene und ihren Einfluss auf den Stoffwechsel an. Aufgelistet sind insbesondere die negativen Konsequenzen einer Desynchronisation oder des Verstellens der Clock-Gene.

Clock-Gene (in ihrer Aktivität zirkadian oszillierende Uhren-Gene)	
Clock	Übergewicht, Hyperglykämie, Hypoinsulinismus, Hypertriglyzeridämie, gesteigerte Fettabsorption
Bmal1	Glukoseinteroleranz, Hypoinsulinismus, Hyperlipidämie, ektopische Fettablagerungen
L-Bmal1	leberspezifisch, Hypoglykämie bei Fasten
P-Bmal1	pankreasspezifisch, Glukoseintoleranz, Hypoinsulinismus
Ad-Bmal1	Adipozyten-spezifisch, Übergewicht, Reduktion zirkulierender mehrfach ungesättigter Fettsäuren
Per1	Glukoseintoleranz, Hypoglykämie
Per2	Reduktion zirkulierender Triglyzeride und freier Fettsäuren, gesteigerte Adipogenese und Körperverfettung
Cry1	Glukoseintoleranz, Erhöhung zirkulierender Kortikosteroide
Rev-erb*a*	Veränderung hepatischer Triglyzeridspiegel, Erhöhung des Cholesterinspiegels im Plasma, Verringerung der Gallenflüssigkeit, Lebersteatose, Regulation der Thermogenese und Körpertemperatur über das BAT
Rev-erb*b*	Hyperglykämie, Hyperlipidämie, schwere Lebersteatose
Ror*a*	reduzierter HDL- und Triglyzerid-Spiegel im Plasma, Reduktion adipösen Gewebes

Sie können Ihre Clock-Gene täglich neu einstellen, indem Sie …

… sich dem vollen, natürlichen Spektrum des Tageslichts und einem der Sonne entsprechenden Lichtspektrum (von UV bis Infrarot mit gleichmäßiger Verteilung des optischen Lichtspektrums) aussetzen,
… am Vormittag über Auge und Haut UV absorbieren und am Abend die Lichtaufnahme drastisch reduzieren,
… am Tag die Blaulichtexposition reduzieren und am Abend vermeiden,
… Ihre Nahrungsaufnahme gut timen, dazwischen Fastenzeiten einlegen und vier Stunden vor dem Schlaf nichts mehr zu sich nehmen,
… nur saisonal passende Kohlenhydrate verzehren.

EINFACH UNGESÄTTIGTE FETTSÄUREN UND LANGLEBIGKEIT

Die spannendsten Erkenntnisse über Lipide stammen von Erforschern der Evolution und der Natur und nicht aus der Interpretation von Beobachtungsstudien oder isolierten Petrischalenversuchen. Die anscheinend »schlüssigen« Schlussfolgerungen aus dieser Versuchswelt haben uns nicht unbedingt weitergebracht, da sie selten Bezug auf uns als biodynamisches Wesen in unserem Milieu, unserem Lebensumfeld, unserer Umwelt nehmen. Mich faszinieren vielmehr die Ansätze von Wissenschaftlern und Autoren, die den Menschen als ganzheitliches Wunderwerk der Natur betrachten und die Geheimnisse eines langen Lebens in uns selbst suchen.

Da wäre beispielsweise das Vater-und-Sohn-Team David und Raymond Valentine, deren Werk »Human Longevity« mir viele wichtige Erkenntnisse bescherte. Das detaillierte Wissen der beiden Valentines über das Vorkommen verschiedener Fettsäuren in der Natur und darüber, in welcher Kombination und unter welchen Umständen diese Fettsäuren ein langes Leben begünstigen, ist eindrucksvoll. Die Analyse natürlicher Phänomene und das Studium von Veränderungen auf molekularer Ebene bei Tier und Mensch haben dem Forscher-Team ganz klar gezeigt: Je langlebiger ein Organ oder Lebewesen, desto höher ist sein zellulärer Anteil einfach ungesättigter Fettsäuren! Diese Schlussfolgerung hat mich zugleich überrascht und neugierig gemacht. Zuvor kannte ich die beiden Wissenschaftler nämlich hauptsächlich aufgrund ihrer Arbeiten über die beiden marinen Fettsäuren DHA und EPA und deren immense Bedeutung für unseren Organismus.

Die folgende Abbildung zeigt eine grafische Aufschlüsselung der Erkenntnisse der Valentines über Langlebigkeit und Fettsäuren. Danach hat Langlebigkeit auf molekularer Ebene mit der Komposition der Fettsäuren zu tun! Besonders die einfach ungesättigten Fettsäuren, und hier vor allem die Palmitoleinsäure (16:1) und die Stearinsäure (18:1), tragen zur Langlebigkeit bei, indem sie die Lipidperoxidation in den Zellmembranen und die dadurch entstehenden Zellschädigungen in Schach halten und die Aktivitäten der Elongasen und Desaturasen regulieren.

Offensichtlich sind gerade diese beiden Fettsäuren Teil eines »internen« Anti-Aging-Programms. Daher profitieren wir davon, dass unser Körper sie selbst herstellen kann. In den Phospholipiden gesunder Biomembranen findet sich also aus gutem Grund sehr oft eine einfach ungesättigte Fettsäure in der sn1-Position, kombiniert mit der sechsfach ungesättigten DHA in der sn2-Position (siehe Seite 41).

FETTSÄURESTOFFWECHSEL UUD AUSWIRKUNG AUF DIE LEBENSERWARTUNG

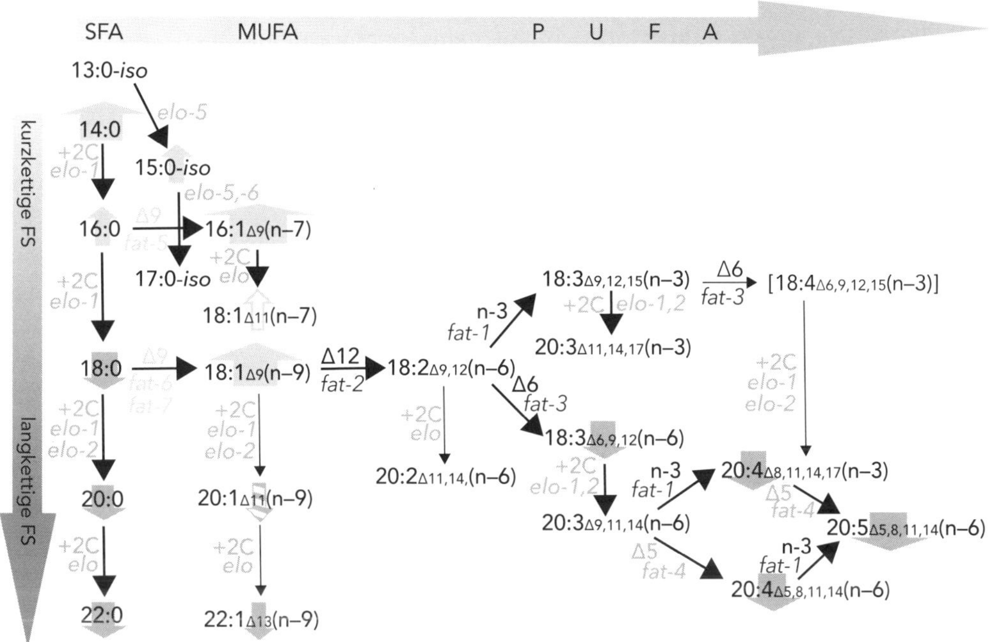

Die schwarzen Pfeile zeigen die Biosynthese der EPA auf. Die Enzymaktivitäten und die betreffenden Gene dafür stehen neben den Pfeilen. Die Breite der Pfeile korrespondiert mit der Stärke der Korrelation zur Langlebigkeit. Farbige Version dieser Grafik siehe Bildteil, Seite 16 oben

Die breiten roten und grünen Pfeile zeigen, welche Veränderungen im Fettsäuremuster von Zellmembranen die Langlebigkeit erhöhen. Es ist zu erkennen, dass das Hochfahren der gesättigten und einfach ungesättigten Fettsäuren (breite rote Pfeile) sowie das Herunterfahren der langkettigen und mehrfach ungesättigten Fettsäuren (breite grüne Pfeile) die Langlebigkeit des Organismus steigert. Aus diesem Grund ist es wichtig, genug, jedoch nicht zu viele mehrfach ungesättigte Fettsäuren im Körper zu haben.

DIE SPEZIAL-AGENTEN UNTER DEN MUFAS

Was sollten Sie über Ihre einfach ungesättigten Fettsäure-Gäste noch wissen? Einige profilieren sich besonders durch bestimmte Fähigkeiten. So gehört die **Myristoleinsäure** (C14:1) zu den Wachleuten auf Ihrer Party des Lebens. Bei Bedarf kann sie auch eine gewisse Militanz an den Tag legen, denn sie vermag unerwünschte oder defekte Zellen in die Apoptose, den kontrollierten »Selbstmord« zu treiben. Auch wenn einige Wissenschaftler diese Begabung der Myristoleinsäure als Nachteil auslegen: Sie wird bereits effektiv angewendet, zum Beispiel bei der Behandlung von Prostatakrebs. Denn unser zellulärer Wachmann Myristoleinsäure ist ein natürlicher 5-Alpha-Reduktase-Hemmer – genau wie die Medikamente, die zur Vorbeugung oder Behandlung von Prostatakarzinomen eingesetzt werden. Gut zu wissen, dass wir körpereigene Fettsäuren besitzen, die im Kampf gegen Krebs einen positiven Beitrag leisten können, wenn wir sie in natürlichen Mengen im Körper schalten und walten lassen.

Es gibt fast kein Lebensmittel, dass Myristoleinsäure in nennenswerten Mengen enthält. Der höchste Anteil ist in Butter zu finden. Deswegen ist es so wichtig, dass unser Organismus diese Fettsäure selbst aus Myristinsäure bauen kann. Auch unser eigenes Körperfett enthält nur 0,3 – 0,7 Prozent Myristoleinsäure. Und genau diese geringe, aber genau regulierte Menge erlaubt dieser Fettsäure ihre heldenhaften Taten.

Auch über die Rolle der einfach ungesättigten **Palmitoleinsäure** haben wir inzwischen eine Fülle an aussagekräftigen Erkenntnissen. Unsere Haut ist nicht nur eines unserer größten, sondern auch eines der wichtigsten Organe. Sie umschließt die anderen Organe wie eine Schutzhülle. Und um gesund und funktionsfähig zu bleiben, braucht unsere Haut die richtigen Fettsäuren: sie dürfen nicht so schnell oxidieren und sollten sie in ihrer Funktion unterstützen. Genau hier kommt die Palmitoleinsäure ins Spiel. Haben wir genug davon in unserer Haut, ist sie samtig, geschmeidig und weich. Palmitoleinsäure wirkt hautstraffend und regenerierend, sie dient der Haut als körpereigener Lichtschutz und hält ihren Lipidmantel aufrecht. Das war besonders für unsere Vorfahren von beträchtlicher Bedeutung, denn rissige, spröde Haut kann sich leicht entzünden, was bei mangelnder medizinischer Versorgung zu vermeiden ist. Da passt es gut, dass Palmitoleinsäure selbst auch Entzündungsprozesse hemmen kann. Hier schlug Mutter Natur mal wieder zwei Fliegen mit einer Klappe.

Was heutzutage wichtig ist: Normale Palmitoleinwerte werden mit der Vorbeugung diverser Zivilisationskrankheiten wie Arteriosklerose, Typ-2-Diabetes und Herzinfarkt in Verbindung gebracht. Wird eine normale Umwandlungsrate von Palmitinsäure zu Palmitoleinsäure gemessen, kann dies auch den Cholesterinspiegel günstig beeinflussen. Zudem war die Palmitoleinsäure eine der ersten Fettsäuren, der man hormonähnliche (lipokine) Wirkungen im Körper nachweisen konnte. Wissenschaftler der Harvard Universität beobachteten, dass Palmitoleinsäure in Muskel- und Leberzellen die Empfindlichkeit gegenüber Insulin erhöht, also insulinsensibilisierend wirkt. Zudem hemmt sie die Fetteinlagerung in die Leber. Wie bei der Myristoleinsäure kommt auch die Magie der Palmitoleinsäure schon bei kleinsten Mengen zur Entfaltung. Sie gilt als wichtiger Stoffwechselkontrahent ihrer »Mutter«, der Palmitinsäure.

Palmitoleinsäure findet sich in Macadamianussöl, reichlich in Sanddornöl und im Öl der chilenischen Haselnuss *Gevuina avellana*. In Fisch steckt diese Omega-7-Fettsäure ebenfalls, jedoch in geringeren Mengen als in den erwähnten Pflanzen. Sie sollten sich diese Fettsäure dennoch nicht regelmäßig über die Nahrung zuführen, sondern sich lieber auf die endogene Produktion in Ihrem Körper verlassen.

Olivenöl ist mehr als Ölsäure

Bei dem Begriff Ölsäure denken viele unter Ihnen wahrscheinlich spontan an Olivenöl – und damit liegen Sie auch nicht falsch, denn Olivenöl besticht in der Tat durch seinen hohen Ölsäuregehalt. Allerdings enthält es auch eine Fülle weiterer gesundheitlich interessanter Wirkstoffe, die rein gar nichts mit Ölsäure zu tun haben. Da wären beispielsweise die phenolischen Inhaltstoffe und das Squalen. Gerade sie tragen viel zu den positiven Wirkungen des Olivenöls und der hochgelobten mediterranen Ernährung bei.

Olivenöl ist die wichtigste Nahrungsquelle für Squalen, ein Triterpen und Zwischenprodukt der Cholesterinbiosynthese. Natives Olivenöl extra enthält circa 400 bis 450 Milligramm Squalen pro 100 Gramm, bei raffiniertem Olivenöl sind es rund 25 Prozent weniger. Auch Squalen ist ein wesentlicher Bestandteil der Hautlipide, kommt aber auch im Blutserum vor. Squalen findet man nicht nur in Olivenöl, sondern in hohen Konzentrationen auch in Ziegenmilch. Als Hauptquelle gilt jedoch Fischöl.
Squalen wird ins Hautgewebe transferiert, wo es uns ein Quäntchen Singulett-Sauerstoff liefert und so zum Schutz vor Hautkrebs beiträgt. In unserem modernen Lichtumfeld ist dies von großer Bedeutung. Je nachdem, in welchem Strahlungsumfeld wir uns befinden, verteilen sich die Elektronen in diesem Sauerstoffmolekül unterschiedlich. Es bilden sich verschiedene »aktive« Formen, entweder das aggressive, zerstörerische Singulett-Sauerstoffradikal oder das regenerierende und reparierende Triplett-Sauerstoffradikal!

Phenolische Stoffe und Squalen verhindern oder verlangsamen als Antioxidantien krankmachende Prozesse durch oxidativen Stress. Man kann davon ausgehen, dass sie in Form von Olivenöl an der Prävention von Krebs und Herz-Kreislauf-Krankheiten beteiligt sind. Auch scheinen sie sich positiv auf die Enzymaktivität bei Entzündungsreaktionen auszuwirken. Olivenöl scheint somit tatsächlich einen Beitrag zur Gesundheitsförderung zu leisten. Das ist allerdings nicht, wie in vielen Ratgebern angegeben, alleine der Ölsäure zu verdanken, sondern auch den im Öl enthaltenen Sekundärstoffen. Als Gesamtpaket nützlicher Stoffe kann Olivenöl daher zur Gesundheit und Geschmeidigkeit der Blutgefäße beitragen und helfen, einem Herzinfarkt vorzubeugen.

Bleibt noch die **Ölsäure** zu nennen, die desaturierte »Schwester« der Stearinsäure – und die wichtigste der einfach ungesättigten Fettsäuren. Sie kommt in fast allen Naturfetten pflanzlichen und tierischen Ursprungs vor. Dennoch sollten wir auch hier zwischen der körpereigenen Produktion und der Aufnahme über die Nahrung unterscheiden. Denn auch in diesem Fall zeigt die endogen produzierte Fettsäure andere Wirkungen. War die Myristoleinsäure der »Security Guard«, treffen wir bei der Ölsäure auf die Friedensstifterin unter unseren Fettsäure-Gästen. Die endogen produzierte Ölsäure versucht, Missstände auszugleichen und unseren Organismus so weit wie möglich im Gleichgewicht zu halten. So konnte eine Forschergruppe der Universität Sao Paulo in Brasilien zeigen, dass Ölsäure bei hohem Blutzucker die Glukoseoxidation senkt und die Insulinausschüttung positiv beeinflusst und so versucht, die Fettsäureoxidation anzukurbeln, obwohl der Glukosespiegel hoch ist. Das könnte bedeuten, dass die Ölsäure versucht, unseren Glukoseexzessen entgegenzusteuern, indem sie den Kohlenhydratstoffwechsel verbessert. Außerdem brauchen wir die Ölsäure im Gehirn, um daraus die für uns wichtige Nervonsäure bilden zu können (siehe unten).

Auch Ölsäure ist ein Bestandteil unseres Hautfettes (Sebum) und kann daher zur Hautgesundheit beitragen. Es darf aber auch nicht unerwähnt bleiben, dass Ölsäure, im Übermaß verzehrt, die Absorption anderer wichtiger Fettsäuren und die Bildung spezieller Signalstoffe (Prostaglandine) beeinträchtigen kann. Daher gilt auch hier: In Maßen genossen profitieren wir gesundheitlich von dieser Fettsäure.

Zu guter Letzt möchte ich Ihnen noch kurz die **Nervonsäure** vorstellen. Sie gehört zu den einfach ungesättigten Omega-9-Fettsäuren. Sollten Sie sich einen ausführlichen Fettsäurespiegel erstellen lassen, werden Sie unter den einfachen Fettsäuren auch Ihren Nervonsäurespiegel finden. Nervonsäure findet sich in den Geweben unseres zentralen Nervensystems und wir können auch sie bei Bedarf selbst bilden. Dazu wird die Ölsäure (C18:1) auf 24 Kohlenstoffatome verlängert (elongiert), ohne dass dabei eine weitere Doppelbindung eingesetzt wird.

Nervonsäure ist von großer Bedeutung für die Isolierung der Nervenzellen, denn sie ist ein wichtiger Bestandteil der Myelinschicht. Bei Nervenerkrankungen wie Multipler Sklerose und Adrenoleukodystrophie fehlt die Nervonsäure im Myelin. Daher vermuten Wissenschaftler einen Zusammenhang zwischen einem Mangel an Nervonsäure und diesen Erkrankungen. Auch bei Schizophrenie und anderen neurodegenerativen Erkrankungen könnte ein Mangel an Nervonsäure eine Rolle spielen. Wenn Sie daraus jetzt den Schluss ziehen, Sie könnten Nervonsäure möglicherweise einfach als Supplement einnehmen, muss ich Sie enttäuschen, ja Ihnen davon abraten. Denn diese wichtige Fettsäure gelangt nicht durch die Bluthirnschranke in unser Gehirn. Unser Organismus bildet sie vor Ort selbst, sofern er gut mit den Vorläufer-Fettsäuren versorgt ist. Das bedeutet auch, dass eine fettarme Ernährung große Nachteile für unser Nervensystem haben kann.

Sie sehen, dass das Zusammenspiel der Fettsäuren, eine ausgeglichene Zufuhr und die körpereigene Produktion eine große Rolle spielen. Die Kunst besteht in der Balance und in der adäquaten Unterstützung der endogenen Produktion.

Auch das Haustier profitiert von den richtigen Fett-Gästen

Meine zwei altdeutschen Schäferhunde kommen täglich in den Genuss wichtiger Fettsäuren und werden so artgerecht wie möglich ernährt. Aus diesem Grunde »barfe« ich die beiden Vierbeiner und beuge so degenerativen Erkrankungen vor. Ich finde es tragisch, wie viele Haustiere an Diabetes erkranken, nur weil wir ihnen die falsche Nahrung geben. Hunde und ganz besonders Katzen leiden unter kohlenhydratreicher Kost! Sie brauchen in erster Linie Eiweiß und Fett in Kombination mit den richtigen Mineralstoffen.

John Bauer, Wissenschaftler an der Universität von Texas, hat sich ausführlich mit dem Thema Fett für Hund und Katze auseinandergesetzt. Er unterscheidet zwischen »unterstützenden Fetten« und »funktionellen Fetten«. Unterstützende Fette, zu denen er die einfach ungesättigte Ölsäure sowie die gesättigte Palmitin- und Stearinsäure zählt, fördern die Resorption fettlöslicher Vitamine und sorgen für eine hohe Nährstoffdichte für unsere Vierbeiner. Hunde und Katzen können gesättigte Fette in großen Mengen konsumieren, ohne negative Auswirkungen auf ihren Cholesterinspiegel. Sie sind Fettvertilger und das mit Leidenschaft! Probleme entstehen, wenn sie Kohlenhydrate verzehren. Wie wir Menschen setzen dann auch Hunde und Katzen große Mengen an Körperfett an.

Zu den funktionellen Fetten gehören die Linol- und die Arachidonsäure aus der Omega-6-Familie sowie alpha-Linolensäure und DHA aus der Omega-3-Familie. Fehlt den Tieren zum Beispiel die Linolsäure, verschlechtert sich ihr Hautbild. Da Katzen fast keine Delta-6-Desaturase- und keinerlei Delta-5- und Delta-8-Desaturase-Enzymaktivität aufweisen, müssen wir ihnen unbedingt mehrfach ungesättigte Fettsäuren über das Futter zufügen. Schließlich fressen Katzen aus gutem Grund gerne Mäuse und Fische – würde der Mensch sie nur lassen und ihnen nicht stattdessen Trockenfutter mit hohem Getreideanteil vorsetzen. Auch die Fähigkeit unserer Haustiere zur Reproduktion hängt von der Balance und der Menge verschiedener Fettsäuren ab, denn für die Bildung der Sexualhormone brauchen sie die richtigen Fettsäuren. Und falls Sie es ganz richtig machen wollen, sollten Sie Ihrem Haustier neben einer artgerechten Ernährung auch die richtigen Lichtverhältnisse anbieten. Denn auch Tiere brauchen zur Reproduktion und zur Erhaltung ihrer Gesundheit das volle Lichtspektrum und kein einseitiges Kunstlicht mit hohen Blaulichtspitzen. Sehr interessante Fakten können Sie dazu in John Otts aufschlussreichem Buch *Risikofaktor Kunstlicht – Stress durch falsche Beleuchtung* nachlesen.

Stellen Sie doch selbst natürliche Nahrungsergänzungsmittel für Ihren Hund oder Ihre Katze her! Es ist ganz einfach. Alles was Sie brauchen, sind einige wenige Zutaten und eine gute Küchenmaschine. Rezepte finden Sie ab Seite 142.

Heilmittel aus der Natur

Es gibt Rohstoffe aus der Natur, die für uns Menschen fantastische gesundheitliche Vorteile bringen. Dazu gehört das Bienenbrot Perga, das im Bienenstock bei speziellen Bedingungen aus Blütenstaubklümpchen entsteht. Der Arzt, Apitherapeut und Leiter der Abteilung für biologisch aktive Produkte der Imkerei im Forschungsinstitut der Imkerei Prokopovič in Kiew, Petro Vitenko weiß, dass die Zusammensetzung des Perga durch die Pflanzen bestimmt wird, von denen die Bienen den Blütenstaub sammeln. Daher variiert die Zusammensetzung, wobei es aber immer folgende Nährstoffe enthält: verschiedene Zucker, 16 Säuren und 13 Fettsäuren, dazu Karotinoide (Vorläufer des Vitamin A), Vitamine E, C, D, K, B1, B2, B3, B6 und Rutin, Kalium, Magnesium, Phosphor, Mangan, Eisen, Kupfer, Zink, Chrom, Jod, Kobalt und andere. Eine wichtige Rolle spielen organische Säuren, Enzyme und Stoffe, die sich ähnlich wie Hormone verhalten. Perga ist besonders reich an Karotinoiden und Vitamin E, es besticht also durch seine antioxidative Wirkung und durch sein interessantes Fettsäureprofil. Ein Rezept finden Sie auf Seite 151.

5

CAPTAIN FANTASTIC: EINMAL WILDNIS UND ZURÜCK

Im Zentrum dieses Kapitels stehen die mehrfach ungesättigten Fettsäuren (PUFAs, vom englischen Polyunsaturated Fatty Acids). Galten sie lange Zeit als pauschal gesund, so warnen viele Ernährungsratgeber heute vor den mehrfach ungesättigten Fettsäuren der Omega-6-Familie, wie Linolsäure (LA) oder Arachidonsäure (AA). Solche warnenden Worte werden Sie von mir nicht hören. Dagegen werden Sie aber auch keine lobenden Worte für Produkte mit (künstlich) hoch angereichertem Omega-3-Gehalt hören, wie sie wiederum in vielen Ratgebern empfohlen werden. Allgemeinplätze wie »Essen Sie sich gesund und beschwerdefrei« sind bei mir schon gar nicht erlaubt. Wollen Sie konventionelle Fett- und Öl»weisheiten« lesen, finden Sie diese in großer Zahl in verschiedensten Büchern – oder Sie können einfach den Empfehlungen der DGE oder der SGE folgen. Meine Mantra ist, wie Sie inzwischen fraglos festgestellt haben, dass ALLE Fettsäuren wichtige Funktionen in unserem Organismus innehaben.

PUFAs sind die Superhelden unter den Fettsäuren, keine Frage. Und ja, es gibt essenzielle PUFAs, die wir über die Nahrung zu uns nehmen müssen. Allerdings können sie einem das Leben aber auch zur Hölle machen. Nicht einmal die Wissenschaft ist sich über ihre Bedeutung völlig einig. Deswegen kann es auch keine allgemeingültigen Empfehlungen zum PUFA-Verzehr geben.

Leiden Sie beispielsweise unter rheumatischen Beschwerden, liegt das nicht an irgendeiner einzelnen Fettsäure wie der Arachidonsäure, sondern – neben einer wenig vorteilhaften Zusammenstellung Ihrer Ernährung – meist auch an verschiedenen anderen Aspekten Ihres Lebensstils. Das will natürlich kaum einer gerne hören, da solch eine Erklärung zu kompliziert ist! Eine schwarz-weiße Antwort ist sicherlich wesentlich anschaulicher – mit der klaren Unterteilung und Anweisungen wie »dies ist gut für Sie » und »dies ist nicht gut«. Ein sehr eindrückliches Beispiel dafür sind die Omega-3-Fettsäuren, denn ihnen hat man in jüngster Zeit einen regelrechten Freibrief ausgestellt. Wer seinem Organismus Gutes tun will, so die gängige Lesart, sollte Omega-3-Fette in Hülle und Fülle genießen.

PUFAS IN DER MODERNE

Genug des Zynismus! Beginnen wir mit einigen wichtigen Fakten zu den PUFAs:

Sie haben alle eine biologische Funktion.

- Die kürzesten PUFAs (LA und ALA) müssen wir mit der Nahrung zu uns nehmen, unser Organismus kann sie nicht selbst synthetisieren.
- Wir brauchen sie insbesondere im Winter, da sie unseren Zellen Nahrungsknappheit signalisieren. Unser Stoffwechsel wird gedrosselt und unsere Lichtabsorptionsfähigkeit gesteigert.
- Sie dienen nicht nur zur Energiegewinnung, sondern werden auch in unsere Zellmembranen eingebaut.
- Ihre besonderen Eigenschaften verdanken sie ihren Doppelbindungen, ihren freien Elektronen, ihrer Flexibilität, ihren niedrigen Schmelzpunkten und den aus ihnen gebildeten Signalstoffen, den Eikosanoiden.
- Aufgrund ihrer Doppelbindungen sind sie sehr reaktionsfreudig und oxidieren sehr leicht (Achtung: Gefahr der Lipidperoxidation!). Dabei bilden sie Peroxylradikale, die gefäßschädigend wirken.
- Unsere Organe benötigen sie in unterschiedlichen Formen und unterschiedlicher Menge. Zum Beispiel braucht unser Gehirn große Mengen an PUFAs, insbesondere DHA und AA, während unser Herz besser mit weniger PUFAs funktioniert.
- Sie spielen eine entscheidende Rolle in unserer Adaptationsfähigkeit an unsere Umwelt. In kalten Regionen profitieren wir mehr von PUFAs als in einer warmen Umgebung. Andererseits profitieren wir in warmen Jahreszeiten mehr von gesättigten Fettsäuren.
- Zur guten Unterstützung chronobiologischer Rhythmen sollte ihr Konsum den klimatischen Verhältnissen unserer Umwelt entsprechen.
- Sie sind entscheidend für die Funktion unserer Mitochondrien und dienen als metabolische Kippschalter, die den Stoffwechsel drosseln oder beschleunigen können.

Da von dieser Balance unsere kognitiven und sozialen Fähigkeiten und unsere Gehirnentwicklung abhängen, sollten wir PUFAs nicht nur maßvoll konsumieren, sondern auch in einem ausgeglichenen Verhältnis zueinander.

WICHTIGE PUFAS, EIGENSCHAFTEN UND VORKOMMEN IN DER NAHRUNG

Trivialname	Länge der Kohlenstoffkette: Zahl der Doppelbindungen	Typische Nahrungsquellen (enthalten auch andere Fettsäuren)	Energiebereitstellung in Form von ATP	$FADH_2$/NADH Ratio
Omega-3-Familie				
α-Linolensäure ALA	C18:3	v. a. in Leinsamen, Hanf- und Walnüssen, Raps und Ölen daraus	115,5	0,34
Eicosapentaensäure EPA	C20:5	Kaltwasserfische, Algen, Proteine (Membranproteine)	126,5	0,285
Docosapentaensäure	C22:5	biochemischer Indikator für Mangel an DHA	140,5	nicht relevant
Docosahexaensäure DHA	C22:6	Kaltwasserfische, Algen, Tiere aus Freilandhaltung, Proteine (Membranproteine)	139	0,285
Omega-6-Familie				
Linolsäure LA	C18:2	Saaten, Nüsse, **Öle aus Sonnenblumen, Maiskeimen, Distel- und Sojasaat**	117,5	0,4
gamma-Linolensäure GLA	C18:3	Borretschöl, Hanföl, Nachtkerzenöl	115,5	0,34
Arachidonsäure AA	C20:4	Schweinefett, andere tierische Fette, Milchfett, Eier	142	0,307

HOCHBRISANTE GÄSTE

PUFAs sind sehr biegsame Gestalten und lassen sich daher auf einer Party nicht leicht nebeneinander platzieren. Ebenso wenig lassen sie sich dicht beieinander in Zellmembranen packen. Aufgrund ihrer Struktur, die von je einem »Knick« pro Doppelbindung geprägt wird, verleihen sie Zellmembranen jedoch große Flexibilität.

Zur Erinnerung: Unser Organismus kann verschiedene Fettsäuren selbst bauen, aber dieser Prozess hat seine Grenzen. Denn es ist uns nicht möglich, Doppelbindungen in Fettsäuren-Positionen einzuführen, die weiter als neun Kohlenstoffatome vom Kopf der Fettsäure, der Carboxylgruppe, entfernt liegen. Auch hierbei dürfte sich Mutter Natur etwas gedacht haben, denn mit der Beschränkung der Synthesefähigkeiten für diese PUFAs schützt sie unsere Zellen höchstwahrscheinlich vor übermäßiger Lipidperoxidation. Wir können also aus der gesättigten Stearinsäure (C18:0) zwar die einfach ungesättigte Ölsäure (C18:1) bauen, aber nicht die zweifach ungesättigte Linolsäure (C18:2). Dazu müsste eine Doppelbindung in Position 12 eingefügt werden, was tierische Zellen jedoch nicht vermögen.

PUFAS SIND SEHR BIEGSAME GESTALTEN

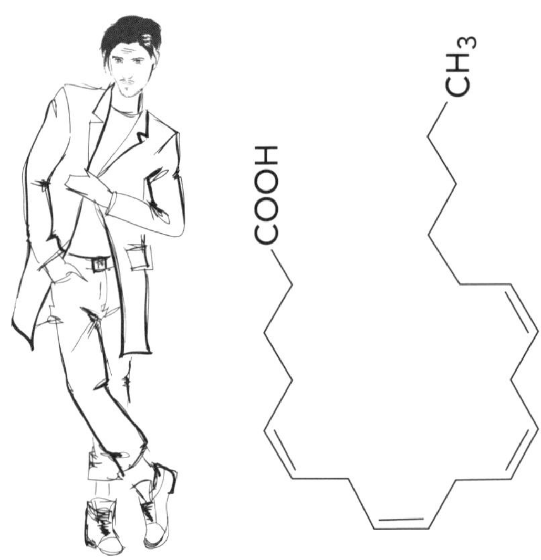

Eine Biosynthese der kürzesten Omega-3- und Omega-6-Fettsäuren ist also nicht möglich – und genau deshalb werden sie als essenzielle Fettsäuren bezeichnet: Für ihre Zufuhr sind wir auf unsere Nahrung angewiesen! Führen wir uns aber die Ausgangsfettsäuren der Omega-6- und Omega-3-Familie (LA und ALA) über die Nahrung zu, können wir die längerkettigen PUFAs aus diesen beiden »Mutterfettsäuren« herstellen: Zumindest in der Theorie sieht das so aus: Wir nehmen mit dem Essen ALA und LA auf und unser Organismus baut mithilfe von Desaturase- und Enlongase-Enzymen die längerkettigen PUFAs daraus.

STOFFWECHSEL DER OMEGA-3 UND OMEGA-6 FETTSÄUREN

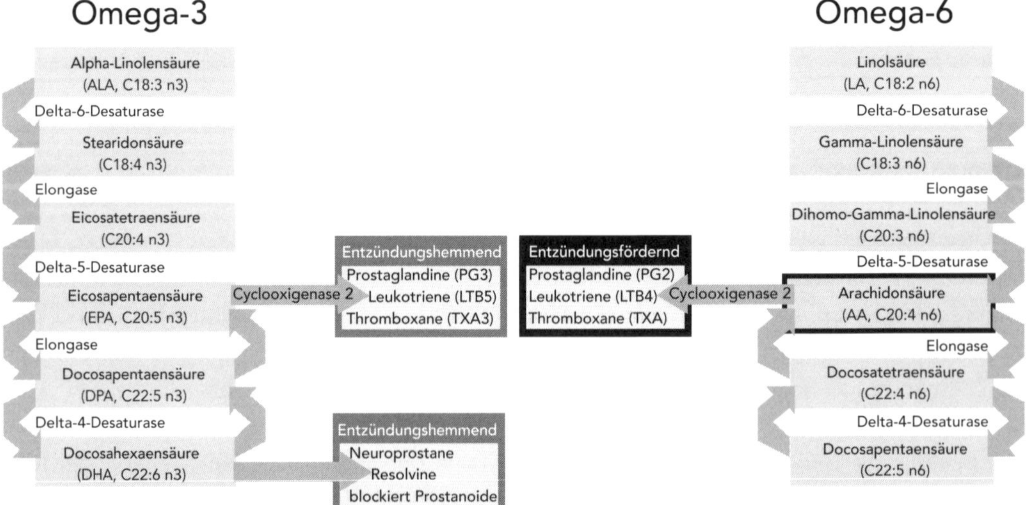

Von besonderer Bedeutung sind die Fettsäuren ALA, EPA und DHA der Omega-3-Familie sowie LA und AA der Omega-6-Familie.

Funktioniert das auch in der Praxis so? Falls ja, dann müssten Ärzte bei ihren Patienten in erster Linie einen Mangel an ALA feststellen, und nur dann würde auch ein Mangel an EPA und DHA vorzuweisen sein. Dem ist allerdings nicht so! Wir leiden nur äußerst selten an einem Mangel an ALA, dagegen häufig an einem Mangel an EPA und DHA! Zumeist werden zelluläre enzymatische Kompetenzeinbußen bei der Verlängerung und Desaturierung der »Mutterfettsäure« ALA ignoriert. Eine konventionelle Analyse dieser Situation fand ich in einem Online-Ärzteforum, bei dem ein Arzt der inneren Medizin wie folgt argumentierte: »Der Mangel an Omega-3 ist in Industrienationen wie Deutschland weit verbreitet und gehört dort zu den bekanntesten klinischen Mangelzuständen. Die durch den Bundesbürger im Schnitt aufgenommenen Mengen an Omega-3-Fettsäuren unterschreiten die Empfehlungen um ein Vielfaches.«

Was empfiehlt die Deutsche Gesellschaft für Ernährung (DGE) in Sachen essenzielle Fettsäuren? »Hinsichtlich der Fettqualität sollten gesättigte Fettsäuren durch mehrfach ungesättigte Fettsäuren ausgetauscht werden. Damit sinkt das Risiko für koronare Herzkrankheiten und die Gesamt- und LDL-Cholesterinkonzentration im Blut. Dies gelingt u. a. durch den vermehrten Verzehr von pflanzlichem Fett, wie z. B. Raps- und Walnussöl sowie den Austausch tierischer gegen pflanzliche Lebensmittel.« Und: »Die Alpha-Linolensäure kommt beispielsweise in Raps- oder Leinöl vor und wird in die biologisch aktiven Substanzen Eicosapentaensäure (EPA) sowie Docosahexaensäure (DHA) umgewandelt.«

All dies hat Folgen, positive für die Produzenten gewisser Öle, negative für den Konsumenten! Die Produktion pflanzlicher Öle mit vielen PUFAs wird vorangetrieben, der bereits hohe Konsum dieser Öle wird, wie in den folgenden Grafiken veranschaulicht, weiter angeregt.

PFLANZENÖLKONSUM IN DEUTSCHLAND

Fette aus Rapspflanzen dominieren den Markt

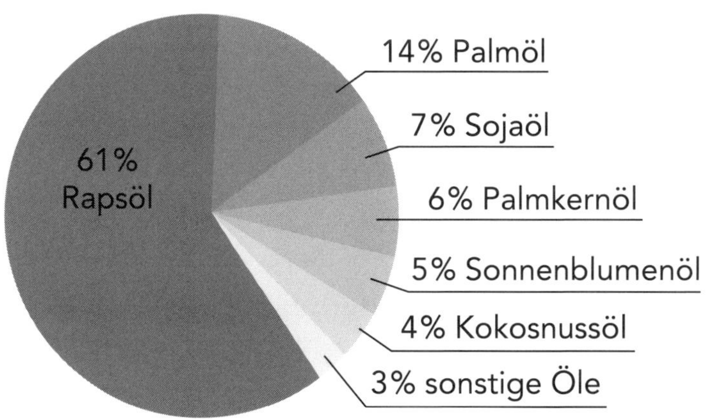

OMEGA-6- UND OMEGA-3-GEHALTE PFLANZLICHER ÖLE

Öl	Omega-6 in %	Omega-3 in %
Kokosöl	1,8	0
Olivenöl	9,8	0,8
Rapsöl	18,6	9,1
Erdnussöl	32	0
Sesamöl	41,4	0,7
Sojaöl	50,4	6,8
Maiskeimöl	53,5	1,2
Walnussöl	57,3	10,1
Sonnenblumenöl	63	0,5
Distelöl	74,6	0

ÜBERPRODUKTION VON OMEGA-6 REICHEN PFLANZENÖLEN IN DEN LETZTEN 40–50 JAHREN

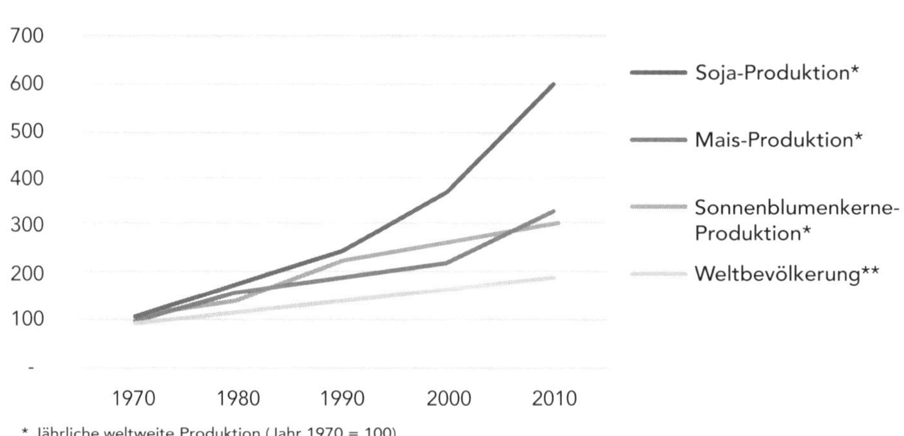

* Jährliche weltweite Produktion (Jahr 1970 = 100)
** Jahr 1970 = 100

Dieser Trend ist beunruhigend! Denn inzwischen weisen unzählige Studien auf die abträgliche Wirkung unseres abnormal hohen Konsums von Pflanzenölen hin – mit zum Teil sehr deutlichen Aussagen wie »Pflanzenölkonsum als Hauptverursacher von Krebs und Herzerkrankung«. Es deutet viel darauf hin, dass die Sterberate ansteigt, je mehr Pflanzenöle wir konsumieren!

STERBERATE UND HUFA IM GEWERBE

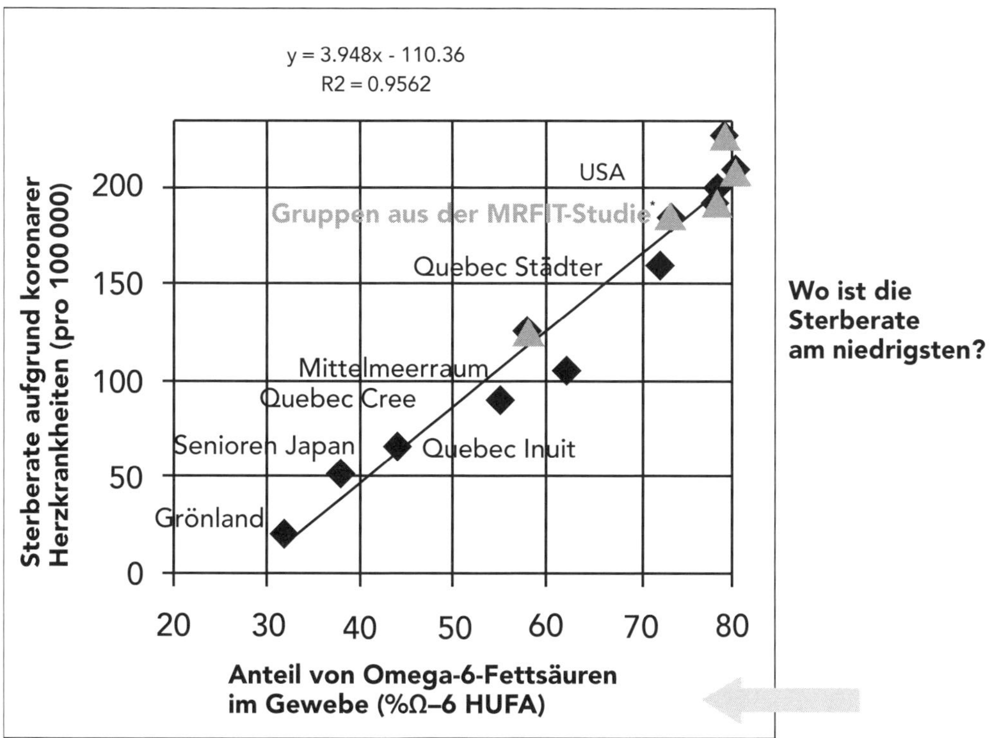

Je niedriger der Anteil von Omega-6-Fettsäuren im Gewebe, umso niedriger ist die Sterberate

Tauschen wir – wie von der DGE empfohlen – tierische gegen pflanzliche Fette aus, erhalten wir nur sehr wenig oder im schlimmsten Fall kein DHA und EPA und wesentlich weniger AA. Theoretisch wäre dies nicht problematisch – wenn, ja wenn wir diese Fettsäuren in ausreichendem Maße selbst bauen könnten. Die Praxis lehrt uns jedoch etwas anderes. Der Ernährungsbericht 2000 der DGE, in dem erstmals Werte für den Verzehr der Omega-3-Fettsäure ALA in Deutschland enthalten sind, spricht hier klare Worte: Nach ihrer Analyse der Werte schließen die Autoren des Ernährungsberichts, dass die Konversionsrate von ALA in EPA meist weit unter zehn Prozent und von ALA in DHA unter fünf Prozent liegt! Somit kann nur maximal ein Zehntel der verzehrten ALA in die Wirksubstanzen EPA und eventuell ein kleiner Restbestand in DHA umgewandelt werden. ALA selbst weist keine schützende Wirkung auf, muss also vom Körper zuerst in EPA umgebaut werden. Daraus kann DHA entstehen sowie entzündungshemmende Signalstoffe, die Eikosanoide.

* Multiple Risk Factor Intervention Trial (https://www.ncbi.nlm.nih.gov/pubmed/1627030): In 18 amerikanischen Städten wurden dazu 360 000 Männer mittleren Alters rekrutiert, unter diesen wurden 12 000 besonders gefährdete ausgewählt, Patienten mit familärer Hypercholererinämie wurden ausgeschlossen.

VOM EINFLUSS DER EIKOSANOIDE

Eikosanoide werden also aus mehrfach ungesättigten Fettsäuren gebildet, genauer gesagt aus jenen mit mindestens 20 Kohlenstoffatomen. Es gibt eine Fülle an Eikosanoiden, sie können von jeder Zelle gebildet werden und sie haben durch ihre hormonähnlichen Wirkungen immensen Einfluss auf unsere Gesundheit. Man unterteilt die Eikosanoide in Prostaglandine, Prostacycline, Thromboxane und Leukotriene. Sie sind an zahlreichen Prozessen und Körperreaktionen beteiligt, wie Blutgerinnung, Fieber, Allergien, Entzündungen, Schmerzen und vielen anderen. Da alle Eikosanoide Abkömmlinge mehrfach ungesättigter Fettsäuren mit mindestens 20 Kohlenstoffatomen sind, können diese wichtigen Botenstoffe nicht aus den beiden C:18-Fettsäuren LA und ALA gebildet werden – und machen diese daher zu ziemlich »oberflächlichen« Gästen unserer Lebensparty. AA, EPA und DHA sind dagegen Gäste mit besonders wichtigen Charaktereigenschaften.

Wie welche Eikosanoide entstehen

Zur Bildung von Eikosanoiden sind spezielle Enzyme nötig, sogenannte Cyclooxigenasen und Lipoxigenasen. Prostaglandine und Thromboxane sind Produkte der Cyclooxygenase-Wege (Cox1 und Cox2), Leukotriene entstehen durch die Einwirkung von Lipoxygenasen (Lox).

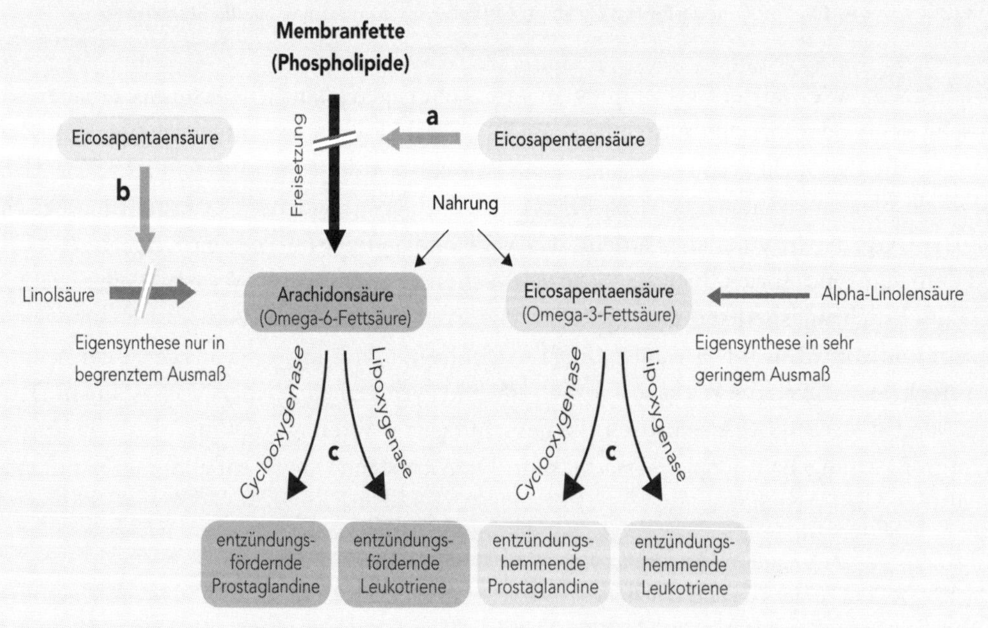

Die Prostaglandine werden in drei Hauptgruppen unterteilt, die mit einem Index beziffert sind, der die Anzahl der Kohlenstoff-Doppelbindungen und ihre Herkunft benennt. So haben zum Beispiel die Prostaglandine der Serie 2 immer zwei Doppelbindungen und entstehen aus AA.

Serie-1-Prostaglandine entstehen aus Dihomo-Gamma-Linolensäure (DGLA), einer dreifach ungesättigten Omega-6-Fettsäure mit 20 Kohlenstoffatomen (Eicosatriensäure genannt). Sie ...

- wirken stark entzündungshemmend, unterstützen die Nieren und den Wasserhaushalt (diuretische Wirkung) und verringern die Blutgerinnung.
- entspannen die Blutgefäße, verbessern die Durchblutung und können so blutdrucksenkend wirken. Bei Diabetikern verbessern sie die Insulinwirkung.
- verbessern die Nervenfunktion und fördern das mentale Wohlbefinden.
- steuern den Kalziumhaushalt.
- inhibieren die Freisetzung von AA aus den Zellmembranen und hemmen so die Bildung von Prostaglandinen der Serie 2.

Serie-2-Prostaglandine entstehen aus AA, einer vierfach ungesättigten Omega-6-Fettsäure. Sie ...

- wirken den Serie-1-Prostaglandinen entgegen.
- sind für die vier Kardinalsymptome einer Entzündung, Schmerz, Fieber, Rötung und Schwellung, verantwortlich.
- sind für eine überschießende Histaminreaktion verantwortlich.
- fördern Wassereinlagerungen.
- verengen die Blutgefäße und können die Blutgerinnung verstärken und verringern.
- haben also konträre Wirkungen. Über das, was tatsächlich passiert, entscheidet das zelluläre Umfeld.

Serie-3-Prostaglandine entstehen aus EPA, einer fünffach ungesättigten Omega-3-Fettsäure. Sie ...

- wirken der Entstehung und der Freisetzung damit den negativen Erscheinungen der Serie-2-Prostaglandine entgegen. Allein aus diesem Grund werden sie als entzündungshemmend beschrieben.

Für die Prostaglandinbildung werden nicht nur gewisse Fettsäuren benötigt, sondern auch bestimmte Vitamine und Mineralstoffe. Als wichtige Co-Faktoren unterstützen sie die enzymatischen Schritte der Prostaglandin-Synthese. Von besonderer Bedeutung sind hier Zink, Vitamin B_6, B_3 (Niacin) und Vitamin C. Fehlt einer dieser Stoffe oder steht er nicht ausreichend zur Verfügung, wird die Prostaglandin-Synthese blockiert oder gedrosselt. Einem Fettsäuremangel gleichende Symptome können daher an einer Störung der Prostaglandin-Synthese durch einen Mangel an Co-Faktoren liegen.

Die heute übliche Ernährung führt dazu, dass wir Fettsäuren der Omega-6-Familie (LA und AA) in sehr hohen Mengen zu uns nehmen. Dies bringt jedoch ihr Verhältnis zur Omega-3-Familie aus der Balance. Und es fördert eine einseitige Ausschüttung der Serie-2-Eikosanoide. In der Geschichte der Menschheit lag das Verhältnis von Omega-6- zu Omega-3-Fettsäuren zumeist bei 1:1 bis 4:1. Davon sind wir heute meilenweit entfernt – eine gelinde gesagt ungünstige Entwicklung!

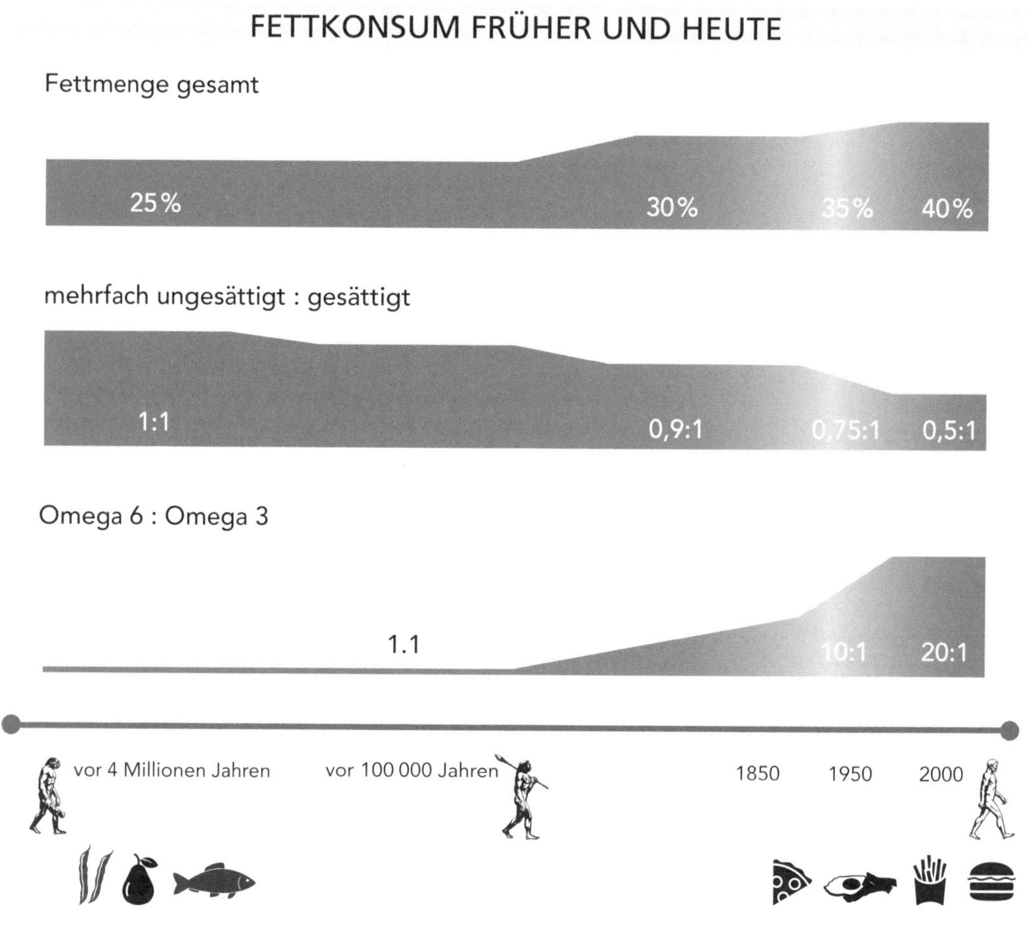

Farbige Version dieser Grafik siehe Bildteil, Seite 16 unten

Bis vor Kurzem haben wir von einem Omega-6- zu Omega-3-Verhältnis von etwa 1 : 1 profitiert und unsere Nahrungsfette aus Pflanzen und Tieren bezogen. Heute »ertränken« wir unseren Stoffwechsel jedoch in Omega-6-Fettsäuren aus raffinierten Fertigprodukten und industriell hergestellten Pflanzenölen.

Dazu kommt noch, dass sich auch das Verhältnis zwischen gesättigten Fettsäuren und PUFAs in unserer Nahrung verschoben hat, was die Oxidationsrate erhöht. Früher galt ein in Schmalz angebratenes, fettes Stück Fleisch als ein Segen, heute werden magere Filets in Pflanzenöl angebraten. Ist es nicht ironisch, dass wir heute angeblich »fettbewusster« leben, jedoch trotzdem mehr Fett als unsere Vorfahren konsumieren? In fast allen Produkten sind heute Omega-6-lastige Pflanzenfette versteckt, wir können einem Überkonsum kaum entfliehen. Ist es nicht erstaunlich, dass selbst Trockenfrüchte mit einem industriell hergestellten Pflanzenfett überzogen werden?! Ihnen ist das wahrscheinlich nicht bewusst, aber alle Chips, die Sie genüsslich knabbern, jeder gekaufte Keks beinhaltet Pflanzenfette, die reich an Omega-6-Fettsäuren sind! Gleiches gilt für verpackte Produkte wie Salatsoßen, Brote, geröstete Nüsse oder Fertigmüslis.

Wir entfernen uns demzufolge immer weiter von dem Fettsäuremuster, das unseren Stoffwechsel geprägt hat, und konsumieren »moderne« Fette in unphysiologisch hohen Mengen. Das hat gesundheitliche Konsequenzen. Verzehren Sie mehrheitlich Fettsäuren der Omega-6-Familie, erhöht sich die Wahrscheinlichkeit folgender Krankheiten:

- Kardiovaskuläre Krankheiten wie Herzinfarkte
- Diabetes Typ 1 und Typ 2
- metabolisches Syndrom
- Adipositas
- Autoimmunkrankheiten
- Makuladegeneration
- Arthritis
- Asthma
- Morbus Crohn, Reizdarm
- neurodegenerative Krankheiten
- Krebs

Versuchen wir diesen Missstand mit einem erhöhten Konsum von ALA zu kompensieren, stoßen wir auf weitere Probleme. Denn auch wenn wir über die nötigen Enzyme zur Desaturierung und Verlängerung dieser Fettsäure verfügen, wird sie doch nur unzureichend in EPA und DHA umgewandelt. Verfügen wir bei der Geburt noch über eine gute Enzymaktivität, büßen wir diese nach der Kindheit immer mehr ein. Die Folge kann ein Mangel langkettiger Fettsäuren der Omega-3-Familie sein und damit fehlen auch deren protektive Eikosanoide. Für mich gehören daher die Fettsäuren EPA und DHA wahrlich zu den Superhelden unserer Lebensparty.

Es stellt sich hier die grundsätzliche Frage, ob wir den Fokus bei unserer Ernährung wirklich auf die »essenziellen« Fettsäuren LA und ALA legen sollten oder ob nicht eigentlich deren Verlängerungsprodukte AA, EPA und DHA sowie ihre Derivate als »essenziell« betrachtet werden sollten? Haben wir durch die Umstellung auf »moderne« Fette und Öle eventuell sogar unseren Stoffwechsel verändert? Vertragen sich die PUFAs mit unserem Lifestyle und unserem modernen individuellen Biotop? Leben wir in der richtigen Klimazone für einen hohen PUFA-Konsum? Können wir durch einen geringeren Konsum unseren Stoffwechsel entlasten? Immerhin zeigen diverse Studien, dass wir die Versorgung mit den »essenziellen« Fettsäuren LA und ALA auch durch eine adäquate Zufuhr von DHA, AA und EPA gewährleisten können.

Eine wachsende Zahl von Ärzten, Wissenschaftlern und Fachautoren sieht das Hauptproblem eines hohen PUFA-Konsums in einer veränderten Funktion unserer Zellkraftwerke: Durch deren hohe Oxidationsneigung verändern sich die Flüsse geladener Teilchen (Protonengradienten) in der Elektronentransportkette der Mitochondrien. Außerdem gehen Protonen verloren, wenn die PUFAs in den Membranen der Mitochondrien oxidiert sind und dies beeinträchtigt ihre Fähigkeit zur Energiegewinnung. Zwar besteht kein Konsens darüber, was generell als positiv anzusehen ist, dennoch möchte ich Ihnen die Thesen der aus meiner Sicht wichtigsten Experten auf diesem Gebiet vorstellen.

Linolsäure: »gut« oder »böse«?

Tauchen wir mit Professor Brian Peskin gleich richtig in die Kontroverse ein. Gemeinhin wird die Omega-6-Fettsäure LA als gefährlich und entzündungsfördernd betrachtet. Peskin jedoch ist ein großer Befürworter der Linolsäure und ihrer Derivate. Er hält nicht nur ein leidenschaftliches Plädoyer für diese Fettsäuren, er spricht sich gleichzeitig gegen das verbreitete Loben der Omega-3-Fettsäuren aus, insbesondere der hoch ungesättigten marinen Fettsäuren EPA und DHA. Der weit verbreitete Omega-3-Hype richtet seiner Meinung nach mehr Schaden an, als wir verantworten können. Für Peskin sind alleine die beiden Fettsäuren LA und ALA von physiologischer Bedeutung, weshalb er sie auch als PEOs (Parent Essential Oils, essenzielle Elternöle) bezeichnet.

Sie wissen inzwischen, dass diese beiden Fettsäuren mit je 18 Kohlenstoffatomen und jeweils 2 oder 3 Doppelbindungen vom Körper nicht selbst hergestellt werden können und über die Nahrung zugeführt werden müssen. Fälschlicherweise ging man davon aus, dass diese essenziellen Fettsäuren zu einem wesentlich größeren Anteil in Fettsäuren mit längeren Kohlenstoffketten und mehreren Doppelbindungen umgewandelt werden. Nach Peskin liegt die Umwandlungsrate von LA zu AA und von ALA zu EPA jedoch bei maximal fünf Prozent, die Umwandlung zu DHA sogar nur bei einem Prozent. Das heißt: 95 Prozent der PEOs bleiben in ihrer ursprünglichen »Elternform«.

Die amerikanische Landwirtschaftsbehörde USDA (United States Department of Agriculture) gibt sogar noch geringere Umwandlungsrate an: Nach ihren Angaben werden nur 0,046 Prozent der ALA zu DHA und nur 0,2 Prozent ALA zu EPA. Die fälschlich angenommenen wesentlich höheren Umwandlungsraten haben nach Peskins Einschätzung dazu geführt, dass auch der Bedarf an EPA und DHA überschätzt wurde. Deshalb seien auch die empfohlenen Mengen zur Nahrungsergänzung mit diesen beiden marinen PUFAs zu hoch, was zu großen gesundheitlichen Nachteilen führt. Nehmen wir EPA und DHA beispielsweise in Form von Fischölkapseln in zu großen Mengen zu uns, können wir sie nicht schnell genug verbrennen und sie werden in unsere Zellmembranen eingelagert. Dies verändert die Zusammensetzung der Zellmembranen zu unserem Nachteil, denn sie werden dadurch durchlässiger und empfindlicher gegenüber Wärme und Licht. Dies fördert, so Peskin, unterschwellige Entzündungen, die Bildung freier Radikale und oxidierter LDL-Partikel und Krebs. Daher postuliert er, dass …

- es unverantwortlich, ja sogar schädlich ist, prophylaktisch Fischölkapseln zu verordnen, zumal diese die Insulinsensitivität verschlechtern und den Blutzuckerspiegel erhöhen,
- wir einem Trugschluss unterliegen, wenn wir denken, dass die Aktivität der Desaturase-Enzyme eingeschränkt sei, und wir daher nicht ausreichend EPA, DHA und AA bilden können,
- die marinen Fettsäuren EPA und DHA bei Zimmer- beziehungsweise Körpertemperatur spontan oxidieren und wir nie genügend Antioxidantien haben, um die Kaskade der Lipidperoxidationen aufzufangen,
- die Prostaglandine aus marinen Fettsäuren die Prostacyclin-Synthese aus Omega-6-Fettsäuren stören, wodurch das Gleichgewicht zwischen Durchblutung und Thrombusbildung gestört wird, sodass die Arterienwände verhärten,
- marine Fettsäuren Entzündungen fördern, die Bildung von Metastasen beschleunigen und den Sauerstoffgehalt im Gewebe verringern,
- marine Fettsäuren die Funktion unserer Mitochondrien beeinträchtigen und uns schneller altern lassen.

Sicher sind Peskins Ansichten in einigen Punkten extrem und auch etwas einseitig dargestellt. Dennoch sind viele seiner Argumente wissenschaftlich solide. Es überrascht Sie wahrscheinlich nicht, dass Peskin aufgrund seiner Aussagen nicht unbedingt zu den Wissenschaftlern gehört, die mit Leidenschaft zitiert und gelesen werden. Seine Ansichten sind ja nicht gerade verkaufsfördernd für die vielen Ratgeber und Ernährungskonzepte, die unzählige Ergänzungsmittel empfehlen und insbesondere die angeblich ach so guten (und teuren) Fischölprodukte anpreisen. Peskin wettert nämlich nicht gegen die marinen Fettsäuren an sich, sondern gegen den Konsum industriell hergestellter Fischölprodukte und ganz generell gegen industriell verarbeitete Öle.

Omega-3-Fettsäuren nur im natürlichen Paket

Diese Warnungen teile ich uneingeschränkt! Konsumieren Sie diese Fettsäuren nämlich über natürliche Lebensmittel wie Fisch, nehmen Sie ein Gesamtpaket aus Antioxidantien, Spurenelementen und einer Vielzahl von Fettsäuren zu sich. Und genau dann profitieren Sie auch von den hoch ungesättigten Fettsäuren. Denn erstens nehmen Sie sie über die Nahrung in einer für Sie richtigen Menge zu sich und können sie auch zeitnah verarbeiten. Zweitens befinden sich in Lebensmitteln auch sogenannte Furanfettsäuren, die äußerst wirksam freie Radikale abfangen. Furanfettsäuren können als kräftige Antioxidantien sogar Hydroxyl-Radikale neutralisieren und unterstützen uns im Kampf gegen die Schäden der Singulett-Sauerstoff-Radikale. Ölkapseln vermögen dies nicht! Oft ist das Fischöl in den Kapseln schon oxidiert und damit ranzig geworden. Daraus werden spätestens in unserem Magen in Verbindung mit der Magensäure toxische Aldehyde (4-HNE, 4HHE, und Malonaldehyd) gebildet, die von der Wissenschaft für die Entstehung von Alzheimer, Krebs und Arteriosklerose verantwortlich gemacht werden.

Pflanzen und Algen bilden Furanfettsäuren aus mehrfach ungesättigten Fettsäuren, um sich gegen die Einwirkung von Sonnenlicht und Wärme zu schützen. Könnte die Abwesenheit von Furanfettsäuren in üblichen Präparaten also ein Grund dafür sein, dass in Studien mit isolierten Omega-3-Fettsäuren meist keine signifikante Verbesserung, ja sogar negative Resultate verzeichnet wurden? Plausibel wäre es, denn der Erfolg von Omega-3-Fettsäuren liegt im Gesamtpaket der über natürliche Lebensmittel aufgenommen Nähr- und Schutzstoffe. Daher profitieren wir oft nicht von isolierten Gaben in Hochdosis!

Diese Ansicht teilt übrigens auch Professor Gerhard Spiteller von der Universität Bayreuth, der sich in unzähligen Publikationen über die Fehlinterpretation von Ernährungswissenschaftlern und Ärzten zu Omega-3-Fettsäuren äußerte. Auch Spiteller warnt vor der Aufnahme von PUFAs in Form von Nahrungsergänzungsmitteln.

Er zeigt auf, …

- wie atherosklerotische Plaques bereits innerhalb einer Woche nach Zufuhr von PUFAs entstehen,
- dass bei der industriellen Verarbeitung von PUFAs starke Lipidperoxidationsprodukte entstehen, die in unserem Organismus intensive Abwehrreaktionen auslösen und die Bildung von Prostaglandinen fördern,
- dass dabei überall kleine Zellverletzungen entstehen, die beim Überschreiten eines gewissen Maßes dazu führen, dass ganze Angriffskaskaden in Bewegung kommen, die zu großen Gewebsschäden führen,
- was schließlich zu einem Angriff auf fast alle Moleküle funktioneller Art führt, wie zum Beispiel Proteinen, Nukleinsäuren, Zuckern, Vitaminen und Enzymen,
- und dass sich das alles gleichermaßen bei Omega-6- und bei Omega-3-Fettsäuren ereignet. Diese Fettsäuren sind für Spiteller daher ganz klar atherogen.

Was heißt das für uns?

- Moderne Krankheiten sind auf die Lipidperoxidation zurückzuführen.
- Wir müssen so schnell wie möglich damit aufhören, unsere Zellen und unseren Stoffwechsel mit Fischölkapseln zu schädigen. Es sind im besten Fall schlechte Kopien der Art von Gästen, die unsere Party des Lebens zum Erfolg machen. Der Vorteil einer Omega-3-reichen Ernährung liegt in der Kombination dieser Fettsäuren und anderen Inhaltsstoffen natürlicher Lebensmittel.
- Furanfettsäuren spielen eine bedeutende Rolle im Kampf gegen die Oxidationsanfälligkeit der PUFAs.
- Wir müssen sofort den Konsum industriell verarbeiteter, bereits oxidierter Omega-6-Öle unterlassen. Diese Schurken haben auf unserer Party keinen Platz! Wir brauchen zwar ausreichend LA, aber in unverarbeiteter und nicht oxidierter Form!

Sind alle PUFAs problematisch?

Im wissenschaftlichen Universum der Fette gibt es selbstverständlich auch noch andere Auffassungen. Ein gutes Beispiel ist für mich der Arzt und Blogger Dr. Ray Peat. Als promovierter Biologie mit den Spezialgebieten Physiologie und Endokrinologie betrachtet Peat alle physiologischen Abläufe und die Entstehung moderner Krankheiten unter dem Gesichtspunkt der Konservierung und Bereitstellung von Energie. Der Prozess der Degeneration, dem mehr oder weniger langsamen Verlust von Lebens- oder Zellenergie durch Einschränkung optimaler Zellfunktionen, kann seiner Auffassung nach mit geeigneten energiekonservierenden Substanzen und Verhaltensmustern entgegengewirkt werden.

Einfach ausgedrückt ist Peat gegen alle PUFAs! Für ihn stellen sie eine große gesundheitliche Gefahr dar, und wenn es nach ihm ginge, würden wir auf unsere Party nur gesättigte Fettsäuren und MUFAs einladen. Für Peat gibt es keine essenziellen Fettsäuren. Ergo gibt es auch keinen Mangel an essenziellen Fettsäuren, weder an LA und ALA noch an AA, EPA oder DHA!

Für Peat steht die Funktion der Fettsäuren für das Zytoskelett im Mittelpunkt. Er wendet sich also vom traditionellen Fokus auf die Doppelmembran und ihre Funktion ab. Das Zytoskelett ist für die Form der Zellen, für die Bewegung, für Materialtransport, für Zellteilung und -differenzierung verantwortlich. Auch die Funktion der Mitochondrien sieht er als Teil der gesamten Funktion des Zytoskeletts. Dafür benötigen die Mitochondrien bestimmte Lipide, von denen manche die Kommunikation und Funktion des Zytoskeletts fördern, während andere schädliche Auswirkungen haben.

Warum erwähne ich einen Wissenschaftler, der Thesen vertritt, welche die konventionellen Ansichten über Omega-3-Fettsäuren ablehnen? Ist Ray Peat ein Quacksalber? Keineswegs. Dazu sind seine Analysen viel zu interessant und lehrreich. Schauen wir uns also seine wichtigsten Aussagen an. Nach Peat …

- entstehen durch den Konsum von PUFAs in Kombination mit Stress, Vitamin-E-Mangel und einem Hormonungleichgewicht (etwa einem Überschuss an Östrogen) schädliche metabolische Nebenprodukte wie Lipofuszin.
- haben gesättigte Fettsäuren die Fähigkeit, Stressreaktionen zu beenden, während PUFAs diese verstärken. PUFAs, insbesondere LA und AA, stimulieren die Stresshormone ACTH (Adrenocorticotropes Hormon), Kortisol, Adrenalin, Glukagon und Prolaktin.
- sind PUFAs bei allen Krankheiten der Moderne wie degenerativen Erkrankungen des Nervensystems, Krebs, Herz- und Gefäßerkrankungen, Adipositas und sämtlichen metabolischen Entgleisungen involviert.
- lässt sich bei Krebspatienten ein vermindertes Verhältnis von gesättigten Fettsäuren zu PUFAs beobachten. Omega-3-Fettsäuren fördern die Bildung von Metastasen.
- sind Alterungsprozesse immer mit einem zellulären Anstieg der PUFAs verbunden.

- blockieren die Fettsäuren DHA und EPA die optimale Verwertung von Glukose und Sauerstoff.
- verändern PUFAs, insbesondere DHA, die Struktur der alpha-Synucleine im Gehirn, die unter anderem die Dopamin-Ausschüttung regulieren. Bestimmte Synucleine sind für die Entstehung von Brustkrebs verantwortlich, besonders in Kombination mit Östrogen. Gesättigte Fette wirken gegenteilig, indem sie die Struktur der Synucleine verändern.
- stört LA die Struktur des Zytoskeletts, indem sie Zellfilamente verklumpen lässt.
- können sämtliche Fettmoleküle für eine normale Zellfunktion endogen gebildet werden. Dazu gehören alle gesättigten Fettsäuren sowie die MUFAs der Omega-9-Familie.
- brauchen Zellen stabile gesättigte Fettsäuren, die eine geringe Wasserlöslichkeit aufweisen. Je ungesättigter eine Fettsäure ist, umso wasserlöslicher wird sie. Das hat zur Folge, dass sie Hormone (vor allem Thyroxin) und Vitamine (besonders Vitamin A) ersetzen können.
- stehen PUFAs in direkter Konkurrenz mit Steroiden. Das ist am Sexualhormon-bindenden Globulin (SHBG), dem Transportprotein für Sexualhormone, zu beobachten. SHBG bindet diese Hormone im Blut und verhindert so, dass zu viel freie Hormone zirkulieren. Daher gilt SHBG als Kontrollmechanismus schädlicher Wirkungen der Sexualhormone. Bei einem Überschuss an PUFAs binden sich diese an SHBG und verdrängen die Hormone, was die Bildung hormonabhängiger Krebsarten fördern kann.
- lassen LA und AA sämtliche Membranen durchlässiger werden. In der Folge kommt es zu zellulären Schwellungen und die Mitochondrienfunktion wird gestört. Die erhöhte Durchlässigkeit ist an der Darmschleimhaut zu beobachten.
- verringern PUFAs die Aktivität der Cytochrom-C-Oxidase in den Mitochondrien. Je weniger PUFAs in die Membran der Mitochondrien eingebaut werden, umso optimaler und effektiver funktioniert die Atmungskette und damit auch die Energiegewinnung.

Peskin, Spiteller, Peat – diese kritischen Geister weisen uns auf die Komplexität des Zusammenspiels der Fettsäuren in unserem Organismus hin. Damit zeigen sie ex- oder implizit auf, dass wir uns nicht unkritisch von konventionellen und scheinbar einleuchtenden Informationen, wie sie in vielen Ratgebern zu finden sind, einnehmen lassen sollten. Unsere Party des Lebens ist ein fein abgestimmter Event. Die Kontrolle darüber entgleitet uns, wenn wir die Gesetze der Natur missachten und veränderte und industriell produzierte Nahrungsmittel (über-)konsumieren. Ignorieren wir dann auch noch die Wirkmechanismen des Lichts und der Chronobiologie, ist es kein Wunder, wenn es immer häufiger zu degenerativen Prozessen kommt.

Daher noch einmal mein Credo: Was der Körper selbst herstellen kann, verträgt er in großen Mengen, und er kann es auch selbst regulieren. Was wir nicht selbst herstellen können, brauchen wir nur in ganz kleinen Mengen, und zwar so natürlich wie nur möglich. Also Finger weg von industriell hergestellter Nahrung und Ergänzungsmitteln!

WIE SIE MIT INTAKTEN MITOCHONDRIEN DURCH DIE WECHSELJAHRE KOMMEN

Frauen müssen mit besonderer Vorsicht die Entwicklung und Veränderung ihrer Lipidzusammensetzung beobachten. Denn die verändert sich durch den Rückgang der Hormonproduktion zu unserem Nachteil! In einer aktuellen Studie dazu erklärt uns ein Team von Wissenschaftlern um Molekularbiologin Sandra Zàrate von der Universität Buenos Aires einen für Frauen immens wichtigen Vorgang: Bilden wir weniger Östrogen in den Eierstöcken, ändert sich das Fettsäureprofil der Zellmembranen in den Mitochondrien, vor allem in den Mitochondrien einer Gehirnstruktur, die direkt mit unserem Gedächtnis verbunden ist: im Hippocampus.

Was genau haben die Wissenschaftler festgestellt? Der Anteil an Palmitinsäure (C16:0) und Ölsäure (C18:1) in den Membranen sinkt. Dagegen steigen die gesättigte Arachinsäure (C20:0) und die Arachidonsäure (C20:4) an. Diese Veränderungen fördern die Peroxidation der Mitochondrienmembranen. Im Hippocampus verändert sich zudem auch noch die Zusammensetzung der Phospholipide: Der Anteil der reaktiven Eikosatetraensäure (C22:4, n-6) und der DHA (C22:6, n-3) steigt an, was ebenfalls zu einer gesteigerten Lipidperoxidation beiträgt. Bei Frauen mit Östrogenverlust hat dies eine höhere Rate an Demenzerkrankungen, einschließlich Alzheimer, zur Folge, weil das Östrogen die Fetttsäurezusammensetzung der Hirnzellen beeinflusst.

Eine Vielzahl an Studien hat bereits aufgezeigt, dass Frauen grundsätzlich eher an Demenzerkrankungen leiden als Männer, und zwar nicht, weil sie älter werden. Vielmehr scheint die reduzierte Energiegewinnung in den Mitochondrien der betreffenden Hirnstrukturen aufgrund eines Rückgangs zirkulierender Hormone ein wesentlicher Faktor zu sein. Auch junge Frauen können unter dieser nachteiligen Lipidzusammensetzung leiden, etwa wenn sie sich frühzeitig einer Entfernung der Eierstöcke unterziehen müssen.

Was bedeutet das für Frauen in den Wechseljahren? Es ist von Vorteil, wenn sie aufgrund des Rückgangs ihrer Östrogenproduktion sehr zurückhaltend mit PUFAs sind und regelmäßig gesättigte Fettsäuren verzehren. Außerdem lohnt es sich, zwei- bis dreimal im Jahr mindestens vier Wochen lang PUFA-frei zu essen. Während dieser Zeit kann der Körper die besonders reaktiven und damit ungünstigen PUFAs aus den Mitochondrienmembranen abbauen. Das hilft, die mitochondriale Bioenergetik zu verbessern, und das wiederum trägt zur Langlebigkeit bei. Doch was machen viele Frauen heutzutage, wenn sie in diese Lebensphase kommen? Sie steigen auf eine vegetarische oder gar vegane Ernährung um und verzehren viel zu viel mehrfach ungesättigte Pflanzenöle. Negative Konsequenzen für die Mitochondrien und für die Hirngesundheit sind damit vorprogrammiert.

DAS PRINZIP DHA: EIN ZWEISCHNEIDIGES SCHWERT

Haben Sie sich erholt? Dann sind Sie jetzt bereit für weitere Details aus der fantastischen Welt der mehrfach ungesättigten Fettsäuren. Als Vater-und-Sohn-Team haben sich die beiden Wissenschaftler Raymond und David Valentine intensiv mit den PUFAs und insbesondere der marinen Fettsäure DHA auseinandergesetzt.

Wie die Valentines an einer Fülle von Erkenntnissen aus Biologie und Physiologie aufzeigen ,hat die DHA zwei Seiten: Mal ist sie der Superheld und manchmal ein Bösewicht. Bei ihren Forschungen konzentrieren sich die Valentines auf die komplexe Rolle dieser faszinierenden Fettsäure in unseren Zellmembranen.

Die physikalischen und chemischen Eigenschaften der DHA ermöglichen es ihr, biochemische Prozesse in der Zellmembran zu beschleunigen. Davon profitieren wir in Form einer effizienten Energieproduktion, eines guten Sehvermögens, durch ein hoch funktionsfähiges Nervensystem und eine blitzschnelle Übermittlung von Lichtinformationen auf die zelluläre Ebene. Nicht nur wir Menschen, auch die gesamte marine Welt wäre ohne diese Fettsäure nicht denkbar. Man kann über die Genialität und den Einfallsreichtum nur staunen, mit denen die Natur diese Fettsäure einsetzt und wie sie aktiv ihre positiven und negativen Wirkungen kontrolliert.

Ich hatte schon erwähnt, dass sich die meisten Fettsäuren in unterschiedlichen Mengen in den Körpergeweben befinden. Hoch ungesättigte Omega-3-Fettsäuren wie die DHA sind hier besonders wählerisch. Sie sind in erster Linie im Gehirn, in den Augen, in Nerven- und Spermienzellen aufzufinden. Aufgrund ihrer extremen Reaktionsbereitschaft und dem damit verbundenen Risiko der Zellschädigung durch freie Radikale vermeiden es alle anderen Zellen tunlichst, zu viel DHA anzusammeln. Omega-3-Fettsäuren sind chemisch dermaßen instabil, dass sie schneller als jede andere Fettsäure oxidieren und ranzig werden.

Wenn sie so brisant ist, warum befindet sich dann ausgerechnet in unserem empfindlichen Gehirn so viel DHA? Warum sind unsere Augen, die dem Licht ausgesetzt sind, mit dieser Fettsäure durchtränkt? Warum sind die Spermien, die unser Fortbestehen garantieren, mit derlei »Sprengstoff« versehen? Die Natur muss sich etwas gedacht haben, die Vorteile müssen überwiegen, sonst hätte sich das Prinzip DHA nicht über Hunderte von Millionen Jahren erhalten.

Es muss Mechanismen geben, die diese extreme Reaktionsfähigkeit der DHA in Schach halten und unser Fortbestehen garantieren können. Genau darum geht es den Valentines. Welchen Beitrag liefern Fettsäuren für eine lange Lebensdauer? Welche Funktion übt die Zellmembran aus und welche cleveren Tricks verwendet unser Organismus, um die Superhelden schalten und walten zu lassen, ohne ihnen die Chance zu geben, zum Bösewicht zu mutieren?

Wie Zellen ticken

Unsere Zellen entscheiden permanent, ob ihre Mitochondrien gerade auf Hochtouren laufen sollen oder ob die Zellaktivitäten in Richtung Langlebigkeit tendieren. Je hochtouriger etwas läuft, umso schneller verschleißt es und umso mehr Oxidationen entstehen. Wir leben also entweder »fast and furious« oder gemächlich getaktet. Der Kippschalter für diese Entscheidungen sind die Nahrungsfette und unser Cholesterinspiegel unter der Instruktion wichtiger Clock-Gene.

Wenn es um Langlebigkeit geht, vermeiden unsere Mitochondrien DHA und andere PUFAs so weit wie möglich und bevorzugen stattdessen stabilere Fettsäuren in ihren Membranen. Von den Omega-3-Fettsäuren, die wir mit dem Essen aufgenommen haben, gelangen nur sehr wenige ins Gehirn. Unser Körper hält den Zustrom im Rahmen des Nötigen und vermeidet Exzesse, indem er überschüssige Fettsäuren der ß-Oxidation zuführt. Mit anderen Worte: Bevor sie Schaden anrichten können, werden sie zur Energiegewinnung verbrannt. Das ist eine clevere Anti-Aging-Strategie: Unsere Zellen nehmen sich, was sie brauchen und versuchen, den Überschuss so schnell wie möglich zu verstoffwechseln.

Mit natürlichen Lebensmitteln klappt das bestens. Nehmen wir aber zusätzlich viel Omega-3 als Nahrungsergänzungsmittel ein, verursachen wir große Überschüsse, die im Fettgewebe und in den Zellmembranen eingelagert werden. Und dann kann es gefährlich werden, denn die PUFAs machen die Zellen oxidationsempfindlicher! Zudem funktioniert die Verbrennung überschüssiger Omega-3-Fettsäuren nur, wenn die ß-Oxidation nicht durch erhöhte Glukosespiegel gestoppt wird. Hohe Blutzuckerwerte bremsen die Fettverbrennung. Können die überschüssigen PUFAs nicht zeitnah verbrannt werden, steigt die Gefahr der Lipidperoxidation!

Wie sich Mitochondrien vor Lipidperoxidation schützen

Daraus lernen wir, dass PUFAs zelluläre Vorgänge beschleunigen und schnell Energie liefern können. Das funktioniert allerdings nur dann relativ schadlos, wenn wir im richtigen Umfeld wohnen beziehungsweise wenn diese hoch reaktiven Fettsäuren im richtigen Temperatur- und Lichtumfeld zum Einsatz kommen. Je kälter unser Umfeld, umso mehr profitieren wir von den reaktionsfreudigen Eigenschaften der Omega-3-Fettsäuren. Je natürlicher das Lichtspektrum, umso mehr profitieren wir von ihren Lichtabsorptionseigenschaften. Daher befindet sich auch so viel DHA im Auge: Da sie stark auf Licht reagiert, erhöht sie die Sehstärke und beschleunigt die Impulsübertragung. Allerdings müssen sämtliche Komponenten im Auge, die DHA enthalten, alle zehn Tage erneuert werden. Der Verschleiß ist enorm. Wird zu wenig DHA nachgeliefert, kommt es zu degenerativen Augenkrankheiten.

Ein gutes Drittel unserer gesamten DHA wird innerhalb von sieben Tagen verbrannt (oxidiert). Innerhalb von drei Wochen ist alle DHA zu CO_2 abgebaut! Nachschub ist also wichtig, aber in

Mengen, die der Körper sicher verarbeiten und nutzen kann, ohne der Gefahr einer übersteigerten Bildung von freien Radikalen (ROS) zu unterliegen. Um dies zu gewährleisten, verfügt er über eine Reihe von Schutzmechanismen, wie beispielsweise Entkopplungsproteine (UCPs, vom englischen Uncoupling Proteins), die unter anderem die Aufgabe haben, freie Radikale einzufangen.

Ein anderer Kontrollmechanismus ist die Drosselung der Sauerstoffzufuhr. Um die Oxidation in Schach zu halten, holt sich das Gehirn je nach Bedarf die richtige Menge Sauerstoff aus dem Blut. An Zellen, die großen Sauerstoffmengen ausgesetzt sind, wie beispielsweise Herzzellen, lässt sich zeigen, dass sich dies nicht gut mit vielen PUFAs verträgt: Je höher der Anteil an PUFAs in den Herzzellen, umso kürzer die Lebensdauer. Werden PUFAs der Omega-3-Familie in Herzzellen eingebaut, anstatt ins Gehirn zu gelangen, verlieren wir an Lebensvitalität.

Der Hauptkontrolleur ist jedoch die ß-Oxidation. Bei Fettsäuren mit 18 Kohlenstoffatomen läuft sie extrem schnell ab, da wir sie nur in kleinsten Mengen brauchen. ALA wird vom Körper als hoch reaktiv erkannt und daher schnellstmöglich verbrannt. Bei der DHA läuft die ß-Oxidation etwa halb so schnell ab, weil wir erst einmal in die Zellen einbauen müssen, was wir dringend brauchen. Nur der Rest wird verbrannt. Anhand der Werte des oxidierten LDL-Cholesterins kann man erkennen, wie stark die Lipidperoxidation bereits ausgeprägt ist. Danach entscheidet sich, wie viel PUFAs ein Organismus verträgt. Auch der Energiebedarf spielt hier eine Rolle: Muss schnell ATP produziert werden, etwa bei Muskelarbeit, können auch viele Fettsäuren zur Energieversorgung verbannt werden.

Detail-Wissen: UCPs, die Entkoppler, ein uralter Zellschutz

Menschliche Mitochondrien besitzen fünf verschiedene enzymatische Schutzmechanismen, die wie kleine Kanäle fungieren. Sie heißen UCPs oder Entkopplungsproteine und befinden sich in der inneren Mitochondrienmembran. Sie wirken als Protonenkanal, der den elektrochemischen Protonengradienten der Membran kollabieren lässt. Dadurch wird die ATP-Synthese unterbrochen, die normalerweise von dem in der Elektronentransportkette aufgebauten Protonengradienten angetrieben wird. Fließen die Protonen durch die Kanäle des UCP1 ab, wird die ATP-Synthese umgangen (entkoppelt). Es wird also keine Energie in Form von ATP zur Verfügung gestellt, sondern in Form von Wärme abgestrahlt.

Besonders prominent ist dieser Mechanismus im braunen Fettgewebe (BAT, siehe ab Seite 25), der in erster Linie der Wärmebildung dient. Aus diesem Grund vernachlässigte man bis in jüngster Zeit andere Funktionen der UCPs. Heute wissen wir aber, dass die Protonen an Fettsäuren gebunden aus dem Inneren des Mitochondriums ins Zytoplasma geschleust werden müssen, wozu es die anderen Entkopplungsproteine braucht. Je effektiver dies passiert, umso förderlicher ist das für eine lange Lebensdauer.

UCP1, das erste entdeckte Entkopplungsprotein, dient in erster Linie der Thermogenese und dem basalen mitochondrialen Protonenverlust. UCP1 macht zehn bis 15 Prozent der Membranproteine in den Mitochondrien des BAT aus. Durch Kälteadaption kann dieser Wert drastisch gesteigert werden. Die Entkopplungsproteine UCP2 bis UCP5 sind Membranproteine, die überall zu finden sind, jedoch nur in geringem Maße im Fettgewebe. Die dienen weniger der Thermogenese, sondern der Entkopplung der ATP-Synthese und dem sicheren Ausschleusen von PUFAs aus den Mitochondrien ins Zellplasma. Damit modulieren sie die ROS-Bildung während der Atmungskette. Da am Cytochrom 1 die meisten ROS entstehen, wird dieses Atmungskettenenzym besonders streng durch UCPs reguliert.

Was aktiviert die UCPs? Es sind – wenig verwunderlich PUFAs und freie Radikale. Am stärksten werden sie durch Arachidonsäure (C20:4) angeregt, gefolgt von Linolsäure (C18:2), Ölsäure (C18:1) und Stearinsäure (C18:0). Die Aktivierung der UCPs kostet jedoch Energie. Je älter wir werden, umso weniger Energie steht den Mitochondrien zur Verfügung, um gefährliche PUFAs auszuschleusen. Dies könnte einer der Gründe dafür sein, warum wir im Alter höhere zelluläre PUFA-Werte aufweisen, was den Alterungsprozess zusätzlich beschleunigt. Zellulärer Membranschutz ist also ein »teures« Unterfangen. Unser Alterungsprozess hängt von der Fähigkeit ab, ausreichend Energie (ATP) zu produzieren, während wir gleichzeitig die energiezehrende Fähigkeit aufrechterhalten müssen, die gefährlichen PUFAs zeitnah aus den Mitochondrien zu befördern.

ENTKOPPLUNGSPROTEINE

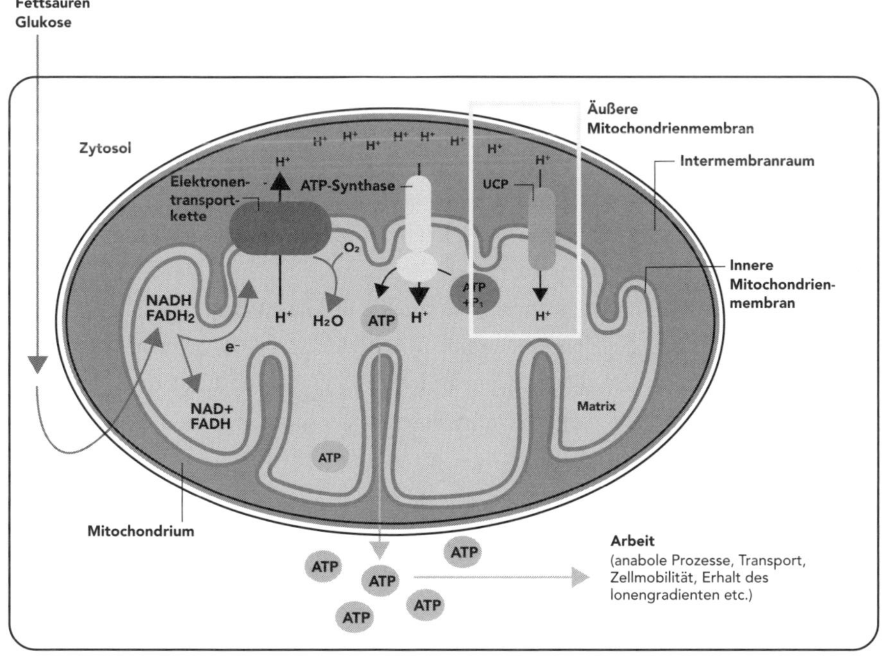

Unsere Mitochondrien bleiben also funktionsfähig und wehren sich gegen die schädliche Lipidperoxidation mithilfe ...

- der UCPs,
- der ß-Oxidation,
- der Drosselung der Respirationsrate und der Sauerstoffzufuhr (in der Nacht fällt die Respirationsrate des Gehirns und somit die Lipidperoxidation der Zellmembran auf ein Minimum),
- des von Organ zu Organ variierenden Sauerstoffgehalts,
- ihrer glykolytischen, das heißt »zuckervergärenden« Enzyme, die für die Spermienaktivität und Fertilität wichtiger sind als die Mitochondrien,
- der Myelinisierung von Nervenfortsätze in der weißen Substanz des Gehirns, die als O_2-Barriere dient. Die graue Substanz (ohne Myelinhüllen) nimmt zwar nur 40 Prozent der Gehirnmasse ein, verbraucht aber im Vergleich zur weißen Substanz (ausgeprägte Myelinisierung) 94 Prozent des Sauerstoffs),
- der Auto- und Mitophagie, einer Art Selbstreinigungs- und Recyclingprozess stark geschädigter Zellen respektive Mitochondrien.

FETT-WISSEN FÜR DIE PRAXIS: MITOCHONDRIEN FUNKTIONIEREN DURCH KÄLTE BESSER

Indem Sie Ihren Körper und Ihre Zellen an Kälte gewöhnen, können Sie die Funktion Ihrer Mitochondrien optimieren. Gehen Sie dazu wie folgt vor:

- Lassen Sie Ihr Verhältnis von Omega-6- zu Omega-3-Fettsäuren im Blut messen.
- Lassen Sie, wenn Sie es noch genauer wissen wollen, auch Ihren oxLDL-Spiegel messen.
- Liegt Ihr Omega-6- zu Omega-3-Verhältnis unter 10:1, können Sie direkt mit der Kälteadaptation beginnen. Ansonsten führen Sie gleichzeitig eine »Keine-PUFA-Kur« durch, durch die Ihr oxLDL-Spiegel reduziert wird.
- Alternativ zu einer Blutanalyse können Sie auch ein Glas Wasser mit Eiswürfeln trinken. Können Sie es in einem Zug trinken, ohne Beschwerden zu verspüren, sind Sie bereit für die Kälte-Thermogenese, die durch Kälte induzierte Wärmebildung Ihres Körpers. Spüren Sie dagegen ein Stechen im Kopf (»Brain Freeze«), müssen Sie zuerst die überschüssigen Omega-6-Fettsäuren aus Ihrem Gewebe eliminieren und Ihren Omega-3-Fettsäurespiegel anheben.

Schritt 1: Beginnen Sie mit Gesichtsbädern. Füllen Sie eine Schüssel mit kaltem Wasser und tauchen Sie Ihr Gesicht hinein. Bleiben Sie so lange eingetaucht, bis Sie wieder atmen müssen. Wiederholen Sie dies mehrmals hintereinander. Verwenden Sie danach jeden Tag kälteres Wasser, indem Sie Eiswürfel beifügen. Die Wassertemperatur sollte allerdings nicht unter 10° C fallen und Ihre Haut sollte zu jeder Zeit eine rosige Farbe behalten.

Wirkung: Ihre Haut wirkt frischer und straffer. Ihre Augen werden klarer, Tränensäcke schrumpfen, Schlupflider verringern sich, Licht kann effektiver absorbiert werden.

Schritt 2: Duschen Sie wie gewohnt, beenden Sie aber Ihre Dusche immer mit kaltem Wasser. Verkürzen Sie sukzessive die Warmduschphase, während Sie die Kaltduschphase verlängern. Bleiben Sie solange unter der kalten Dusche, bis Ihre Haut eine leichte Rotfärbung erhält oder/und Sie ein Durstgefühl entwickeln (trinken Sie dann sofort nach der kalten Dusche ein Glas kaltes Wasser). Sie können die Dusche auch auf Massagestrahl stellen und schlaffes Gewebe mit der eiskalten Dusche massieren. Wer unter Hämorrhoiden leidet, massiert diese auch gleich mit der kalten Dusche. Sollten Sie ein Dusch-WC besitzen, stellen Sie es auf kaltes Wasser um!

Wirkung: Ihr Hautbild verbessert sich. Ihr Bindegewebe wird gestärkt. Sie werden wacher und erleben ein gesteigertes Energieniveau. Jegliche Raumtemperatur erscheint Ihnen nach der Dusche wärmer, Sie frösteln weniger. Die Lichtabsorption über die Haut verbessert sich, der Stoffwechsel wird angekurbelt und die Durchblutung gefördert. Vom Kaltduschen profitieren übrigens auch Prostata und Eierstöcke. Durch das kalte Duschen steigern Sie sehr schnell die Bildung von UCP1.

Die Vorteile kalter Duschen

- frischen das Immunsystem auf
- fördern den Kreislauf
- verbessern die Durchblutung
- entgiften die Organe und verbessern deren Blutzufuhr
- verringern den Blutdruck
- steigern die Muskelaktivität
- stärken das Nervensystem
- aktivieren den Vagusnerv
- aktivieren Adiponektin

Schritt 3 (oder Schritt 4): Lassen Sie die Badewanne mit kaltem Wasser volllaufen. Trinken Sie ein Glas kaltes Wasser und essen Sie an Tagen der Kälteanwendung eine fettreiche Mahlzeit (im Sommer sollten Sie gesättigte Fette verwenden und im Winter Fisch mit Olivenöl essen). Atmen Sie tief ein und setzen Sie sich in die kalte Wanne. In der ersten Minute wird Ihr Herz etwas schneller schlagen und Ihre Atmung ist aufgrund der Kälte oberflächlich und schnell. Entspannen Sie sich! Nach einer Minute ist der erste Schock vorbei. Verweilen Sie so lange im Wasser, bis Sie zu schlottern beginnen. Ihr Körper versucht nun auf zweierlei Art, Wärme zu erzeugen: Zum einen fangen Ihre Muskeln an zu zittern und verbrennen dadurch Glykogen (besser als im Fitnessstudio!). Zum anderen verbrennen Sie jetzt Ihr eigenes Fett zur Wärmegewinnung. Steigern Sie langsam Ihre Badedauer, bis Sie ganz entspannt eine Stunde in der kalten Wanne sitzen können. Reduzieren Sie die Wassertemperatur, indem Sie Eis beifügen.

Wirkung: Sie bekommen Muskeln wie Stahl. Alles wird straffer und glatter. Sie verlieren Körperfett und bauen Muskelmasse auf. WAT wird in BAT umgewandelt (siehe Seite 27). Ihre Körperform verändert sich, Cellulitis geht zurück oder verschwindet. Hartnäckige Fettpolster verschwinden. Ihr Gehirn wird »umprogrammiert«: Ihr Hypothalamus schaltet effektivere Regelkreise und optimiert die Ausschüttung sämtlicher Hormone. Unterschwellige, chronische wie auch akute Entzündungen werden gemildert und letztendlich gestoppt, allergische Reaktionen gedrosselt. Ihr Schlaf verbessert sich, Ihr Energieniveau steigt und Ihr Immunsystem wird gestärkt. Sie entkoppeln die ATP-Synthese. Kältebäder verbessern bei vielen Menschen die Schlafqualität und sind daher sehr effektiv am frühen Abend. Wenn Sie aufgrund der Kälte allerdings zu sehr stimuliert werden, sollten Sie die Zeit anpassen und früher baden gehen. Das Kältebad ist auch sehr effektiv nach einer Infrarotbehandlung in der Sauna. Wärmen Sie sich danach nicht mit warmen Getränken auf! Das würde den Prozess stoppen. Alternativ können Sie danach in die Sonne gehen. Trainieren Sie Ihren Körper, eigenständig Wärme zu produzieren.

MIT HILFE VON KÄLTE EIGENSTÄNDIG WÄRME PRODUZIEREN

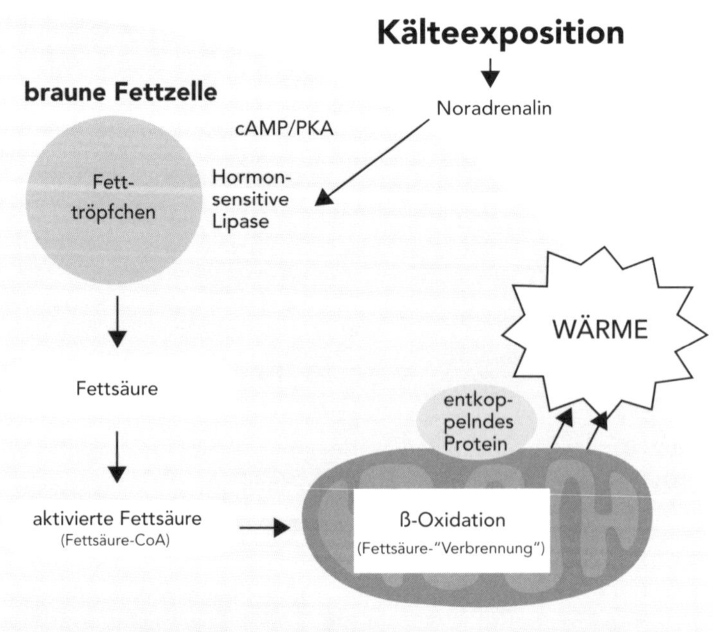

Schritt 4 (oder Schritt 3): Kaufen Sie sich ein Kompressionshemd, das die feinsten Blutgefäße Ihres Kapillarsystems komprimiert und so vor Kälteschäden schützt. Packen Sie 20 bis 40 kg Eis in Tüten ein. Legen Sie sich auf ein Bett oder Sofa und legen Sie das Eis auf Ihren Körper. Tragen Sie dazu unbedingt das Kompressionshemd. Entspannen Sie sich und kühlen Sie ab. Überprüfen Sie regelmäßig, ob Ihre Haut rosig bleibt und durchblutet ist. Sollte Ihre Haut weiß werden, brechen Sie die Sitzung ab. Sollten Quaddeln (punktförmige, rötliche Schwellungen) auftreten, haben Sie noch zu viele Omega-6-Fettsäuren im Gewebe und sollten zuerst Ihren Omega-3-Spiegel erhöhen. Beginnen Sie mit kurzen Sitzungen und steigern Sie die Dauer, bis Sie etwa eine Stunde unter dem Eis liegen bleiben können. Achten Sie auf Ihr Bauchgefühl. Oft wird man unter dem Eis müde. Das ist eine normale und gute Reaktion des Körpers. Ihr Gehirn leitet eine Art Winterschlaf ein.

Wirkung: Ihr Schlaf wird tief und erholsam. Das Hungergefühl schwindet. Sie kommen mit weniger Nahrung aus, steigern aber Ihr Energieniveau. Unliebsame Fettpolster schwinden schnell. Die Schilddrüse und sämtliche Hormone arbeiten effizienter. Sie frieren selbst im Winter nicht mehr. Leptin- und Insulinresistenz verschwinden. Die Blutzuckerregulation wird verbessert.

Schritt 5: Gehen Sie so oft wie möglich in kalten Seen oder Gewässern in der Natur schwimmen. Tragen Sie gegebenenfalls eine Mütze, um den Energieverlust über die Kopfhaut zu reduzieren. Tragen Sie falls nötig Socken oder Schuhe und Handschuhe. An den Händen und Füssen friert man am schnellsten und intensivsten. Bewegung im Wasser verstärkt die Fettverbrennung und den Muskelaufbau. Am effektivsten ist dies bei Sonnenlicht, denn dann kombinieren Sie die Wirkmechanismen von Licht und Kälte. Die beste Wirkung erzielen Sie am Meer! Gehen Sie am Anfang nicht allein ins Wasser, da Sie einen Muskelkrampf bekommen könnten. Laufen Sie immer zehn Minuten barfuß oder legen Sie sich auf den Erdboden. Das baut Mitochondrien auf.

Wirkung: Naturgewässer erden und befreien von elektromagnetischen Störfeldern. Wasser unter Sonneneinstrahlung ist elektronenreich und negativ geladen. Ihr Körper kann diese Ladung besser verarbeiten und Sie erleben eine optimale Tageslichtabsorption. Werden Sie Teil der Natur!

Cool bleiben

Tragen Sie seltener warme Winterjacken! Gehen Sie so oft wie möglich im T-Shirt nach draußen. Drehen Sie Ihre Heizung herunter und schlafen Sie in kalten Räumen. Lassen Sie die Heizung im Auto aus und verwenden Sie nie eine Sitzheizung. Trinken Sie immer kalte Getränke. UCPs sind bereits in der Mundschleimhaut vorhanden. Setzen Sie wann immer möglich Kältesignale. Nach einer großen Mahlzeit hilft das Kauen von Eiswürfeln, den Stoffwechsel und die Bildung von Dopamin anzuregen. Trinken Sie zu Beginn und am Ende Ihrer Mahlzeiten wann immer möglich ein Glas eiskaltes Wasser. Lesen Sie oder schauen Sie TV mit Eis-Packs im Nacken. Das fördert die Bildung von BAT. Verwenden Sie bei Schmerzen immer einen in Haushaltspapier gewickelten Eisbeutel. Und vergessen Sie nie: Eis- oder Kälteanwendungen sind wie Sport für jeden Muskel, auch für Ihren Herzmuskel! Bei diesem Training kommt es aber weder zur Ausschüttung freier Radikale noch zum Verschleiß.

Je schlechter Ihre Mitochondrien Energie produzieren können, umso mehr profitieren Sie von der Kälte. Der Sauerstoffkonsum in den Mitochondrien wird durch Kälteadaption drastisch gesteigert – Sie tanken Unmengen von Sauerstoff, was Ihnen in der Kälte nicht schadet! Ihre Muskeln bilden eineinhalb mal so viel UCP3 in ihren Mitochondrien. Sie steigern die Neubildung von Mitochondrien und vermehren die Anzahl Ihrer Energieproduzenten – das gibt Ihnen mehr zelluläre Energie und ist effektives Anti-Aging!

DETAIL-WISSEN: DHA UND LICHT – WARUM DIE EVOLUTION SO GROSSEN WERT AUF MARINE FETTSÄUREN LEGTE

Als das Leben auf der Erde komplexer wurde und sich aus kernlosen (prokaryotischen) Zellen die höher entwickelten kernhaltigen (eukaryotischen) Zellen entwickelten, entstanden nach und nach auch Zellorganellen mit eigenen Membranstrukturen wie die Mitochondrien, die als Kraftwerke der Zelle fungieren und entscheidend für die Energiegewinnung und das Überleben sind. Die notwendige Kommunikation zwischen den Mitochondrien und dem Zellkern wird unmittelbar über Lichtsignale geregelt, die von den Sinnesorganen und der Haut wahrgenommen und an die innere Uhr im Gehirn (SCN, siehe ab Seite 36) und an alle kleinen zellulären Uhren weitergeleitet werden. Die Masterclock im SCN kommuniziert die Umweltveränderungen in den Körper, indem sie die Pegel wichtiger Signalmoleküle (NAD^+ und SIRT1) verändert.

Und hier kommt auch die DHA ins Spiel: Sie ist in allen tierischen Zellmembranen unerlässlich, und zwar aus einem spezifischen, quantenphysikalischen Grund: In der Elektronenwolke der DHA sind die Elektronen sechs Ångström voneinander entfernt. Das ermöglicht den äußeren Zellmembranen, Elektronen besonders schnell »tunneln« zu lassen. In der Tat »fließen« die Elektronen in Mitochondrienmembranen, die weniger DHA enthalten, langsamer. Dieser Tunneleffekt macht den lebensnotwendigen Elektronentransport durch Membranen extrem effektiv. Je mehr Doppelbindungen eine Fettsäure hat, umso größer ist ihre Elektronenwolke und umso schneller können Elektronen übertragen werden!

Elektronenflüsse takten die innere Uhr

Die Geschwindigkeit und Art der Bewegung der Elektronen in unseren Mitochondrien ist von außerordentlicher Bedeutung. Der Elektronentransfer kann sehr schnell abfallen oder ansteigen – und das hängt von der Distanz der Elektronenüberträger zueinander ab. Liegen sie 0,08 Nanometer weiter auseinander, sinkt die Geschwindigkeit des Elektronentransfers um den Faktor 10! Diese Vorgänge beeinflussen Ihre zellulären Uhren und die Funktionsweise Ihrer Mitochondrien. »Stimmen« die Abstände, läuft der Elektronentransfer perfekt und Ihre Masterclock im Gehirn kann immer einen Tick schneller als die Uhren in allen anderen Geweben arbeiten. Und genau so soll es sein.

Tierische Zellmembranen besitzen dank ihrer DHA die ungewöhnliche und erstaunliche Fähigkeit, Sonnenstrahlen in Gleichstrom umzuwandeln. Diesen Gleichstrom nutzen tierische Lebewesen auf diesem Planeten, um ihr Gewebe zu regenerieren. Der Einbau von DHA in der Netzhaut des Auges und in den Zellmembranen ermöglichte es im Lauf der Evolution erstmals, die komplexen Nanomaschinen aller tierischen Eukaryoten vollständig quantenkohärent zu steuern. Was kompliziert klingt, bedeutet in der Praxis, dass es den Lebewesen dadurch leichter möglich wurde, neue Energiequellen anzuzapfen und sehr viel komplexer zu werden. Diese Komplexität ist im menschlichen Gehirn am stärksten ausgeprägt.

Ich verrate kein Geheimnis, wenn ich sage, dass es mich freut, wenn Wissenschaftler die weit verbreitete Überbetonung der Genetik hinterfragen. Argumentieren wir nämlich nur mit den Genen, geben wir das Zepter aus der Hand: Wir können unsere körperlichen und geistigen Miseren einfach der Vererbung anlasten, frei nach dem Motto: »Das ist mir in die Wiege gelegt worden, daran kann man nichts ändern.« Dem ist aber nicht immer so. Wissenschaftler wie Michael Crawford, Direktor des Instituts für Hirnchemie und menschliche Ernährung in London, sagen zum Beispiel, dass die DHA unseren Genen diktiert, was zu tun ist, und nicht umgekehrt. Schließlich hängen sämtliche zellulären Strukturen und ihre Funktionen von ihrem direkten Lipidumfeld ab. Auch das reibungslose Ablesen und »Übersetzen« der genetischen Informationen in Proteine hängt von der richtigen Fettsäurezusammenstellung vor Ort ab.

Fettsäuren sind also bei Weitem nicht nur dazu da, in der Zellmembran als Barriere zum wässrigen Teil zu dienen. Sie verfügen vielmehr über sehr spezielle elektromagnetische und -physikalische Eigenschaften, die das Leben eines hoch entwickelten Organismus wie des unseren erst ermöglichten. Es war also evolutionär von Vorteil, dass die DHA die Photonenenergie des auftreffenden Lichts eben nicht in Kohlenhydrate oder Proteine umwandelt, sondern in Gleichstrom, der für die Entwicklung und den Erhalt unseres Nervensystems unerlässlich ist.

LESETIPPS ZU KAPITEL 5

- B.L. Scott, Nicolas G. Bazan: »Membrane Docosahexaenoate is Supplied to the Developing Brain and Retina by the Liver«, Proceedings of the National Academy of Sciences, Mai 1989, 86(8), S. 2903-7
- Michael R. Hamblin: »Mechanisms of low level light therapy«, 14. Aug 2008
- Jack Kruse: »Reality #4: Why eye and brain diseases are exploding«, Blog vom 30. Dez 2016 (https://www.jackkruse.com/reality-4-eye-brain-diseases-exploding/)
- R.S. Kuipers: *Fatty acids in human evolution: contributions to evolutionary medicine*, Doktorarbeit, Groningen, 2012 (http://www.rug.nl/research/portal/files/2408993/thesis.pdf)
- Michael A. Crawford et al: »A quantum theory for the irreplaceable role of docosahexaenoic acid in neural cell signalling throughout evolution«, Prostaglandins, Leukotrienes and Essential Fatty Acids, 2012 (https://www.ars.usda.gov/ARSUserFiles/4986/set4/Final%20DHA%20 2012.pdf)
- Anja Leitz: *Better Body Better Brain: Das Handbuch zur Selbstoptimierung von Körper und Geist*, riva Verlag, München, 2016

6

ALLES STEHT KOPF: LET'S PARTY – ABER RICHTIG!

Jetzt haben Sie alle wichtigen Informationen bekommen, die nötig sind, um die große, abschließende Frage beantworten zu können: Wie organisieren Sie die Party Ihres Lebens, damit Sie so lange wie möglich gesund und fit bleiben? Von welchen Fetten profitieren wir und wie verwenden wir sie am besten? Im Folgenden fasse ich für Sie die wichtigsten Strategien zusammen, aus denen sich Ihr Plan ergibt, angepasst an die jeweiligen Eigenheiten Ihres Organismus und Ihres Umfeldes, an Ihre persönliche »Grenze« für die Zufuhr von Kohlenhydraten, die Flexibilität Ihres (derzeitigen) Stoffwechsels und Ihr Arbeits-und Lichtumfeld.

Je schlechter beispielsweise die Flexibilität Ihres Stoffwechsels ist, umso mehr müssen Sie darüber nachdenken, welche Gäste Sie anfänglich zu Ihrer Party einladen – und welche nicht. Mit der Zeit können Sie dann hoffentlich immer freizügiger mit Ihren Einladungen verfahren, Ihre Toleranzschwelle gegenüber »anstrengenden« Gästen sollte ansteigen. Je unnatürlicher Ihr Lichtumfeld, umso cleverer müssen Sie Ihre Fett-Gäste auswählen, um die Partystimmung nicht zu vermiesen. Auch das Timing Ihrer Party ist von Bedeutung, denn schließlich wollen Sie alle Gäste gut bewirten und unterhalten können. Und das funktioniert zu bestimmten Zeiten besser und effektiver als zu anderen.

DIE LOKALITÄT VORBEREITEN

Ihre Party findet natürlich in Ihrem Körper statt. Daher müssen Sie diese Lokalität, Ihr persönliches »party venue«, regelmäßig überprüfen lassen. Am besten einmal pro Jahr, aber spätestens alle zwei Jahre. Eventuell verträgt Ihr Körper nämlich keine wilden Partys mit allzu vielen Fett-Gästen und würde bei einem Massenansturm buchstäblich aus den Nähten platzen. Es könnte auch sein, dass eine kleine Party mit selektiv ausgesuchten Gästen erst das richtige Umfeld für größere und erfolgreichere Partys in der Zukunft schaffen muss.

Wie sollten Sie vorgehen? Zunächst lernen Sie, wie im ersten Kapitel beschrieben, Ihre Blutzucker- und Insulinreaktionen kennen. Messen Sie über mehrere Tage hinweg Ihren Blutzucker, sowohl nüchtern als auch nach einer Mahlzeit. Führen Sie Buch und vergleichen Sie Ihre Werte mit den Angaben auf Seite 39. Lassen Sie beim Arzt auch Ihren Langzeitblutzuckerwert (HbA_{1c}) messen. Meine Empfehlung für optimale Werte lautet:

Nüchternblutzucker:	< 5,5 mmol/l (< 100 mg/dl)
Postprandial:	< 6,9 mmol/l (< 124 mg/dl)
HbA_{1c}:	< 5,5 %

Achten Sie auf die Kohlenhydrat- und Eiweißmengen, die Sie zu sich nehmen. Messen Sie, ab welcher Menge Ihr Blutzuckerspiegel über die optimalen Werte wandert. Dann haben Sie Ihre persönliche Kohlenhydratschwelle gefunden.

Experimentieren Sie viel und häufig! Testen Sie im Büro und unter Kunstlicht. Testen Sie im Sommer und im Winter oder bei der Zeitumstellung im Frühling und Herbst. Lernen Sie Ihre individuelle Reaktion auf Nahrungsmittel und Umgebung kennen. Testen Sie unter Stress und während einer Entspannungsphase. Testen Sie unter Rot- wie auch unter Infrarotlicht gegen Abend oder in Kombination mit UV-Strahlung am Tag. Erfassen Sie, welches Lichtumfeld Ihren Blutzuckerspiegel schneller korrigiert. Es wird Ihnen schwerfallen, Ihren Körper genau kennenzulernen und zu optimieren, wenn Sie nicht testen und genau beobachten. Ihr Ziel ist es, Ihrem Körper zu ermöglichen, langfristig so geregelt wie möglich mit der Nahrung umgehen zu können.

Je deregulierter Ihr Blutzuckerspiegel ist, umso mehr gesättigte Fettsäuren und umso weniger Kohlenhydrate sollten Sie verzehren. Alternativ können Sie sich auch mit fettarmem (!) Fisch über vier Wochen wie in meinem Resetprogramm in *Better Body Better Brain* grundsätzlich neu »einstellen«.

Lassen Sie weiterhin Ihre Blutfettwerte messen. Von besonderem Interesse ist nicht der Gesamtcholesterinwert, sondern die Verteilung von HDL zu LDL, Ihr Triglyzeridwert und Ihr oxidiertes LDL! Auch Ihr GALT-System (engl. Gut Associated Lymphoid Tissue), Teil des lymphatischen Systems im Bereich des Darms, ist von großer Bedeutung, besonders wenn Sie unter Entzündungen und Nahrungsunverträglichkeiten leiden. Ihre Darmschleimhaut und Leber spielen bei allen Genesungsvorgängen eine besonders große Rolle: die Leber als **das** zentrale Stoffwechselorgan, die Darmschleimhaut aufgrund ihrer enormen Größe der inneren Oberfläche für das Immunsystem. Bedenken Sie, dass sich 70 bis 80 Prozent aller Zellen, die Antikörper produzieren, in der Schleimhaut des Darmes befinden!

Für einen reibungslosen Ablauf Ihrer Lebens-Party braucht es also eine gut funktionierende Leber und ein adäquates GALT-System. Hier kommt das HDL ins Spiel, denn ein hoher HDL-

Wert ist (in der Regel) ein Zeichen für eine gut funktionierende Leber. Auch die Größe Ihrer LDL-Partikel ist entscheidend, sie sollten möglichst groß sein. Ja, sogar Ihre Chylomikronen unterstützen Sie aktiv gegen mögliche Entzündungsschäden. Folgende Werte sollten Sie anstreben:

Gesamtcholesterin

Dieser Wert ist nur bei extrem hohen Werten (ab ca. 300 mg/dl) relevant. Ihr Körper stellt nach Bedarf Cholesterin her. Je höher Ihre chronischen Entzündungswerte sind, umso höher wird auch Ihr Cholesterinwert sein. Bei Werten über 270 mg/dl eventuell auch das CRP und den hsCRP-Wert messen lassen! Der Gesamtcholesterinwert setzt sich unter anderem aus LDL und HDL zusammen, wobei die Verteilung der beiden entscheidend ist.

HDL-Cholesterin

HDL-Partikel sind die kleinsten Lipoproteine des Körpers und enthalten etwa 25 Prozent des gesamten Cholesterins. Je höher der HDL-Wert, umso besser ist es in der Regel für unseren Körper. Daher streben wir einen hohen Wert an, der über die richtige Ernährung erreicht werden kann: > 60 mg/dl bzw. > 1,6 mmol/l

LDL-Cholesterin

Als Transportvehikel für Fette und Cholesterin im Blut sollte man LDL nicht als Gefahr betrachten, sondern als besonders wichtig für die Versorgung jeder einzelnen Körperzelle mit diesen beiden wertvollem Stoffen. Vielen Ärzten gilt ein erhöhter LDL-Wert dennoch als Hauptrisikofaktor für Arteriosklerose. Darüber brauchen Sie sich keine Sorgen machen, sofern Ihr HDL-Wert hoch genug, und sofern – noch wichtiger – Ihr oxLDL (siehe Seite 128) verschwindend niedrig ist!

Ein normaler LDL-Wert liegt bei: 100 bis 130 mg/dl bzw. 2,6 bis 3,4 mmol/l

Achten Sie darauf, dass Ihr LDL maximal doppelt so hoch ist wie Ihr HDL.

LDL:HDL-Quotient

Er dient dazu, Ihr Risiko für eine koronare Herzkrankheit (KHK) abzuschätzen:

LDL:HDL < 3	→ niedriges KHK-Risiko
LDL:HDL 3 bis 4	→ mittleres KHK-Risiko
LDL:HDL > 4	→ hohes KHK-Risiko

Als optimal betrachte ich LDL:HDL-Quotienten zwischen 1 und 2,5.

Oxidiertes LDL (oxLDL)

Bezeichnet durch Oxidation veränderte Phospholipide, ungesättigte Fettsäuren und Cholesterinmoleküle, die in den LDL transportiert werden. Für deren Entstehen sind freie Radikale verantwortlich. Es sind die oxidativ veränderten LDL-Partikel, die zu Verletzungen der Gefäßinnenschicht (Endothel) führen. Sie stören die Endothelfunktion maßgeblich und locken Abwehrzellen an. Daraus entstehen Schaumzellen, die unter dem Einfluss von Wachstumsfaktoren und einer verstärkten Verklumpungsneigung der Blutplättchen zur Plaquebildung und letztlich zur Unterbrechung des Blutflusses führen können – zum Infarkt.

Je höher Ihr oxLDL-Wert ist, umso stärker ist der oxidative Stress in Ihrem Organismus. Das erschwert Ihre Party des Lebens enorm, denn Stress im System lässt Partys ganz schnell zum Flop werden! Ein normaler oxLDL-Wert liegt bei 25 – 65 U/l – wobei Sie jedoch auf die Referenzwerte Ihres Labors achten sollten, da diese variieren können.

Triglyzeride

Triglyzeridwerte werden aus dem Blutserum oder Blutplasma ermittelt. Wichtig ist, dass Sie zwölf bis 14 Stunden vor der Blutentnahme nichts gegessen haben. Auch Kaffee und Milch verfälschen das Resultat. Trinken Sie für mindestens drei Tage vor der Blutentnahme keinen Alkohol und unterlassen Sie körperlich anstrengende Aktivitäten. Dann gibt Ihr Triglyzeridwert Auskunft darüber, wie viel Kohlenhydrate Sie regelmäßig verzehren, denn mit steigender Kohlenhydratzufuhr erhöhen sich die Triglyzeridwerte. Erhöhte Triglyzeride sind ein klares Anzeichen für eine Stoffwechselstörung, denn sie hängen eng mit Ihrer Leberfunktion zusammen. Erhöhte Werte führen auf Dauer zu großen gesundheitlichen Problemen.

Ein normaler Wert liegt bei <150 mg/dl bzw. < 1,7 mmol/l.

Mein optimaler Wert liegt bei < 80 mg/dl bzw. < 0,9 mmol/l.

Fettsäurespiegel

Sie wollen gerne wissen, wer sich derzeit so auf Ihrer Party tummelt, wer bislang hier ein- und ausgegangen ist? Dann sollten Sie einen Fettsäurespiegel erstellen lassen. Er ist ein hervorragendes Werkzeug für die Analyse einer Vielzahl gesundheitlicher Probleme. Sie erhalten detaillierte Informationen über jede einzelne Fettsäure und über das Verhältnis verschiedener Fettsäuren zueinander. Falls dies alles Neuland für Sie ist, rate ich Ihnen, das Resultat mit einem versierten Therapeuten oder Arzt zu besprechen. Daraufhin kann gezielt die richtige Zusammenstellung Ihrer Ernährung geplant werden. Alternativ können Sie Ihre Ergebnisse auch per Skype-Konsultation mit meinem Therapiezentrum Steinfels besprechen.

AM BESTEN OPEN AIR

Die besten Partys finden am Tage und im Freien unter natürlichem Tageslicht statt! Werden Sie daher Profi im Organisieren von Gartenpartys! Speisen Sie unter freiem Himmel und beenden Sie den Festschmaus lange vor dem Schlafengehen. Dann werden alle Ihre Fett-Gäste zu einer erfolgreichen Party beitragen und Sie werden lange von diesem Partyerlebnis profitieren.

Alternativ kann Ihre Party natürlich auch in Innenräumen stattfinden. Hier sollten Sie aber das Umfeld so natürlich wie möglich halten. Falls Sie nicht bei Tageslicht feiern können, beleuchten Sie den abendlichen Partyraum mit Kerzen und servieren Sie den Festschmaus am Anfang der Party! Vergessen Sie nicht: Je später die Stunde, umso nachteiliger ist es zu essen!

Zur Erinnerung:

- Blaulicht steigert die Kortisolproduktion (Stresshormon), erhöht die Insulinausschüttung (reguliert u. a. die Verwertung von Kohlenhydraten und Fett) und vermindert die Melatoninausschüttung (Schlaf- und Regenerationshormon).
- Wer sich ständig Kunstlicht aussetzt, hat mit erhöhter Fettspeicherung und Insulinresistenz zu kämpfen.

Falls Sie also Ihre Gäste nicht mit einem Korb voller Blaulicht-Blockerbrillen empfangen wollen (übrigens eine famose Idee), sollten Sie an den Leuchtmitteln Ihrer Kronleuchter arbeiten. Denn mit den passenden Leuchtmitteln können Sie Ihrem Organismus Gutes tun. Dr. Alexander Wunsch, Deutschlands einzigartiger Lichtexperte und -biologe, gibt dazu folgende Empfehlungen:

Gutes Licht ist Lebensqualität

von Dr. Alexander Wunsch, Heidelberg

Alle natürlichen Lichtquellen haben eine wesentliche gemeinsame Eigenschaft, nämlich die Allianz von sichtbarer Helligkeit und spürbarer Wärme. Während insbesondere der kurzwellige (also blaue) Anteil des sichtbaren Lichts das Potenzial hat, Zellstress und Sauerstoffradikale im Gewebe zu erzeugen, fördert der Wärmeanteil die Regeneration. In den natürlichen Lichtquellen liegt eine harmonische Verteilung der Strahlungsanteile vor, an die sich der menschliche Organismus im Laufe der Evolution optimal angepasst hat.

Im Bereich des Kunstlichts geht der Trend hin zur Monokultur – Industrie und Politik setzen alles auf eine Karte: die LED (= Leuchtdiode). Dieses Leuchtmittel wird als die Lösung aller Beleuchtungsprobleme gehandelt und schont langfristig angeblich Geldbeutel und Umwelt. Allerdings gibt es auch kritische Stimmen, denn die lichttechnischen und damit auch lichtbiologischen Eigenschaften der LED weichen in wichtigen Punkten stark von natürlichem Licht ab. Weiße LEDs sind kalte Lichtquellen mit hohem Blauanteil und meist schlechter Farbwiedergabe, die bei genauer Analyse des abgestrahlten Spektrums eher die Bezeichnung »Lichtsurrogat« verdienen. Neben den spektralen Eigenschaften flimmern die meisten LED-Lampen außerdem in Frequenzbereichen, die kaum bewusst wahrgenommen werden können, den Organismus auf unbewusster Ebene in Stress versetzen. Hinzu kommen elektromagnetische Störstrahlungen, die von den Vorschaltgeräten verursacht werden.

Mittlerweile gibt es zahlreiche Anhaltspunkte, dass das neue LED-Licht ein ernsthaftes Problem für unsere Gesundheit darstellen kann. Dies betrifft nicht nur einzelne Bevölkerungsgruppen wie Kinder oder Senioren, wie anfänglich angenommen wurde, sondern alle Menschen. Kunstlicht umgibt uns in sämtlichen Lebensbereichen, sei es im privaten Umfeld, am Arbeitsplatz oder in der Freizeit. Wem die Gesundheit am Herzen liegt, sollte also nicht warten, bis die Fragen nach der Schädlichkeit von LEDs abschließend geklärt sind.

Die meisten Menschen bekommen zu wenig ungefiltertes, echtes Tageslicht während der Stunden des Tages und zu viel künstliches Licht, insbesondere am Abend und in der Nacht. Was kann man hier tun, um die gesundheitlichen Risiken durch künstliches Licht so niedrig wie möglich zu halten?

1. Genehmigen Sie sich so oft wie möglich eine Prise natürliches Tageslicht, das nicht durch Fenster gefiltert ist.

2. Gehen Sie abends sparsam mit Kunstlicht um, vermeiden Sie den Blick in Bildschirme (auch Smartphones, Tablets usw.) oder verwenden Sie Blaulicht-Schutzbrillen. In den Abendstunden sind LED-Lichtquellen besonders problematisch, da der hohe Blaulicht-Anteil (auch bei den meisten sogenannten »Warmton«- Ausführungen!) die Ausschüttung von Melatonin behindert. Verwenden Sie Kerzen oder Glühlampen mit geringer Leistung (z.B. 20 – 30 Watt). Für die Orientierung bei Nacht gibt es automatische, batteriebetriebene Nachtlichter mit speziellen gelben LEDs, die kein kurzwelliges Licht abstrahlen und so den Melatoninhaushalt schützen.

3. Verwenden Sie dort, wo Sie Einfluss auf die Art der Beleuchtung haben, Halogenglühlampen. Schon jetzt sind leider nicht mehr alle Modelle erhältlich, aber die wichtigsten Bauformen kann man noch kaufen. Es ist ein guter Zeitpunkt, sich einige Halogenglühlampen auf Vorrat zu legen, da manche Händler ihre Lagerbestände zu günstigen Preisen abstoßen. Hier lohnt sich auch ein Blick in das Angebot bei Amazon oder eBay. Machen Sie am besten einen Rundgang in Ihrer Wohnung und erstellen Sie eine Liste der Leuchten, die Sie gerne weiterhin mit Glühlampen verwenden möchten. Um den Bedarf der nächsten 10 Jahre abzuschätzen, hilft folgende Faustregel: Halogenlampen, die

direkt an der Netzspannung betrieben werden, halten im Normalbetrieb etwa 2 Jahre (ca. 2000 Stunden). Halogenlampen mit 12 Volt haben eine Lebensdauer von etwa 5000 Stunden. Besorgen Sie sich Sonderformen, solange sie noch erhältlich sind.

4. Wenn Sie keine Halogenglühlampen verwenden können, sondern auf LED-Lampen bestehen, sollten Sie wissen, dass die meisten LED-Lampen, die momentan im Handel sind, nicht zu empfehlen sind. Die Gründe liegen zum Beispiel in starkem Lichtflimmern, hohen Blauanteilen (trotz angeblich warmer Lichtfarbe!) oder in einer schlechten Farbwiedergabe. Es gibt nur einige wenige Modelle, die aus dem üblichen Angebot herausragen. Allerdings ist es schwierig, hier eine Empfehlung auszusprechen, da die Produktzyklen aktueller Modelle oft so kurz sind, dass ein heute empfohlenes Modell schon morgen nicht mehr erhältlich sein kann.

5. Um Ihnen trotzdem eine Hilfestellung zu bieten, werden die wichtigsten Informationen auf dieser Internetseite zur Verfügung gestellt: www.gesundeslicht.info/lampen. Hier finden Sie ausführliche Angaben zu Glühlampen, Halogenglühlampen und empfehlenswerten LED-Lichtquellen. Die Hinweise werden aktualisiert, wenn zum Beispiel neue, verbesserte LEDs verfügbar sind.

TIPPS FÜR IHRE SPEISE- UND GETRÄNKEKARTE

Speisekarte für eine optimale Fett-Party

Hauptspeisen

- Frischer Fisch
- Fleisch aus Weidehaltung, schonend geschlachtet und leicht abgehangen
- Innereien wie Leber, Nieren und Herz vom Rind, Kalb und Lamm aus Weidehaltung
- Selbst gemachte Würste mit Fleisch und Gemüse aus zertifiziertem Bioanbau und Biohaltung
- Saisonales Alpschwein oder Spezialitätenschweinefleisch aus artgerechter Haltung
- Geflügel aus Freilaufhaltung in Bioqualität
- falls Fette zur Zubereitung verwendet werden, dann nur: Butter, Ghee, Kokosöl, Schmalz oder Olivenöl

Beilagen

- Saisonal und regional angebautes Gemüse, ungespritzt und frisch verarbeitet
- Saisonales Obst
- Eigenes Gemüse und Obst aus dem Garten
- Fermentiertes Biogemüse wie Sauerkraut
- Saisonale und regional angebaute Salate mit selbst gemachten Dressings aus Essig und etwas Olivenöl oder Avocadoöl
- Gedämpftes Gemüse mit etwas frischer Weidebutter oder Olivenöl und frischen Kräutern

Nachspeisen

- Selbst gemachte Eiscreme ohne Zusatzstoffe
- Saisonales Obst mit Schlagsahne
- Low-Carb-Desserts und -Kuchen (siehe das von Ulrike Gonder und mir veröffentlichte Buch *Backen Low Carb*, riva Verlag 2016)

Vergessen Sie nicht: Meiden Sie industriell hergestellte oder raffinierte Nahrungsmittel! Sie sind voller chemischer Substanzen, die unser Körper nicht verarbeiten kann, und liefern keine Licht- und Wasserinformationen. Sie lassen uns die falschen Informationen zukommen und verstellen unsere inneren Uhren. Bei Lebensmitteln aus der Natur verändert sich die inhaltliche Zusammensetzung saisonal, sie unterstützen unseren Körper als Zeitgeber und liefern wertvolle Inhaltsstoffe – in einer für Sie perfekten Zusammenstellung.

Getränkekarte für eine optimale Fett-Party

- Mineralwasser/Quellwasser
- Mit einem Vortex-Hahnaufsatz veredeltes Leitungswasser
- Kaffee
- Tee
- Rotwein
- Gemüsesäfte mit niedrigem glykämischem Index
- Smoothies mit niedrigem glykämischem Index und saisonalen Zutaten
- Rohmilch

DIE OPTIMALE GÄSTELISTE

Die Zusammenstellung Ihrer Fett-Gästeliste hängt sowohl von Ihrer Gesundheit, Ihrem Umfeld, der Jahreszeit wie auch dem Grad Ihrer sportlichen Betätigung ab und kann daher durchaus variieren.

Nehmen wir als ersten, wichtigen Faktor Ihren körperlichen Zustand. Anhand Ihrer Blutanalysen sind folgende Szenarien möglich:

1 **Alle Werte sind gut, Ihnen geht es blendend, und Sie wollen einfach sicherstellen, dass es bis ins hohe Alter so bleibt.**
Verfahren Sie wie in »Fett-Wissen für die Praxis« im ersten Kapitel (Seite 38 bis 40) beschrieben und richten Sie so weit wie möglich Ihre Ernährung nach den phänologischen Jahreszeiten aus (Seite 48 bis 52).

2 **Ihr Blutzuckerspiegel und Ihre Triglyzeride sind erhöht.**
Reduzieren Sie drastisch die Zufuhr von Kohlenhydraten, fasten Sie am Abend oder nehmen Sie am frühen Abend (nicht später als vier Stunden vor dem Schlafengehen) eine kleine Mahlzeit mit viel Fett und etwas Eiweiß zu sich. Halten Sie sich ansonsten an die Praxistipps aus dem ersten und dritten Kapitel. Trinken Sie keinen Alkohol! Achten Sie streng auf Ihre Kunstlichtexposition.

3 **Sie haben zu hohe ox-LDL-Werte.**
Vermeiden Sie vier bis sechs Wochen lang alle PUFAs (siehe »Fett-Wissen für die Praxis« im dritten Kapitel, Seite 74 bis 76). Wenn Sie Gewicht verlieren wollen oder müssen, essen Sie über diesen Zeitraum fettarm, bis Ihre LDL-Werte wieder im akzeptablen Rahmen sind. Falls Sie kein Gewicht verlieren müssen, profitieren Sie von der Verwendung gesättigter Fette, da diese ebenso dabei helfen, Ihre oxidierten Fettsäuren zu regulieren. Achten Sie auf Ihre Kunstlichtexposition!

4 **Ihr Fettsäurespiegel weist Dysbalancen auf. Sie haben einen Mangel an Omega-3-Fettsäuren, insbesondere von DHA und EPA, und einen zu hohen Wert an Omega-6-Fettsäuren.**
Machen Sie zuerst das Reset-Programm aus meinem Buch Better Body Better Brain und fahren Sie danach mit der Ernährung nach den phänologischen Jahreszeiten fort (Seite 48 bis 52).

5 **Sie treiben viel Sport oder sind Leistungssportler.**
Sie brauchen einen höheren Anteil an Fetten, Eiweiß und Kohlenhydraten. Je nach Sportart (Ausdauer oder hohe Intensität) treten entweder »fat shift« oder »crossover« ein. Variieren Sie Ihre Fettzufuhr, indem Sie genügend gesättigte Fettsäuren und ausreichend Arachidonsäure

mit Fleisch aus artgerechter Haltung, idealerweise von Weidetieren, zu sich nehmen. Verwenden Sie Kokosöl als pflanzlichen Lieferanten gesättigter und mittelkettiger Fettsäuren. Essen Sie mindestens zwei- bis dreimal pro Woche frischen Fisch als Lieferanten wertvoller Omega-3-Fettsäuren mariner Herkunft und reichern Sie Ihre Nahrung mit Oliven- und Avocadoöl an. Achten Sie auf Ihre Entzündungsmarker und die oxLDL-Werte und passen Sie Ihre Fettzufuhr entsprechend an. Je höher die Entzündungsmarker, umso mehr Fette mariner Herkunft. Je höher die oxLDL-Werte, umso mehr gesättigte Fettsäuren. Je nach Sportart profitieren Sie von zyklischem Carb Loading, das streng mit saisonalen Kohlenhydraten vollzogen werden sollte. Vermeiden Sie pflanzliche PUFAs! Bei zu geringer Fettzufuhr reduziert sich bei männlichen Sportlern der Testosteronspiegel.

6 **Sie sind eine Frauen in den Wechseljahren.**
Bei Hormonverlust verändert sich die Fettsäurezusammensetzung im Gehirn und in jeder anderen Zelle – allerdings von Organ zu Organ unterschiedlich. Generell verändert sich bei menopausalen Frauen durch den Verlust von Östrogen und Progesteron die Zusammensetzung der Phospholipide in der Zellmembran (siehe »Detail-Wissen« Seite 113). Daher sollten Frauen nach Eintritt der Menopause PUFAs pflanzlicher Herkunft meiden und, wenn überhaupt, sich mit pflanzlichen Omega-6- und Omega-3-Fettsäuren durch geringe Mengen an Saaten und Nüssen begnügen. Damit lässt sich der Bedarf an LA und ALA abdecken. Führen Sie zwei- bis dreimal pro Jahr – am effektivsten im Frühjahr und Sommer – eine streng fettarme Ernährung unter Meidung aller PUFAs durch. Dabei können Sie jedoch Kokosöl, Palmkernfett und eine geringe Menge an gesättigten Fetten aus fettreicherem Fleisch verwenden. Stocken Sie Ihre Omega-3-Fettsäuren mit Fisch auf. Verwenden Sie allerdings mehr fettarme Fische, Krustentiere und Austern. Essen Sie im Winter fettreich und lassen Sie alle Kohlenhydrate weg. Testen Sie regelmäßig Ihren Blutzuckerspiegel und Ihre oxLDL-Werte.

Prinzipielles zu Ihren Fett-Gästen

1 Sie dürfen immer **gesättigte Fettsäuren** einladen, denn sie richten keine zellulären Schäden an. Seien Sie aber immer maßvoll und achten Sie auf die Balance der Nährstoffe zueinander. Nichts sollte im Übermaß konsumiert werden. Gesättigte Fette sind von besonderem Vorteil im Sommer!

2 Die **marinen Fettsäuren DHA und EPA** sind für ein gut funktionierendes Nervensystem, gute Augen und ein funktionierendes Gehirn essenziell. Dafür ist ständig Nachschub aus natürlichen Nahrungsquellen wie Fisch und Algen nötig. Als Fettsäuren der Kälte und der kurzen Lichtzyklen sollten sie diese bevorzugt im Winter aufstocken. Im Sommer sollten Sie eher vorsichtig mit diesen Gästen umgehen und darauf achten, dass Sie ihnen genügend Antioxidantien durch saisonales Obst und Gemüse zur Seite stellen. Kältebäder wirken auch im Sommer unterstützend gegen Oxidationsvorgänge. Der Einbau wichtiger

Mikronährstoffe wie Jod wird durch gesättigte und einfach ungesättigte Fettsäuren unterstützt.

3 **Einfach ungesättigte Fettsäuren** werden mehrheitlich vom Körper selbst gebildet – vorausgesetzt Sie verzehren ausreichend gesättigte Fettsäuren und Ihre Kohlenhydratzufuhr entspricht Ihren körperlichen Bedürfnissen, Ihrem Umfeld und der Flexibilität Ihres Stoffwechsel. Gehen Sie auch mit Oliven- und Avocadoöl bewusst um, das heißt, verwenden Sie auch diese Öle regelmäßig, ohne es mit der Menge zu übertreiben.

4 **Mehrfach ungesättigte Fette pflanzlicher Natur** sollten Sie meiden. In jungen Jahren können sie schneller verstoffwechselt werden, richten weniger Schäden an, und der Körper kann sie effektiv als Brennstoff einsetzen. Im Alter ist dies nicht mehr so leicht möglich. Daher gilt: Je älter Sie sind, umso mehr profitieren Sie von einer Abstinenz bei diesen hochreaktiven Fettsäuren.

5 Meiden Sie IMMER **Transfette** und teilgehärtete Fettsäuren. Kaufen Sie Pflanzenöle nicht in großen Flaschen oder in Plastikflaschen (egal welcher Größe). Beziehen Sie qualitativ hochwertige Öle von kleinen Ölmühlen, die Ihnen hochwertige, frisch gepresste Ware in lichtundurchlässigen Flaschen mit Sauerstoffschutz und in kleinen Gebinden verkaufen. Die sollten Sie immer kühl und dunkel lagern und innerhalb weniger Wochen aufbrauchen!

DIE DYNAMIK IHRER PARTY – UND IHR ENERGIENIVEAU

Die Energiegewinnung ist **die** Grundvoraussetzung für das Leben und Überleben all′ unserer Zellen. Nur wenn Ihr Organismus geregelt und effizient Energie gewinnen kann, haben Sie ausreichend Power zur Verfügung, um mit Ihren Gästen eine erfolgreiche Party des Lebens zu feiern. Ihre Lebensenergie wird in den Mitochondrien freigesetzt, den kleinen Kraftwerken in Ihren Zellen. Die nehmen sich diese Aufgabe so sehr zu Herzen, dass sie ohne Bedenken ein Selbstmordprogramm einleiten, sobald ihre Energiegewinnung unter eine kritische Schwelle fällt.

Mitochondrien sind höchst empfindliche Geschöpfe und verhalten sich wie Fische in Gewässern. Was will ich Ihnen damit sagen? Mitochondrien sind kleine Organellen, die in unseren Zellen wie Fische im Ozean schwimmen, und unser Zellwasser ähnelt in seiner Zusammensetzung dem der Meere. Um die Gesundheit unserer Mitochondrien ist es heutzutage ähnlich bestellt wie um die Gesundheit und die Lebensqualität der Fische im Ozean. Beide Ökosysteme, Meer und Mensch, kränkeln aufgrund der Umweltveränderungen der modernen Zeit. Das ist tragisch, denn die Mitochondrien tragen am meisten zum Erfolg Ihrer Lebensparty bei: Von ihnen hängen Ihre Dynamik und Ihr Schwung ab.

Ob die Phospholipide in den Zellmembranen Ihrer Mitochondrien die richtigen Fettsäuren enthalten, bestimmen Sie über die Wahl Ihrer Nahrungsfette. Wie flexibel sich Ihre Mitochondrien an Ihre Umwelt anpassen können, hängt also von Ihrer Wahl der fetten Partygäste ab und wie Sie die Lokalität gestalten. Mitochondrien sind zwar wahre Party-Tierchen, aber wenn Sie die Party zu maßlos gestalten, wenn Sie die Nacht zum Tag machen, Ihre Mitochondrien zu vielen unliebsamen Gästen aussetzten oder die Räumlichkeiten durch Strahlung und künstliches Licht Ermüdungserscheinungen verursachen, laufen sie Gefahr, dass sie den Exzessen der Party erliegen. Je mehr Stress unsere Mitochondrien erfahren, umso mehr Schäden erleiden sie. Bei jeder Zellteilung werden diese Schäden an die Tochter-Mitochondrien weitergegeben. Im Fachjargon spricht man hier vom Grad mutierter mitochondrialer DNA (mDNA) beziehungsweise von der Heteroplasmie-Rate. Je höher sie ist, umso langweiliger wird Ihre Party.

Halten Sie daher Ihre interne Dynamik aufrecht und beachten Sie Folgendes zur Unterstützung Ihrer Zellkraftwerke:

- Trinken Sie regelmäßig gutes Quell- oder Mineralwasser ohne zugesetzte Halogene wie Fluor, Brom und Chlor. Natürliches Fluorid in Mineralwässern ist akzeptabel.
- Vermeiden Sie PUFAs pflanzlicher Natur.
- Achten Sie auf eine Omega-6- zu Omega-3-Ratio von unter 4:1. Der Wert der Omega-3-Fettsäuren sollte durch EPA und DHA bestimmt sein und nicht durch einen hohen ALA-Wert!
- Vermeiden Sie Fast Food und raffinierte Lebensmittel mit einer Vielzahl an Konservierungsstoffen und künstlichen Zutaten.
- Vermeiden Sie den regelmäßigen Gang in gechlorte Schwimmbäder und Hottubs!
- Werden und bleiben Sie leptinsensitiv. Arbeiten Sie Ihr Leben lang an einer guten Insulinsensitivität.
- Halten Sie Ihren HbA_{1c}-Wert unter 5,0 (maximal unter 5,5) Prozent.
- Verringern Sie unterschwellige chronische Entzündungen durch das Weglassen entzündungsfördernder pflanzlicher Omega-6-Fettsäuren und »mästen« Sie sich nicht mit Kohlenhydraten.
- Fette liefern im Gegensatz zu Kohlenhydraten auch ohne die Zufuhr von Photonen eine hohe Zahl an Elektronen. Nutzen Sie daher Fette und Ihre $FADH_2$/NADH-Ratio saisonal zur Unterstützung Ihrer Mitochondrien: Überlassen Sie die Superoxidproduktion im Sommer den Kohlenhydraten und konsumieren Sie dann gesättigte Fettsäuren, die nur eine geringe Superoxodiproduktion auslösen. Wer sich dauerhaft ketogen ernährt, muss die Superoxidproduktion mit Fetten anregen, die eine F/N-Ratio von mehr als 4,7 aufweisen.
- Ernähren Sie sich im Winter eher ketogen.
- Trainieren Sie Ihre Stoffwechselflexibilität mit intermittierendem Fasten, saisonal ketogener Ernährung und saisonalen Kohlenhydraten in den Sommermonaten.
- Nutzen Sie die Kälte zur Unterstützung Ihrer Mitochondrien.
- Meiden Sie ein Umfeld mit unnatürlicher Strahlung und künstlichen Magnetfeldern. Meiden Sie so weit wie möglich WLAN und WIFI. Drahtlose Netzwerke schädigen unsere

Mitochondrien und lassen unsere empfindlichen Fett-Gäste zu unangenehmen Besuchern werden.

- Gehen Sie regelmäßig in die freie Natur. Genießen Sie das volle Tageslichtspektrum auf der Haut und mit den Augen. Laufen Sie so oft wie möglich barfuß.
- Treiben Sie keinen Sport in Innenräumen unter Kunstlicht.
- Halten Sie Ihr oxLDL immer im untersten Referenzbereich.
- Achten Sie auf einen adäquaten Vitamin-D-Spiegel. Falls Sie supplementieren müssen, tun Sie dies im Sommer, wenn Sie zusätzlich Vitamin D durch UV-B-Strahlung bilden. Vermeiden Sie Hochdosis-Therapien.
- Pflegen Sie Ihren Melatoninspiegel. Gehen Sie vorsichtig mit Kunstlicht am Abend um und unterstützen Sie so Ihre Zirbeldrüse bei einer geregelten Melatoninproduktion bis ins hohe Alter.
- Vermeiden Sie künstliches Blaulicht.
- Verwenden Sie keine Kontaktlinsen. Sie blockieren wichtige Lichtfrequenzen zur Regulierung Ihres Gehirns.
- Pflegen Sie Ihr Darmmikrobiom. Essen Sie dazu regelmäßig Knochenbrühe, fermentierte Lebensmittel und gute Fette.
- Halten Sie sich an einen geregelten Tages- und Nachtrhythmus. Gehen Sie regelmäßig früh schlafen und essen Sie zu geregelten Zeiten. So unterstützen Sie Ihre internen chronobiologischen Rhythmen.

ORGANISATION UND PLANUNG IHRER FETT-PARTY

Jede Party profitiert von einer guten Planung und Vorbereitung. Planen Sie zum Beispiel schwanger zu werden, bereiten Sie die Party des neuen Lebens bereits vor Ihrer Schwangerschaft vor, um auch der nächsten Gastgebergeneration die besten Voraussetzungen zu geben. Als Frau muss man sich bewusst sein, dass die mitochondriale DNA über die Mutter an das Kind weitervererbt wird! Es ist daher von größter Bedeutung, dass Frauen vor einer Schwangerschaft die Lokalität der Party vorausschauend bestücken und aufräumen!

Dies gilt natürlich nicht nur für zukünftige Mütter, sondern für jeden Einzelnen unter Ihnen. Setzen Sie sich daher Ziele und planen Sie den Ablauf und die Art Ihrer persönlichen Party. Nehmen Sie sich dazu ausreichend Zeit und reflektieren Sie über Lokalität, Gäste, Speisekarte und Dynamik. Überlassen Sie wenig dem Zufall, nehmen Sie die Fäden in die Hand. Sprechen Sie darüber auch mit Ihrem Partner, Ihren Kindern, Verwandten und Bekannten. Sprechen Sie mit ihnen über mögliche Veränderungen und setzen Sie diese gemeinsam um. Verlassen Sie sich aber nicht auf die Hilfe anderer. Lassen Sie Ihre Speisekarte nicht durch wohlmeinend gedachte Mitbringsel anderer über den Haufen werfen. Das Menü planen Sie. Geben Sie daher, falls nötig, anderen Menschen genaue Instruktionen, womit Sie Ihre Party unterstützen können.

Scheuen Sie keine Veränderungen. Wenn die externe Lokalität, ob Wohnort, Arbeitsstelle oder Beruf, Ihrer Party nicht stimmt, verändern Sie diese, wenn nötig radikal. Es könnte sehr gut sein, dass Ihre Party dadurch an Dynamik, Elan und Länge gewinnt. Unterstützen Sie auch Ihren Partner und Ihre Kinder bei deren Party, zum Beispiel bei der Berufswahl. Denn diese entscheidet darüber, ob eine Party lebenslang dynamisch verläuft, denn das Berufsumfeld ist ein wichtiger Bestandteil des Lebens und hat maßgeblichen Einfluss auf die Zusammenstellung Ihrer fetten Gästeliste!

Laden Sie rechtzeitig ein. Planen Sie die Gästeliste im Voraus, um auch in den vollen Genuss aller geladenen Gäste zu kommen. Bestellen Sie die von Ihnen gewünschten Lebensmittel beim Lieferanten Ihres Vertrauens. Gehen Sie keine Kompromisse ein. Lassen Sie Ihre Lieferanten wie Metzger, Fisch- oder Gemüsehändler genau wissen, was Ihnen wichtig ist. Auch in guten Supermärkten kann man Waren vorbestellen. Geben Sie genaue Instruktionen über die gewünschte Herkunft und Zusammensetzung. Und nutzen Sie das Internet zu Ihrem Vorteil, falls Ihnen lokal nicht weitergeholfen werden kann.

Üben Sie sich in Maß und Balance! Vergessen Sie nie: Die Kunst liegt in der Ausgewogenheit Ihrer Gästliste! Nichts sollte im Übermaß konsumiert werden. Unser Organismus hasst Exzesse und liebt das Gleichgewicht, denn das konserviert Energie und fördert die Regeneration. Fettsäuren beweisen ihre außerordentlichen Fähigkeiten meist (nur) dann, wenn sie in gesunden Proportionen und nicht in überphysiologischen Mengen und einseitig konsumiert werden.

FETTES NACHWORT: IN EIGENER SACHE

Nach Beendigung dieses Buches habe ich mit großem Elan mein nächstes Projekt begonnen. Dieses Mal handelt es sich aber nicht um ein neues Buch, wobei – wie ich hoffe – mein neues Projekt meinen Lesern und Kunden dient. Ich habe für Sie eine exquisite Lokalität gestaltet, das Steinfels Lifestyle B&B: für Ihre Party des Lebens, wo Sie die vielen Tipps, Infos und Tricks aus meinen Büchern ausprobieren und genießen und mit mir zusammen feiern können.

Nehmen Sie Teil an meinem persönlichen Party-Lifestyle in einer gesundheitsfördernden Umgebung mit spannenden Fett-Gästen und unter den richtigen Lichtverhältnissen. Tauchen Sie Ihre Mitochondrien mit meiner Hilfe in kalte Gewässer ein, baden Sie in meinem Garten oder nutzen Sie das herrliche kalte Wasser der Thur, der unsere schöne Region Toggenburg durchzieht. Gerne helfe ich Ihnen dabei, Ihre eigene Fette-Party (besser) zu planen oder unterstütze Sie aktiv in einem optimierenden Reset.

Ich würde mich sehr freuen, Sie nicht nur über meine Bücher unterstützen, sondern Sie auch ganz persönlich kennenlernen zu dürfen. In diesem Sinne verabschiede ich mich mit einem herzlichen »Auf Wiedersehen« und wünsche Ihnen nun viel Erfolg mit der Organisation und Gestaltung Ihrer persönlichen Party des Lebens!

Ihre Anja Leitz

Weitere Infos finden Sie unter www.haus-steinfels.ch

REZEPTE

FETTE REZEPTE ZU KAPITEL 1: VIEL FETT UND VITAMINE

Wer konzentriert liest und sein Gehirn auf Hochtouren laufen lässt, verbraucht richtig viel Energie. Sie wissen ja nun, dass Sie diese Energie entweder in Form von Kohlenhydraten zuführen können, was jedoch recht bald wieder Nachschub erfordert. Besser, Sie versorgen Ihr Gehirn mit Energie aus Ketonkörpern, die Sie ganz einfach aus Ihrem eigenen Körperfett herstellen können. Außerdem sollten wir unsere grauen Zellen immer mit wichtigen Vitaminen und Omega-3-Fettsäuren verwöhnen. Mit meinen beiden ersten Rezeptvorschlägen gelingt das leicht.

VITAMIN-A-TORTILLA (Foto siehe Bildteil, Seite 1)

Portionen: 10
Vorbereitungszeit: 15 Minuten
Garzeit: 2 Stunden
Gesamtzeit: 135 Minuten
Nützliches Gerät: Slow Cooker für 6 bis 8 Personen

Zutaten

1 EL rotes Palmöl (z. B. von der Ölmühle Solling)
8 Schalotten, geschält und längs halbiert
1 kg Hackfleisch, halb Weiderind, halb Weiderinderleber
1 großes Stück frischer Ingwer oder Sushi Ingwer, in Stückchen geschnitten
1 EL Chiliflocken
1 kleine Zucchini, in feine Stifte geschnitten/gehobelt
Salz und Pfeffer
15 Eier
150 ml Wasser
1 TL Meersalz
1 TL Anissamen
reichlich frisch gemahlener Pfeffer
1 TL Kalbsfond Concentré ohne Geschmacksverstärker (optional)
3 EL Gelatine als Nahrungsergänzungsmittel

Zubereitung

Palmöl in einer tiefen Bratpfanne erhitzen. Schalotten zusammen mit dem Hackfleisch, Ingwer, Chili und Zucchini anbraten. Mit Salz und Pfeffer abschmecken. In der Küchenmaschine die restlichen Zutaten gut miteinander verrühren. Die Eiermasse in den Slow Cooker (alternativ in eine tiefe Gratin- oder Lasagneform) geben und die Fleischmasse darin verteilen. 2 Stunden auf hoher Stufe (100 °C) garen. Auf eine Platte stürzen und in großen Rechtecken mit Salat oder Sauerrahm servieren.

FITNESS-STATT-FATNESS-DINNER (Foto siehe Bildteil, Seite 2)

Portionen: 8
Vorbereitungszeit: 10 Minuten
Gesamtzeit: 10 Minuten

Zutaten
1 Omega-Boden (s. u.)
1 Portion Pesto
200 g frische Salicornia (Queller)
300 g Fetawürfel, mit Kräutern und Olivenöl mariniert
100 g geräucherter Wildlachs
Kapern
Condimento Bianco Barricato (Balsamico aus dem Eichenfass)
getrocknete Blüten (optional)

Zubereitung

Das Pesto auf dem Boden verteilen. Salicornia und Fetawürfel darauf verteilen. Den Lachs in Streifen (2 cm breit) schneiden und in Rosetten zwischen das Salicornia setzen. Mit etwas Balsamico beträufeln und Kapern nach Geschmack darüber verteilen. Die Blüten darüber streuen. Ich habe getrocknete gelbe Blütenblätter aus meinem Garten verwendet.

OMEGA-BODEN

Portionen: 8
Vorbereitungszeit: 2 Minuten
Backzeit: 20 Minuten
Gesamtzeit: 22 Minuten

Zutaten
225 g Mozzarella, gerieben
60 g Kokosmehl
30 g Parmesan, gerieben
20 g goldener Leinsamen
1 TL Knoblauchgranulat
1 TL getrocknetes Thai Basilikum
15 g abgetropfte kleine Kapern aus dem Glas
3 kleine Eier

Zubereitung

Alle Zutaten mit den Händen zu einem Teig kneten. Den Teig zwischen zwei Backpapierbögen legen und passend für die Backform auswellen. Hier wurde ein rechteckiges Backblech von 32 cm Länge verwendet. Den Teig mit dem Backpapier in das Backblech legen, das obere Backpapier abziehen und den Rand mit der Schere anpassen. Im vorgeheizten Ofen, 180 °C Umluft, 18 bis 20 Minuten goldgelb backen. Abkühlen lassen. Nach Bedarf belegen.

FETTE REZEPTE ZU KAPITEL 2: BRAINFOOD

Ihr Stoffwechsel ist noch nicht ausreichend flexibel? Sie müssen immer mal wieder etwas Energie nachtanken? Dann dürfen Sie entscheiden, ob Sie als kleinen Snack für zwischendurch lieber Knabbernüsse, einen Schokoladenriegel oder einen Kuchen zum Kaffee mögen.

KNABBERNÜSSE (Foto siehe Bildteil, Seite 3)

Portionen: 10–12
Vorbereitungszeit: 2 Minuten
Kochzeit: 13 Minuten
Gesamtzeit: 15 Minuten
Nützliches Zubehör: Actifry Fritteuse

Zutaten

400 g gemischte Nüsse
5 Kumquats, in Scheiben geschnitten
100 g Pistazienkerne
1½ TL Salz, z. B. Persian Blue
1 TL Anissamen
etwas Zimt
1 TL Honig
1 EL Woköl Erdnuss & Kokos nativ von der Ölmühle der Solling
100 g ungeschwefelte Ingwerstäbchen

Zubereitung

Alle Zutaten außer den Ingwerstäbchen in die Fritteuse geben und 13 Minuten rösten. Wer keine Actifry hat, vermischt zuerst die Gewürze mit dem Öl, wendet die Nüsse und Kumquatscheiben darin und röstet alles dann auf einem Backblech im Ofen bei 180 °C Umluft. Zwischendurch wenden. Danach die Ingwerstäbchen unter die gerösteten Nüsse mischen.

CHOCOLATE ENERGY BAR (Foto siehe Bildteil, Seite 4 oben)

Portionen: 12–18 je nach Größe
Vorbereitungszeit: 30 Minuten
Kühlen: 120 Minuten
Gesamtzeit: 150 Minuten
Nützliche Geräte: Actifry Fritteuse, Brownie-Form 27,5 × 18 × 3,2 oder Teller aus Palmblatt 24 × 24 × 3

Zutaten

150 g Pistazien
100 g Pinienkerne
100 g Sesam
1 TL Zimt
1 EL Kokosblüten Vinaigrette Nectar Dream von Tropicai
½ TL Ghee
80 g Kakaobutter
100 g dunkle Schokolade, 72 % Kakaoanteil
60 g Kokosöl
100 g getrocknete Ananas
50 g Kokosflocken
150 g Whey Proteinpulver Schokolade
130 g glutenfreie Haferflocken
100 g gemahlene Mandeln (alternativ Haselnüsse)
100 g getrocknete Feigen, in feine Streifen geschnitten
165 g Coconut Cream
250 ml Kokosmilch

Zubereitung

1 Pistazien, Pinienkerne, Sesam und Zimt zusammen mit der Kokosblüten Vinaigrette und Ghee 25 Minuten in der Fritteuse rösten. Wer keine Actifry hat, röstet bei 180 °C Umluft im Ofen (ebenfalls 25 Minuten). Danach abkühlen lassen.

2 Kakaobutter, Schokolade und Kokosöl bei niedriger Temperatur (max. 50 °C) schmelzen lassen. Ananas mit Kokosflocken und Proteinpulver in der Küchenmaschine sehr fein mahlen. Haferflocken, gemahlene Mandeln, Feigenstreifen, geröstete Nüsse, Coconut Cream und Kokosmilch dazugeben und zusammen mit dem geschmolzenen Schokoladen-Kokosöl verkneten. Eine Brownie-Form oder einen Teller aus Palmblatt mit einem Bogen Backpapier auslegen und die Schokoladenmasse hineingeben. Mit den Händen gut festdrücken und anschließend mit der flachen Hand die Luft herausschlagen. Zum Glattstreichen die Hände etwas befeuchten. Mit dem überstehenden Backpapier zudecken und im Kühlschrank mindestens 2 Stunden fest werden lassen. In Riegel schneiden und kalt genießen.

UPSIDE DOWN CAKE (Foto siehe Bildteil, Seite 4 unten)

Portionen: 10–12
Vorbereitungszeit: 15 Minuten
Backzeit: 40 Minuten
Gesamtzeit: 55 Minuten

Zutaten

2 EL Ghee
ca. 10 reife, halbierte und entkernte Aprikosen
4–5 Stangen kandierte oder getrocknete Papaya, in Würfel geschnitten
50 g Pinienkerne
3 Eier aus Freilandhaltung à 70 g
100 g Kokosmehl
25 g (1 Messlöffel) Whey Proteinpulver Vanille
1 TL Zimt
1 TL Backpulver
250 ml Kokosmilch
8 g Xylit
60 ml Wasser

Zubereitung

1 Den Ofen auf 200 °C Ober- und Unterhitze vorheizen. Ghee in ein rundes Kuchenblech aus Emaille geben und im Ofen erhitzen. Das Kuchenblech herausnehmen und die Aprikosenhälften gleichmäßig, mit der Rundung nach unten, darin verteilen. Papayawürfel und Pinienkerne darüber verteilen.

2 Die restlichen Zutaten miteinander verrühren und mit feuchten Händen gleichmäßig auf das Obst drücken. Ist der Teig zu trocken, etwas mehr Wasser verwenden.

3 Den Kuchen auf der untersten Schiene 20 Minuten backen, dann die Temperatur auf 165 °C reduzieren und weitere 20 Minuten mit Ober- und Unterhitze backen. Abkühlen lassen und dann vorsichtig auf einen großen Teller oder eine Tortenplatte stürzen. Mit Naturjoghurt oder Doppelrahm servieren.

FETTE REZEPTE ZU KAPITEL 3: VORFAHRT FÜR GESÄTTIGTE

HÜHNERBRÜHE (Foto siehe Bildteil, Seite 5)

Portionen: 10
Vorbereitungszeit: 10 Minuten
Gesamtzeit: 5–7 Stunden
Nützliches Zubehör: Slow Cooker

Zutaten

1 EL Kokosöl
2 Bio-Hühner aus Freilandhaltung
500 g rohes Sauerkraut
70 g frischer Ingwer, in feine Streifen geschnitten
2 Peperoncini, in feine Streifen geschnitten
5 kleine Higos-Feigen, getrocknet, halbiert
1 EL Kalbsfond-Concentré
2 l heißes Wasser

Zubereitung

1 Alle Zutaten in einen Slow Cooker geben und mindestens 5 Stunden garen lassen. Alternativ eine Kasserolle mit Deckel im Ofen verwenden und bei niedriger Temperatur (80–100 °C) garen. Das Fleisch von den Knochen lösen und die Knochen wegwerfen. Knorpel können mitgegessen werden.

2 Die Brühe mit dem Fleisch kann portionsweise heiß in Weckgläser gefüllt und je nach Bedarf verwendet werden.

ROSIGE KALBSSCHULTER (Foto siehe Bildteil, Seite 6)

Portionen: 8
Vorbereitungszeit: 10 Minuten
Gesamtzeit: 100 Minuten
Nützliches Gerät: Ofenthermometer

Zutaten
100 g Palmo Palmöl von Rapunzel
20 g grober Senf (z. B. Maille à l'Ancienne)
1 TL Chiliflocken
1 EL grobes Meersalz
1 TL frisch gemahlener Pfeffer
2 EL Orangenblütenhonig
2 EL Whisky
1 EL gemahlener Ingwer
1 TL Cayennepfeffer
frische Rosenblütenblätter
1,5–2 kg Kalbsschulter aus Weidehaltung, gerollt und gewickelt

Zubereitung

1 Für die Marinade das Palmöl mit den Gewürzen, dem Whisky und dem Honig miteinander verrühren. Eine große Bratenform mit Rosenblütenblättern auslegen. Den Braten darauflegen und mit der Marinade einreiben. Im vorgeheizten Ofen bei 180 °C Ober- und Unterhitze ca. 1½ Stunden garen oder bis eine Kerntemperatur von 70 °C erreicht ist.

2 Den fertigen Braten auf einer Platte kurz ruhen lassen und dann in Scheiben schneiden.

Optional für all jene, die keine Probleme haben: Die gegarten Rosenblätter mit etwas Bouillon strecken, etwas frisches Leinöl unterrühren und mit Crème fraîche verfeinern. Das Fleisch in Scheiben schneiden, mit etwas Soße und Salat servieren.

KÜRBISSUPPE

Portionen: 4
Vorbereitungszeit: 15 Minuten
Kochzeit: 20 Minuten
Gesamtzeit: 35 Minuten

Zutaten

1 Butternut-Kürbis, geschält, entkernt und in kleine Stücke geschnitten

1 EL rotes Palmöl

1 großes Stück frischer Ingwer, geschält und in Stücke geschnitten

½ l heißes Wasser

1 TL Fleur de Sel

1 TL geriebene Muskatnuss

Pfeffer nach Geschmack

Kalbsfond-Concentré nach Geschmack

Zubereitung

Alle Zutaten in einem Thermomix oder Topf 20 Minuten köcheln. Pürieren und servieren.

FETTE REZEPTE ZU KAPITEL 4: FÜR ZWEI- UND VIERBEINER

OPTI-ERGÄNZUNG FÜR HUNDE UND KATZEN (Foto siehe Bildteil, Seite 7)

Portionen: 30
Vorbereitungszeit: 10 Minuten
Gesamtzeit: 10 Minuten

Zutaten

getrocknete Eierschalen von 20 Eiern
200 g Kokosflocken
300 g getrocknete Fischstücke
200 g Leinsamen oder Hanfsamen
50 g Gelatine (Nahrungsergänzungsmittel)
15 Kapseln Probiotika, geöffnet

Zubereitung

Die Eierschalen in der Küchenmaschine pulverisieren und zur Seite stellen. Den Fisch mit den Kokosflocken in der Küchenmaschine fein mahlen und zur Seite stellen. Leinsamen, Gelatine und Probiotika kurz schroten und mit den anderen Zutaten gut vermischen. In einem luftdicht verschlossenen Gefäß dunkel aufbewahren und je nach Größe des Hundes oder der Katze ca. 1 EL unter das Feuchtfutter geben. Perfekt geeignet für Barfer.

APRIKOSEN-EIS MIT PERGA (Foto siehe Bildteil, Seite 8)

Portionen: 2–3
Vorbereitungszeit: 10 Minuten
Gesamtzeit: 2–12 Stunden
Nützliches Gerät: Eismaschine

Zutaten

300 g reife Aprikosen
1 TL Gelatine (Nahrungsergänzungsmittel)
100 ml Sahne
100 g griechischer Joghurt
30 g (2 kleine) Eidotter von Freilandeiern (reich an Omega-3)
40–50 g kalt geschleuderter Honig
etwas gemahlene Vanille
30 g Bienenbrot (Perga)
kleine Prise Fleur de Sel

Zubereitung

1 Aprikosen und Gelatine pürieren und kurz aufkochen, dann abkühlen lassen. Währenddessen alle Zutaten von Sahne bis Vanille bei ca. 70 °C miteinander verrühren. Verwenden Sie dazu entweder eine Küchenmaschine mit Heizfunktion (z. B. Thermomix) oder das klassische Wasserbad. Rühren Sie so lange, bis das Eigelb zu stocken beginnt.

2 Die Aprikosenmasse, die Sahnemasse, das Bienenbrot und etwas Fleur de Sel miteinander verrühren und in einem verschlossenen Gefäß im Gefrierschrank gefrieren lassen. Dabei immer wieder vorsichtig durchrühren. Sobald die Eismasse eine schöne Konsistenz hat, servieren.

3 Alternativ können Sie das Eis auch gefrieren und hart werden lassen. Mithilfe von heißem Wasser können Sie es aus dem Gefäß lösen und in Würfel schneiden. Dann in einer Küchenmaschine mit Cutterfunktion die Eiswürfel cremig rühren. Am schnellsten geht es allerdings mit einer Eismaschine. Falls Sie eine besitzen, dann füllen Sie die Eismasse einfach in die Maschine – und erhalten in kürzester Zeit herrlich cremige Eiscreme!

FETTE REZEPTE ZU KAPITEL 5: POWER SMOOTHIES

Nach diesen für manche unter Ihnen wahrscheinlich beunruhigenden Konklusionen haben Sie sich jetzt eine Erholungspause verdient! Dafür empfehle ich Ihnen einen guten Smoothie, bevor wir dann weitere bahnbrechende Thesen unter die Lupe nehmen.

GREEN POWER SMOOTHIE (Foto siehe Bildteil, Seite 9 oben)

Portionen: 3
Vorbereitungszeit: 5 Minuten
Gesamtzeit: 5 Minuten

Zutaten

150 g Salicornia (Queller)
20 g frische Petersilie
350 ml Kokoswasser
1 reife Birne
1 EL Quittensirup

Zubereitung

Alle Zutaten in einem Standmixer zu einem Smoothie pürieren und mit zwei Eiswürfeln servieren.

PRETTY IN PINK SMOOTHIE (Foto siehe Bildteil, Seite 9 Mitte)

Portionen: 3
Vorbereitungszeit: 5 Minuten
Gesamtzeit: 5 Minuten

Zutaten

100 g gefrorene Himbeeren
100 ml Rote-Bete-Saft (frisch oder gekauft)
100 ml Karottensaft (frisch oder gekauft)
6 gefrorene Jakobsmuscheln
200 ml kaltes Wasser
Prise Fleur de Sel
Saft einer halben Zitrone
1 EL Omega-Balance-Öl (Ölmühle Solling)

Zubereitung

Alle Zutaten in einem Standmixer zu einem Smoothie pürieren und mit zwei Eiswürfeln servieren.

SPICY EGG NOGG SMOOTHIEE (Foto siehe Bildteil, Seite 9 unten)

Portionen: 3
Vorbereitungszeit: 5 Minuten
Gesamtzeit: 5 Minuten

Zutaten

2–3 reife Aprikosen
30 g kandierter Ingwer
1 EL Kurkuma (frisch oder getrocknet)
eine Prise frisch gemahlener Pfeffer
1 rohes Ei
300 ml Mandelmilch
8–10 Eiswürfel

Zubereitung

Alle Zutaten in einem Standmixer zu einem Smoothie pürieren und mit zwei Eiswürfeln servieren.

RHABARBERCRUMBLE MIT VANILLE-RICOTTA-TOPPING (Foto siehe Bildteil, Seite 10 oben)

Portionen: 2
Vorbereitungszeit: 5 Minuten
Backzeit: 20–25 Minuten
Gesamtzeit: 30 Minuten

Zutaten

120–140 g Rhabarber oder andere saisonale Früchte, in Stückchen (frisch oder TK)
70 g goldener Leinsamen
50 g getrocknete Cranberrys
20 g Xylit
70 g Weidebutter
250 g Ricotta
1 EL Vanillesirup (Monin)
1 TL gemahlene Vanille

Zubereitung

Rhabarber auf 2 kleine Weckgläser verteilen. Leinsamen, Cranberrys und Xylit in der Küchenmaschine fein mahlen. Mit der Butter zu einem Krümelteil verkneten. Die Krümel (Crumble) auf dem Rhabarber verteilen und im vorgeheizten Backofen bei 180 °C Umluft 20–25 Minuten goldgelb backen. Abkühlen lassen. Ricotta mit Vanillesirup und Vanille verrühren und auf beide Gläser aufteilen.

Tipp: Der Rhabarber-Crumble kann vorbereitet und mehrere Tage aufbewahrt werden.

FRÜHSTÜCKSCRUMBLE (Foto siehe Bildteil, Seite 10 unten)

Portionen: 2–3
Vorbereitungszeit: 10 Minuten
Backzeit: 12 Minuten
Gesamtzeit: 22 Minuten

Zutaten

50 g goldener Leinsamen
20 g getrocknete Ananas
20 g Whey Proteinpulver Vanille
50 g Butter
ein paar Zedern- oder Pinienkerne
1 TL Quinoa-Pops (optional)
4 g Xylit
1 Pfirsich, in kleine Stücke geschnitten
8 Brombeeren
250 g Rahmquark
1 EL Omega-Balance-Öl (Ölmühle Solling)

Zubereitung

Leinsamen, Ananas und Proteinpulver in einer Küchenmaschine fein mahlen. Zusammen mit Butter, Kernen, Quinoa-Pops und Xylit zu einem Krümelteig (Crumble) verkneten und auf ein kleines Backblech geben. Im vorgeheizten Ofen bei 180 °C Umluft 10–12 Minuten backen. Das Obst – bis auf einige Brombeeren zur Dekoration – in ein Weckglas oder Schälchen geben, Crumble darüber verteilen. Den Quark mit einem Esslöffel Omega-Balance-Öl verrühren. Die Hälfte des Quarks auf dem Obst verteilen, mit etwas Crumble bestreuen und mit einer Brombeere dekorieren.

FETTE REZEPTE ZU KAPITEL 6: FÜR SPORTLICH AKTIVE

In diesem Kapitel haben Sie sehr viel über die marinen Fettsäuren gelesen. Daher ist dies genau die richtige Stelle für Fischrezepte. Hierzu verweise ich Sie auf mein Buch *Better Body Better Brain*, denn dort finden Sie passende Rezepte zur Genüge. Vielleicht wollen Sie aber das Frühstück nicht gleich mit Fischfetten beginnen, sondern auch einmal pflanzliche Omega-3-Fettsäuren zu sich nehmen. Beachten Sie dann aber bitte, dass Sie mit einem Frühstück dieser Art Ihren Tagesbedarf an pflanzlichem Omega-3 bereits gedeckt haben, und konsumieren Sie daher für den Rest des Tages keine weiteren pflanzlichen Öle.

LEINSAMENSTERNE (Foto siehe Bildteil, Seite 11)

Portionen: 8–10
Vorbereitungszeit: 15 Minuten
Backzeit: 15 Minuten
Gesamtzeit: 30 Minuten
Nützliche Utensilien: Sternausstecher (handgroß)

Zutaten

200 g getrocknete Feigen
100 g ganze ungeschälte Mandeln
30 g Whey Proteinpulver natur
40 g Mandelmehl
1 TL Anissamen
1 TL Fleur de Sel
2 große Eier
Mandeln zur Dekoration

Zubereitung

Feigen und Mandeln in der Küchenmaschine fein mahlen und mit den restlichen Zutaten zu einem klebrigen Teig verrühren. Den Teig zwischen zwei Bögen Backpapier ca. 1 bis 1,5 cm dick ausrollen. Mit dem Sternausstecher Sterne ausstechen und diese vorsichtig mit einem dünnen Spatel auf ein mit Backpapier belegtes Backblech legen. Jeden Stern mit einer Mandel dekorieren und im vorgeheizten Backofen bei 180 °C Umluft 15 Minuten backen. Abkühlen lassen. Diese Sterne können eine Woche lang aufbewahrt werden. Sie schmecken hervorragend zu Rohmilchkäse.

ROSENKUCHEN (Foto siehe Bildteil, Seite 12)

Portionen: 12
Vorbereitungszeit: 20 Minuten
Backzeit: 60 Minuten
Gesamtzeit: 120 Minuten

Zutaten

Butter und Zucker für die Backform
Schale einer Zitrone
150 g Kokosblütenzucker oder Xylit
150 g Butter
5 große Eier
1 TL gemahlene Vanille
100 g Pistazienkerne (schmecken noch intensiver, wenn vorher leicht angeröstet)
1 Prise Salz
120 g Naturjoghurt
200 g glutenfreies Mehl
100 g Mandelmehl
1 TL Natron
1 TL Backpulver
50 g geröstete Pistazien
2 Stangen Rhabarber geschält, in 2–3 cm lange Streifen geschnitten (roter Rhabarber sieht schöner aus)
ca. 3 EL Puderzucker
2 EL Milch
1 EL Rosenwasser
getrocknete Rosenblätter aus dem Garten, zerkrümelt
ein paar gehackte geröstete Pistazien

Zubereitung

1 Eine Gugelhupf- oder Herzform gut buttern und mit Zucker ausstreuen. Die Form in alle Richtungen drehen, sodass der Zucker überall verteilt wird. Überschüssigen Zucker wegwerfen.

2 Zucker mit Zitronenschale in einer Küchenmaschine pulverisieren. Die Butter dazugeben und schaumig rühren. Nach und nach unter Rühren die Eier dazugeben. Vanille, Pistazien, Salz und Joghurt unterheben.

3 In einer separaten Schüssel Mehl und Mandelmehl mit Natron, Backpulver und Pistazien vermischen und unter den Teig heben. Die Hälfte des Teigs in die gebutterte Backform geben. Die Rhabarberstifte gleichmäßig darüber verteilen und den restlichen Teig darüber geben. Im vorgeheizten Backofen bei 180 °C Ober- und Unterhitze backen. Kurz abkühlen lassen und den Kuchen mit einem Spatel vorsichtig aus der Form lösen und auf eine Platte stürzen.

4 Aus Puderzucker (Menge sollte so angepasst werden, dass eine noch leicht fließende Masse entsteht), Milch und Rosenwasser einen Guss rühren. Den Guss über den Kuchen geben und sofort Pistazien und Rosenblätter darüber verteilen. Eventuell leicht andrücken, sodass die Nüsse durch den Guss am Kuchen kleben.

FRÜCHTEBROT (Foto siehe Bildteil, Seite 13)

Portionen: ca. 7–8 kleine Brote
Vorbereitungszeit: 20 Minuten
Backzeit: 60 Minuten
Gesamtzeit: 80 Minuten

Zutaten

100 g Vollreis
90 g Hanfsamen
10 g getrocknete Zitronatzitronenschale oder Zitronenschale
70 g Mohnsamen
30 g kandierter Ingwer
1 EL Lebkuchengewürz
½ Zimtstange
200 g getrocknete Aprikosen
200 g getrocknete Feigen
500 ml Wasser
2 EL Whisky
2 EL Gelatine (Nahrungsergänzungsmittel)
100 g getrocknete Cranberrys
200 g gemischte Nüsse
1 Päckchen Backpulver
1 EL Avocadoöl
2 EL frisch geschroteter Leinsamen
Mandelkerne zum Dekorieren

Zubereitung

1 Den Reis mit den Hanfsamen in der Küchenmaschine pulverisieren und in eine separate Schüssel geben. Zitrone, Mohn, Ingwer, Lebkuchengewürz und Zimtstange in der Küchenmaschine pulverisieren und zum Reis geben. Aprikosen, Feigen, Wasser und Whisky 10 Minuten köcheln. Abgießen und dabei das Wasser auffangen und aufbewahren.

2 Reismischung, eingeweichtes Obst und restliche Zutaten zusammen mit 200 ml des Obstwassers zu einem klebrigen Teig verrühren.

3 Ein Backblech mit einem Bogen Backpapier belegen und mit feuchten Händen kleine längliche Brote in den Handflächen rollen. Auf das Backblech legen, eventuell noch etwas nachformen und mit einer Mandel dekorieren. Im vorgeheizten Ofen, 160 °C Umluft, 60 Minuten backen.

4 Abkühlen lassen und in einer Dose aufbewahren. Diese Brote sind lange haltbar, können aber auch eingefroren werden. In Scheiben schneiden und mit Butter oder Frischkäse servieren.

HANFSTERNE (Foto siehe Bildteil, Seite 14)

Portionen: ca. 20 Sterne
Vorbereitungszeit: 20 Minuten
Backzeit: 4–5 Minuten
Gesamtzeit: 25 Minuten
Nützliches Zubehör: Sternausstecher in verschiedenen Größen

Zutaten

200 g Haselnüsse
100 g Whey Proteinpulver Vanille
100 g Hanfsamen
3 Eiweiß
Prise Salz
1 ½ EL Zimt
4 EL Baileys Cream Liquor
Zucker
80 g Marzipan

Zubereitung

1 Haselnüsse, Proteinpulver und Hanf zusammen fein mahlen. Eiweiß mit etwas Salz sehr steif schlagen und dann Zimt und Baileys unterrühren. Mit einem Spatel die Nussmasse unter das Eiweiß heben, bis ein fester Teig entsteht. Den Teig zwischen zwei Bögen Backpapier geben und mit der Teigrolle ca. 1 cm dick ausrollen. Den oberen Bogen abziehen und den Teig zur Hälfte zusammenklappen. Etwas Zucker auf die leere Backpapierhälfte streuen und den Teig darüber klappen, sodass der Teig auf dem Zucker liegt. Die obere Backpapierhälfte abziehen. Etwas Zucker für die Ausstechform in eine kleine Schüssel geben. Mit den Sternausstechern Sterne ausstechen und den Ausstecher zwischendurch in Zucker drücken. Das verhindert, dass der Teig an der Form anklebt. Die Sterne auf ein Backblech mit Backpapier legen. Im vorgeheizten Backofen bei 240 °C Ober- und Unterhitze 4–5 Minuten backen.

2 Marzipan zwischen 2 Bögen Backpapier mit der Teigrolle sehr dünn auswallen. Mit Sternausstechern Sterne ausdrücken. Die Sterne sollten etwas kleiner als die Hanfsterne sein. Die Marzipansterne auf die noch warmen Hanfsterne drücken.

KNÄCKEBROT (Foto siehe Bildteil, Seite 15)

Portionen: ca. 15 Scheiben
Vorbereitungszeit: 10 Minuten
Backzeitzeit: 25 Minuten
Gesamtzeit: 35 Minuten

Zutaten

60 g glutenfreie Haferflocken
60 g Leinsamen
40 g Sonnenblumenkerne
7 g grobes Meersalz
60 g Maisdunstmehl
20 g Chiasamen
80 g Pistazienkerne, klein gehackt
20 g kandierter Ingwer, in feine Streifen geschnitten
1 TL gemahlener Koriander
1 TL Anissamen
1 TL Sonnenblumenhonig
2 Eier à 70 g
1 EL Olivenöl

Zubereitung

Alle Zutaten miteinander verrühren. Den Teig zwischen zwei Bögen Backpapier geben und mit dem Nudelholz gleichmäßig dünn ausrollen. Mitsamt dem Backpapier auf ein Ofenblech legen, dann das obere Backpapier abziehen. Im vorgeheizten Ofen bei 180 °C Umluft 15 Minuten backen. Herausnehmen und in Rechtecke schneiden. Die Rechtecke weitere 10 Minuten bei 140 °C Umluft backen. Abkühlen lassen und in einer verschlossenen Dose aufbewahren.

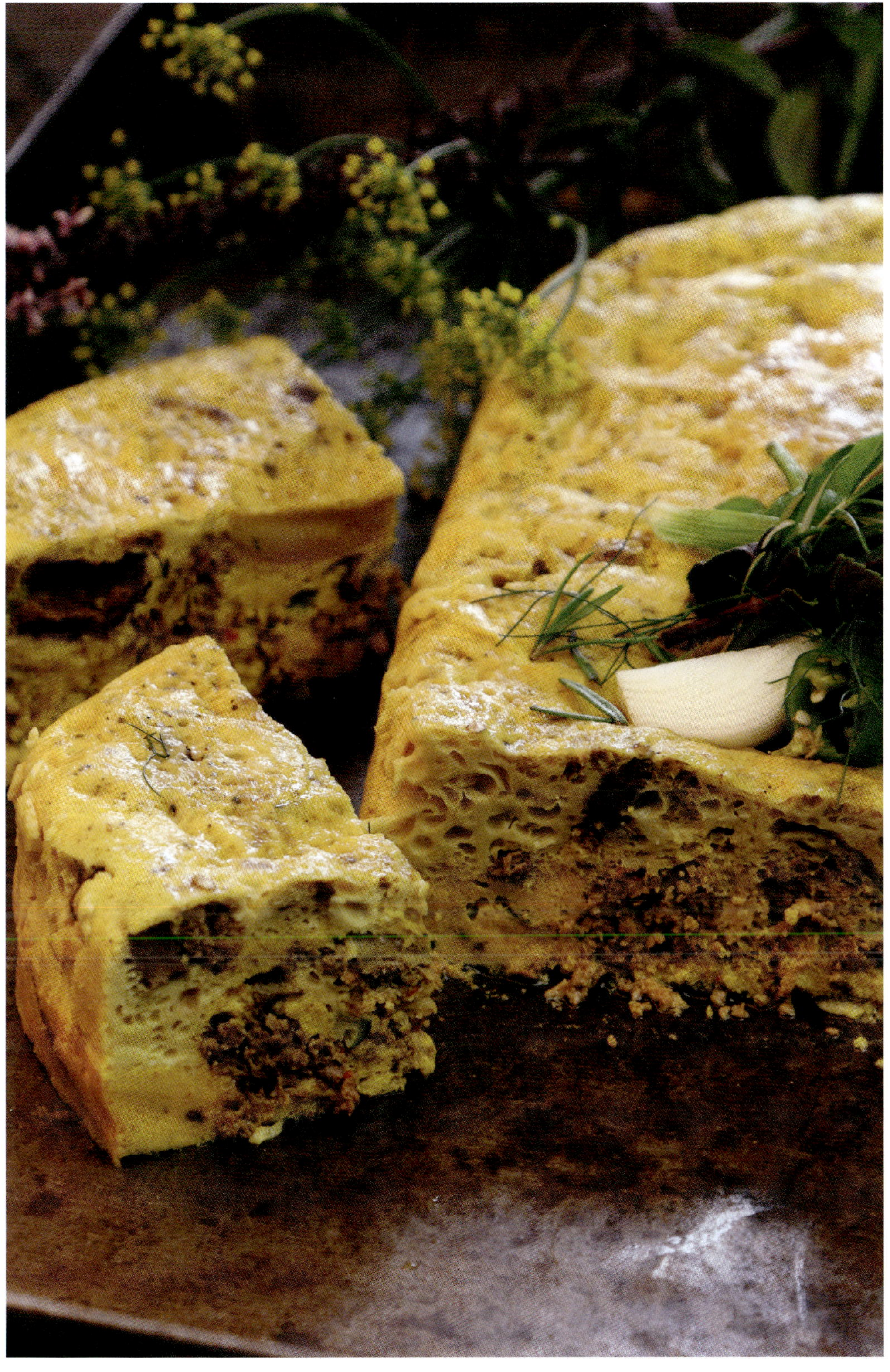

Vitamin-A-Tortilla

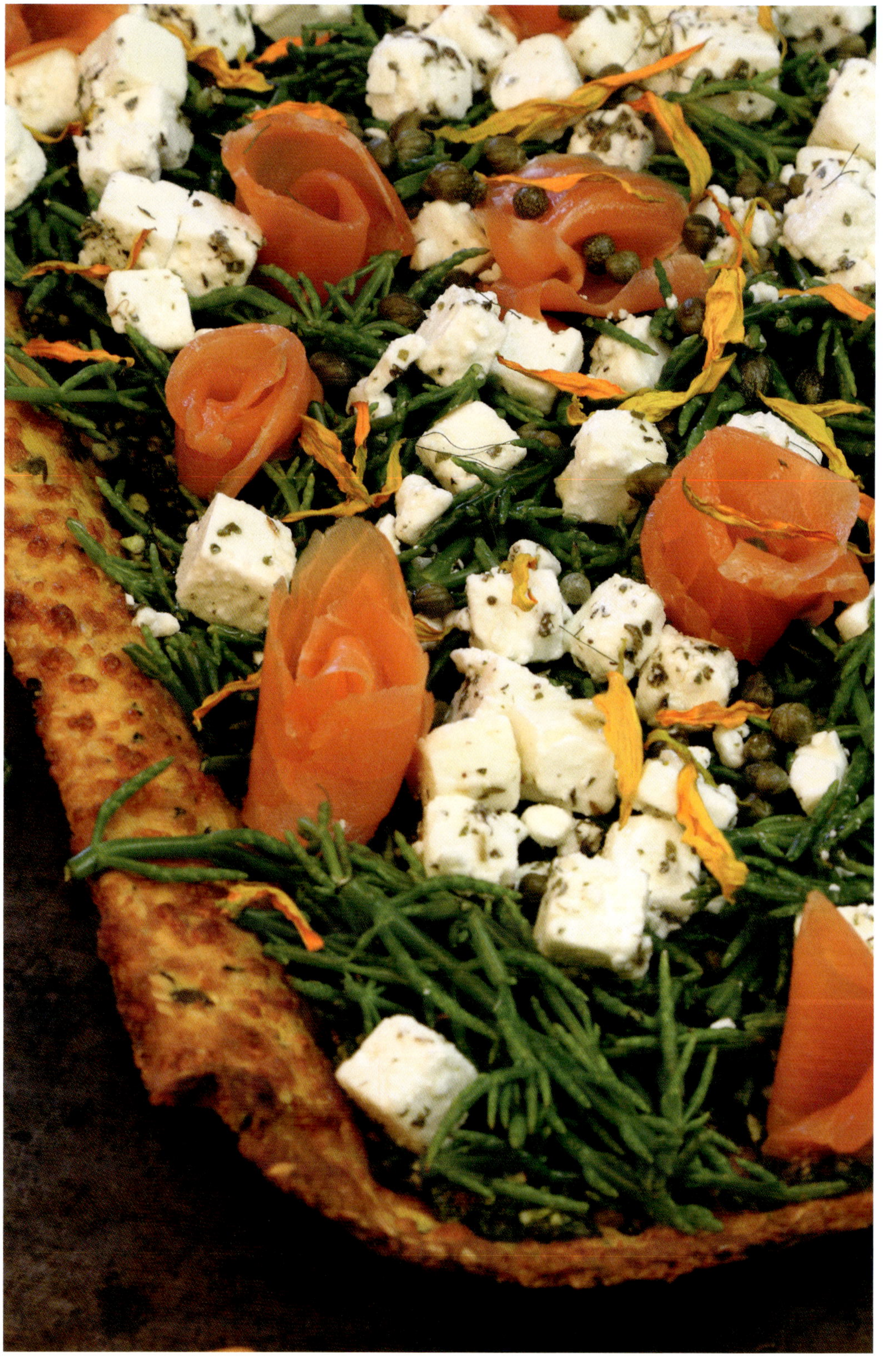

Fitness-statt-Fatness-Dinner

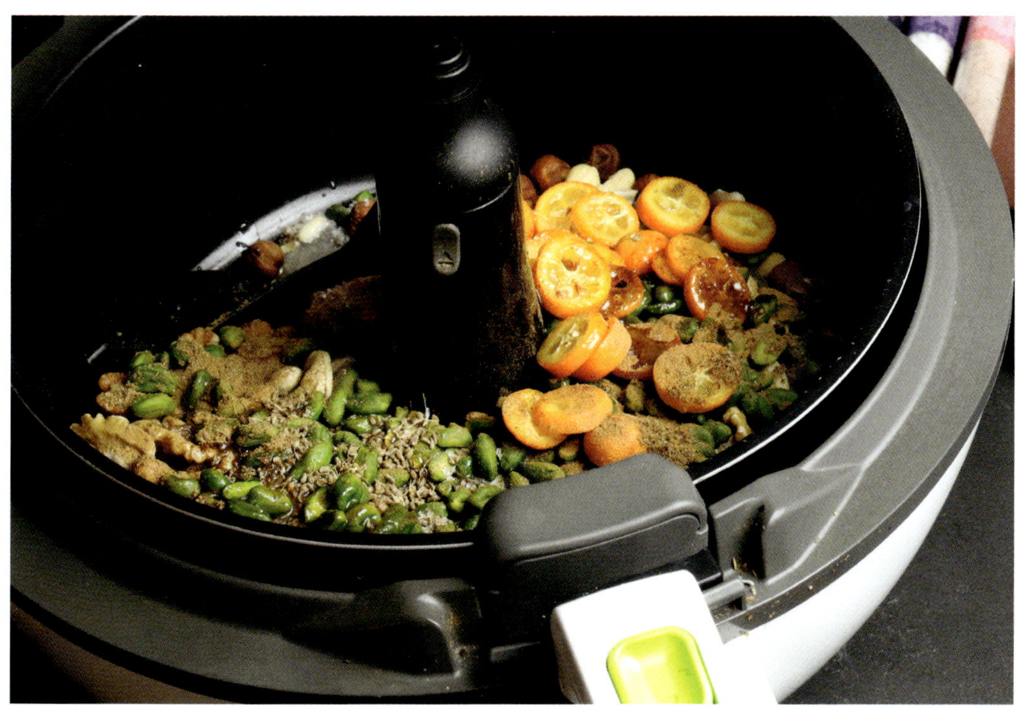

Knabbernüsse

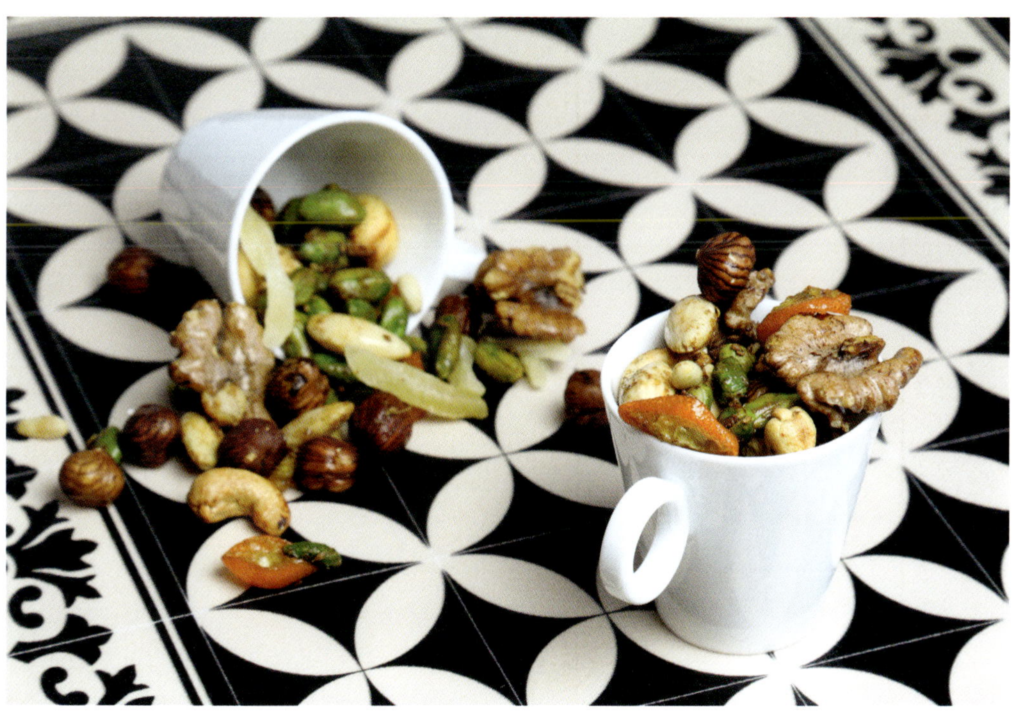

Knabbernüsse

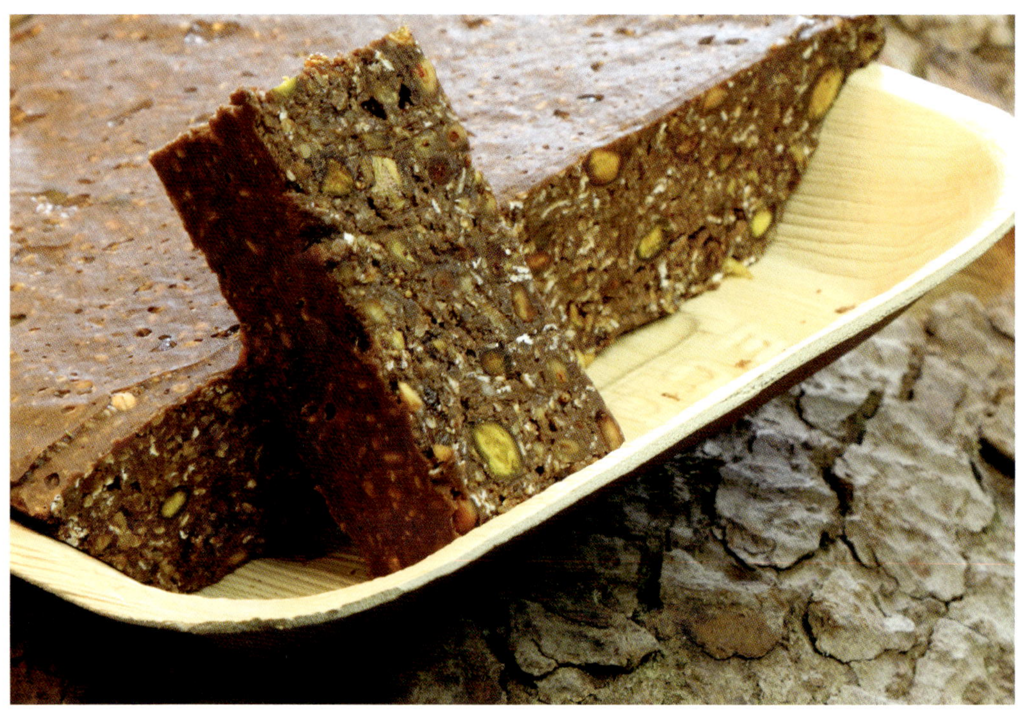

Chocolate Energy Bar

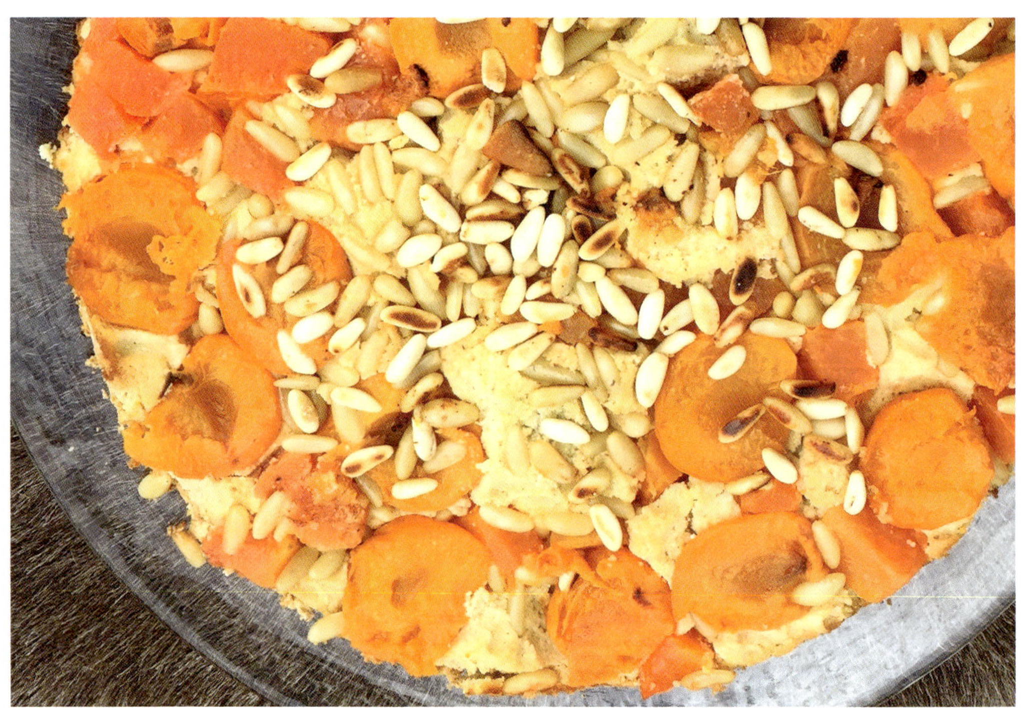

Upside Down Cake

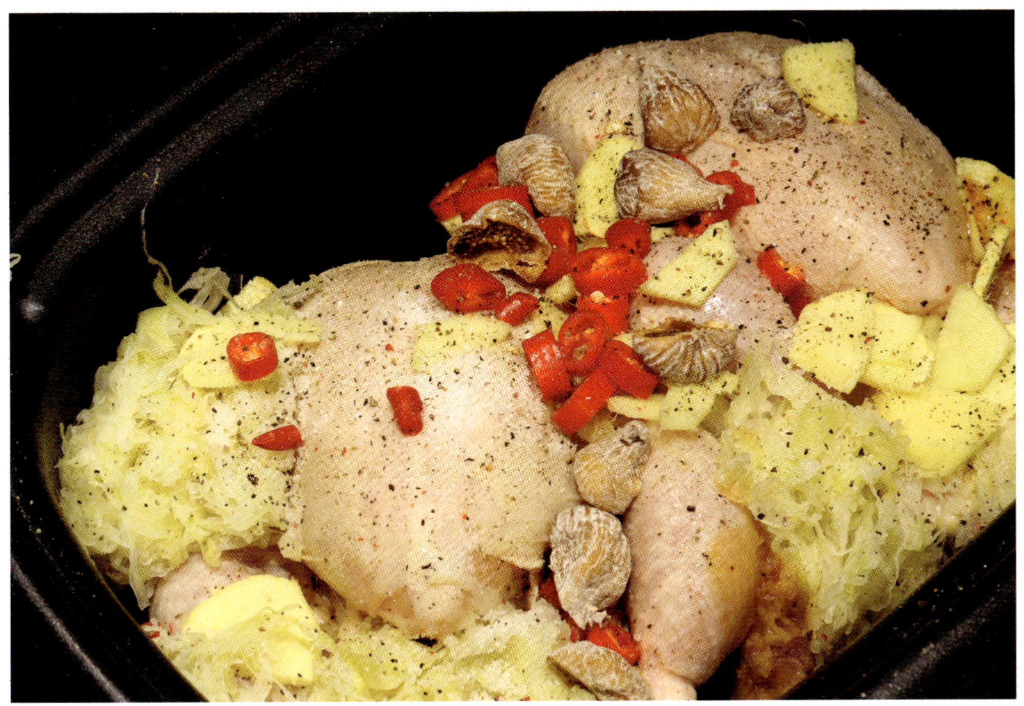

Hühnerbrühe

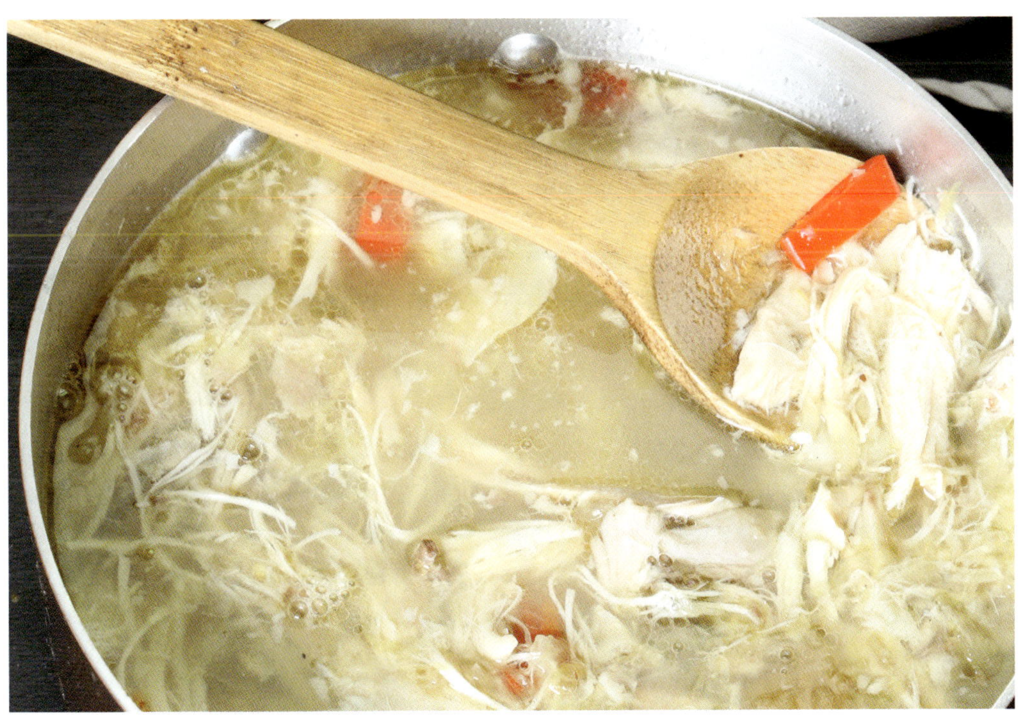

Hühnerbrühe

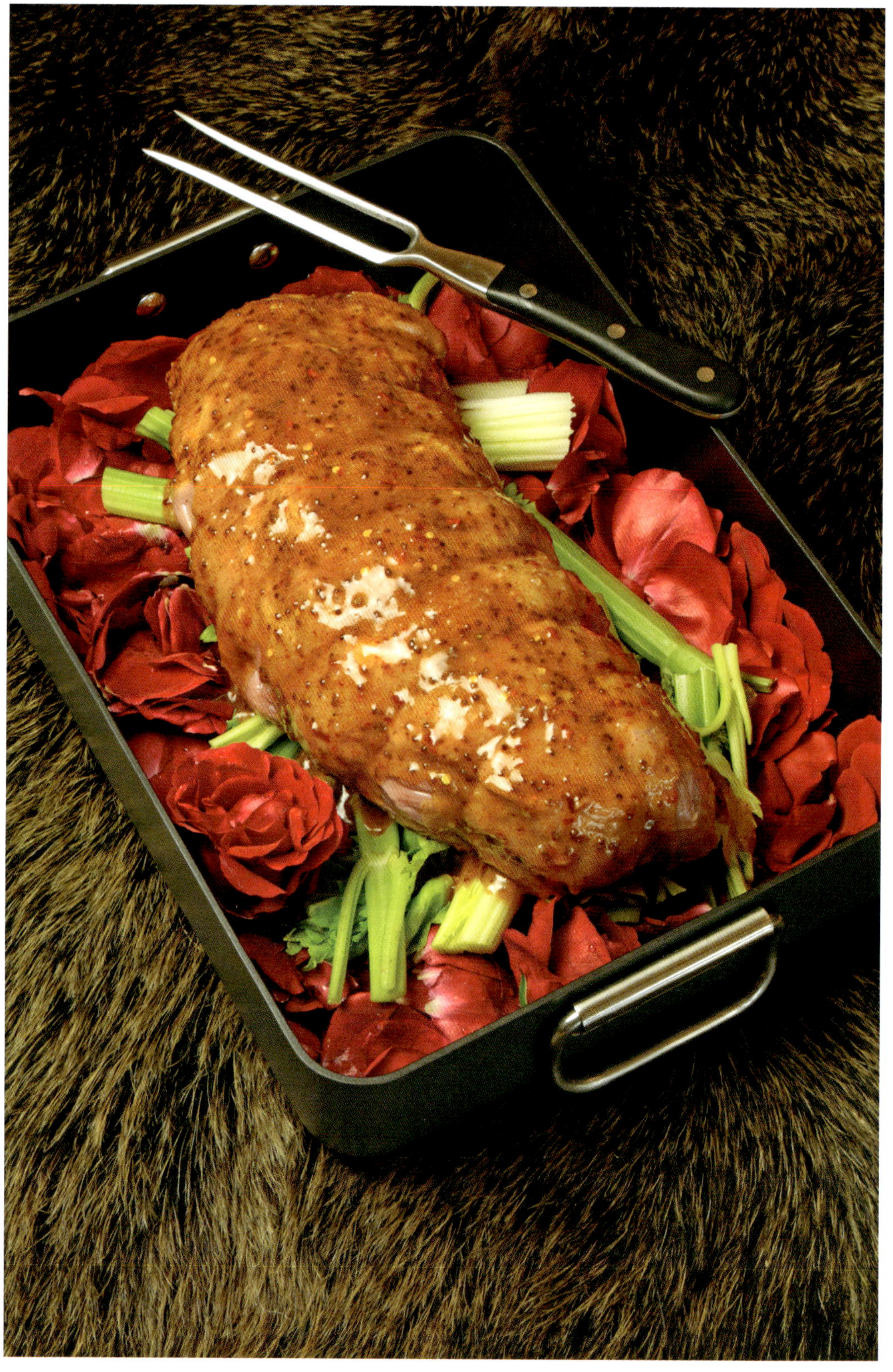

Rosige Kalbsschulter

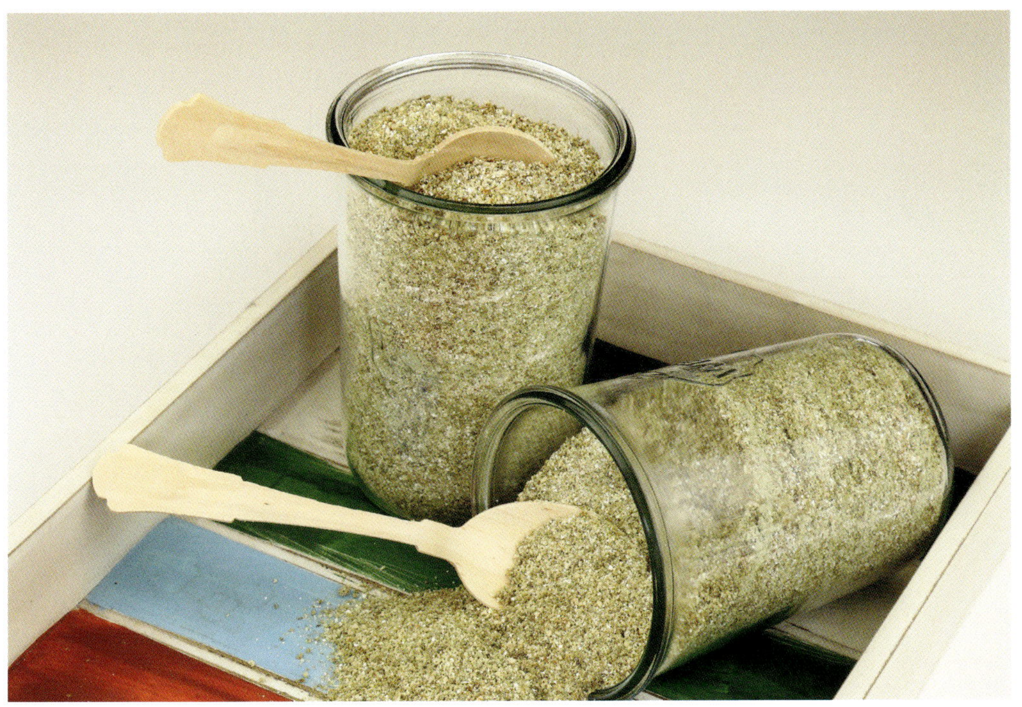

Opti-Ergänzung für Hunde und Katzen

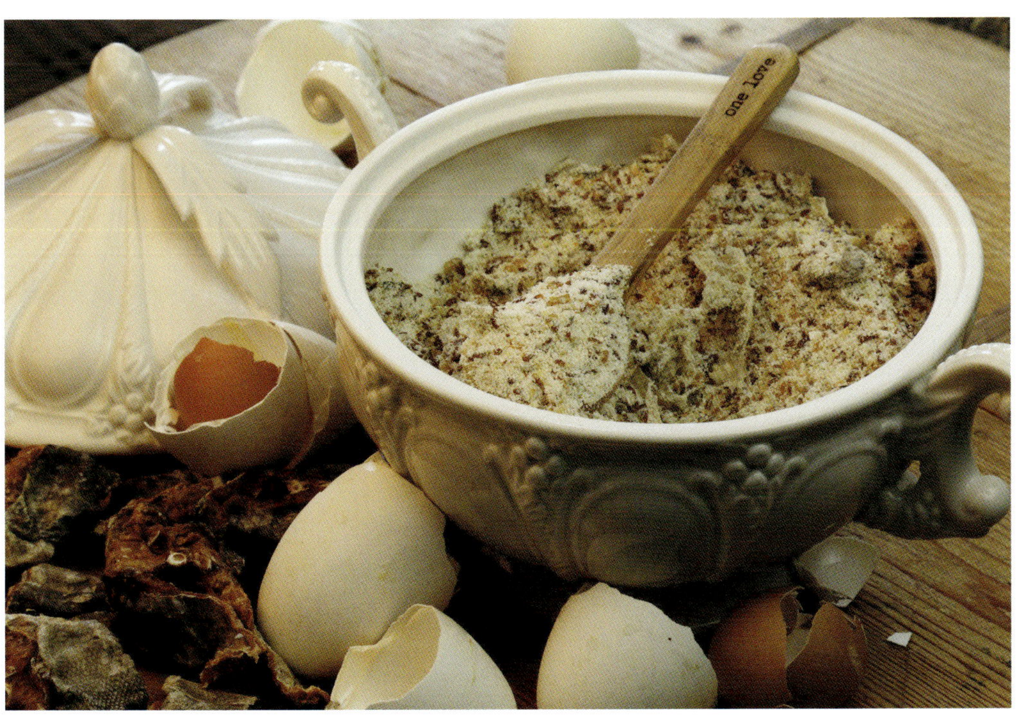

Opti-Ergänzung für Hunde und Katzen

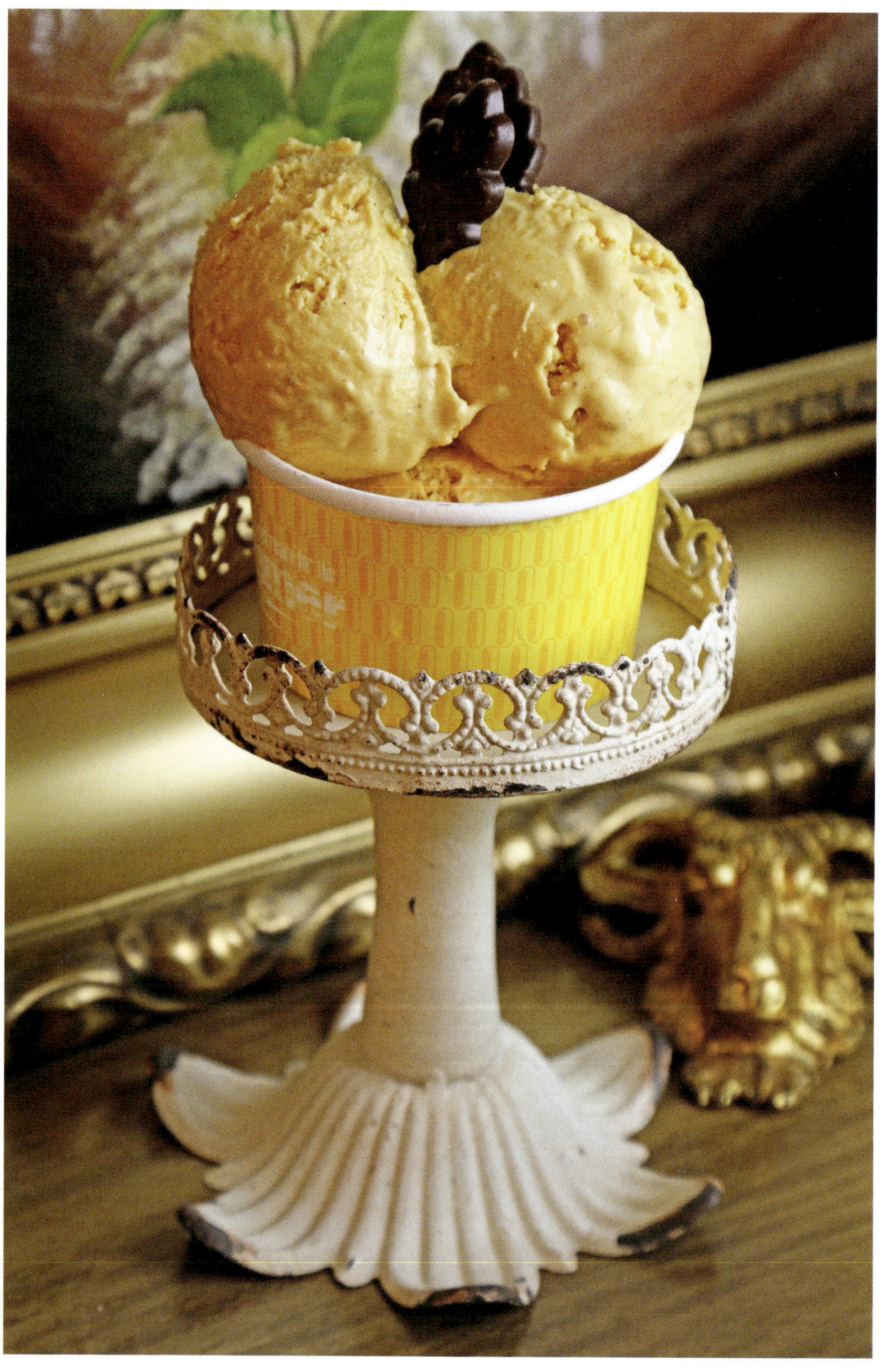

Aprikosen-Eis mit Perga

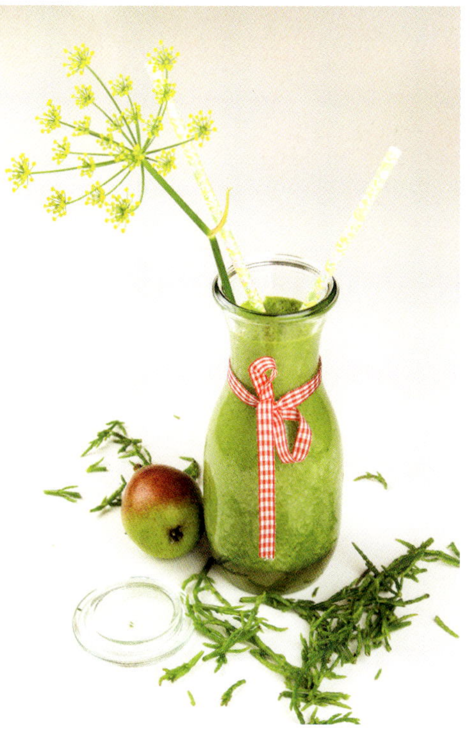

Green Power Smoothie

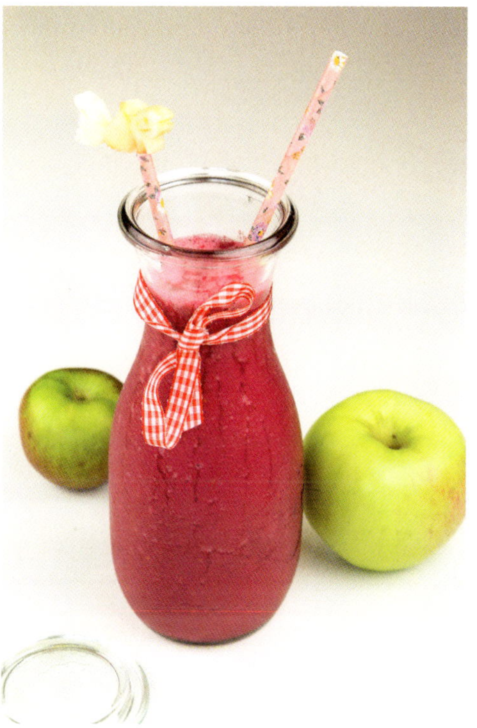

Pretty in Pink Smoothie

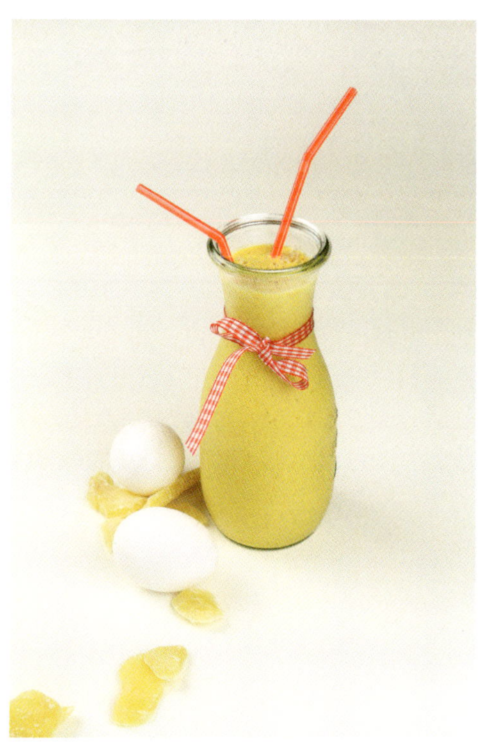

Spicy Egg Nogg Smoothie

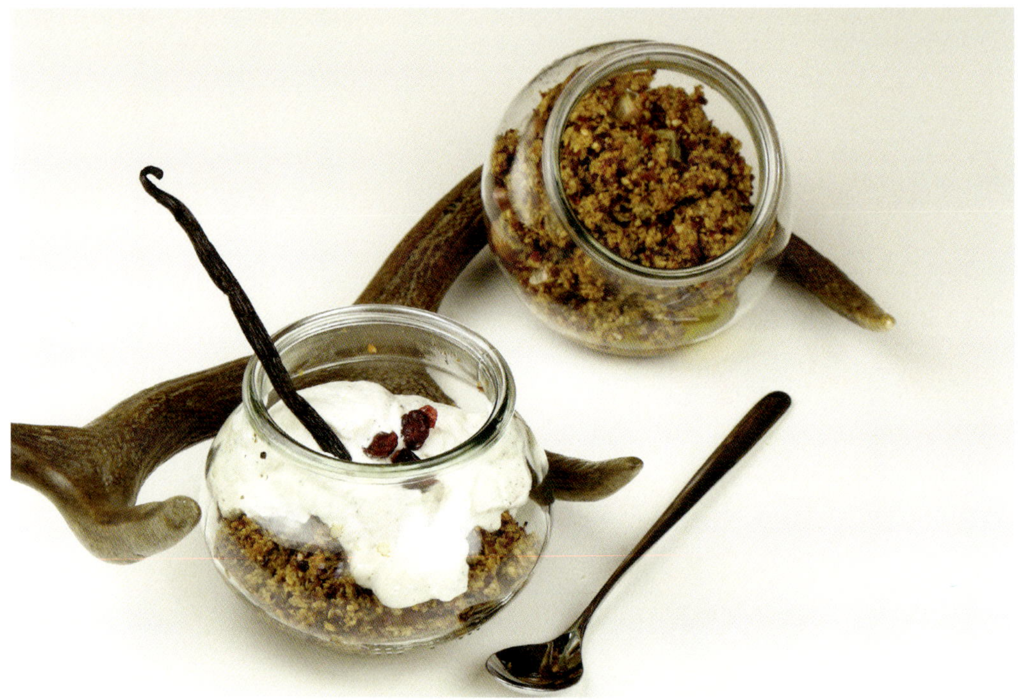

Rhabarbercrumble mit Vanille-Ricotta-Topping

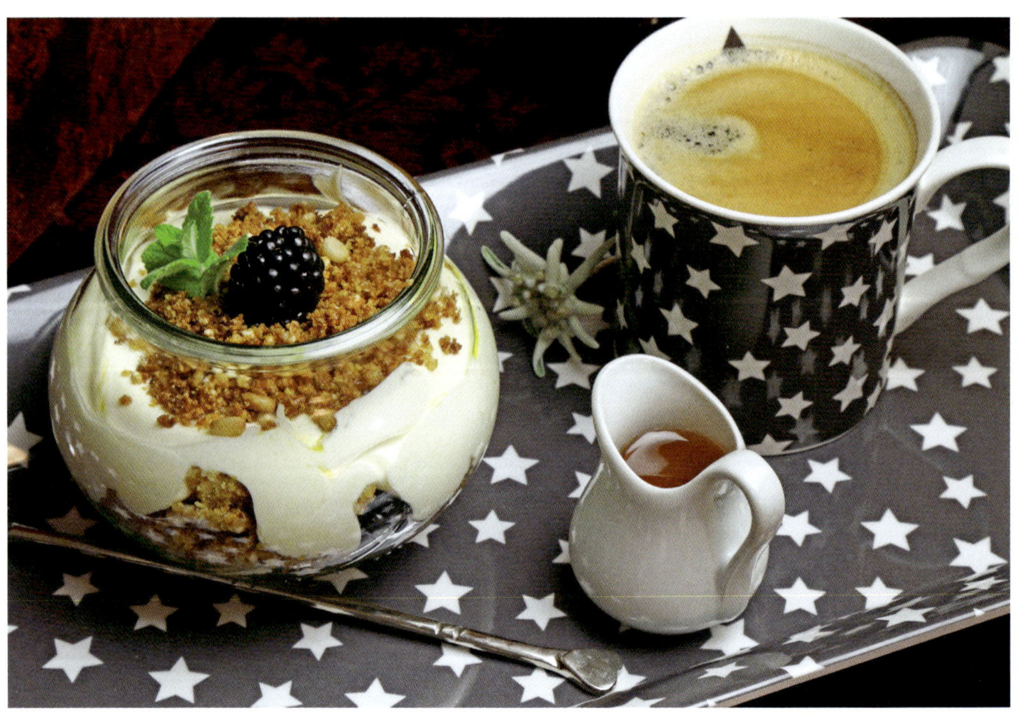

Frühstückscrumble

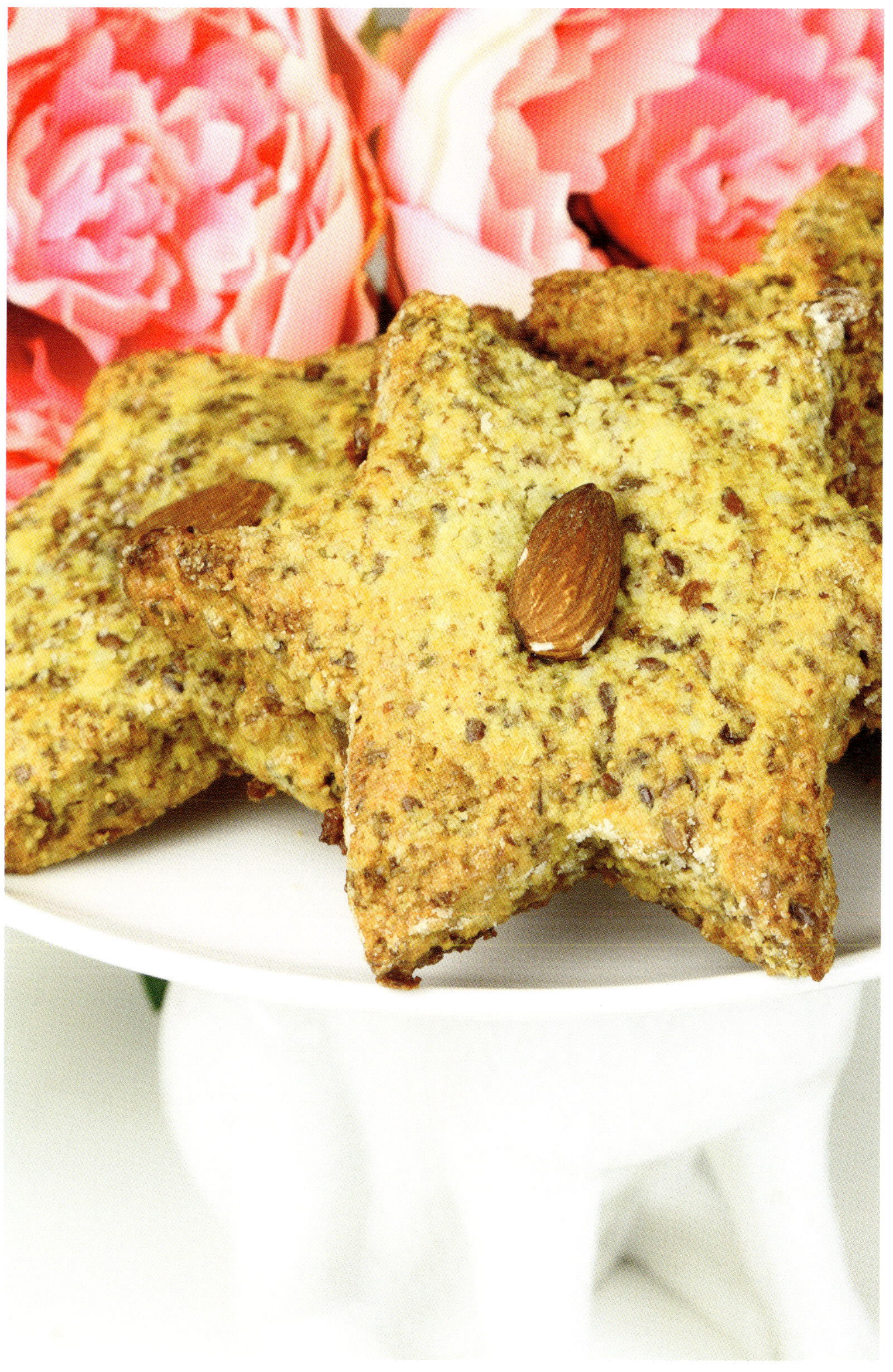

Leinsamensterne

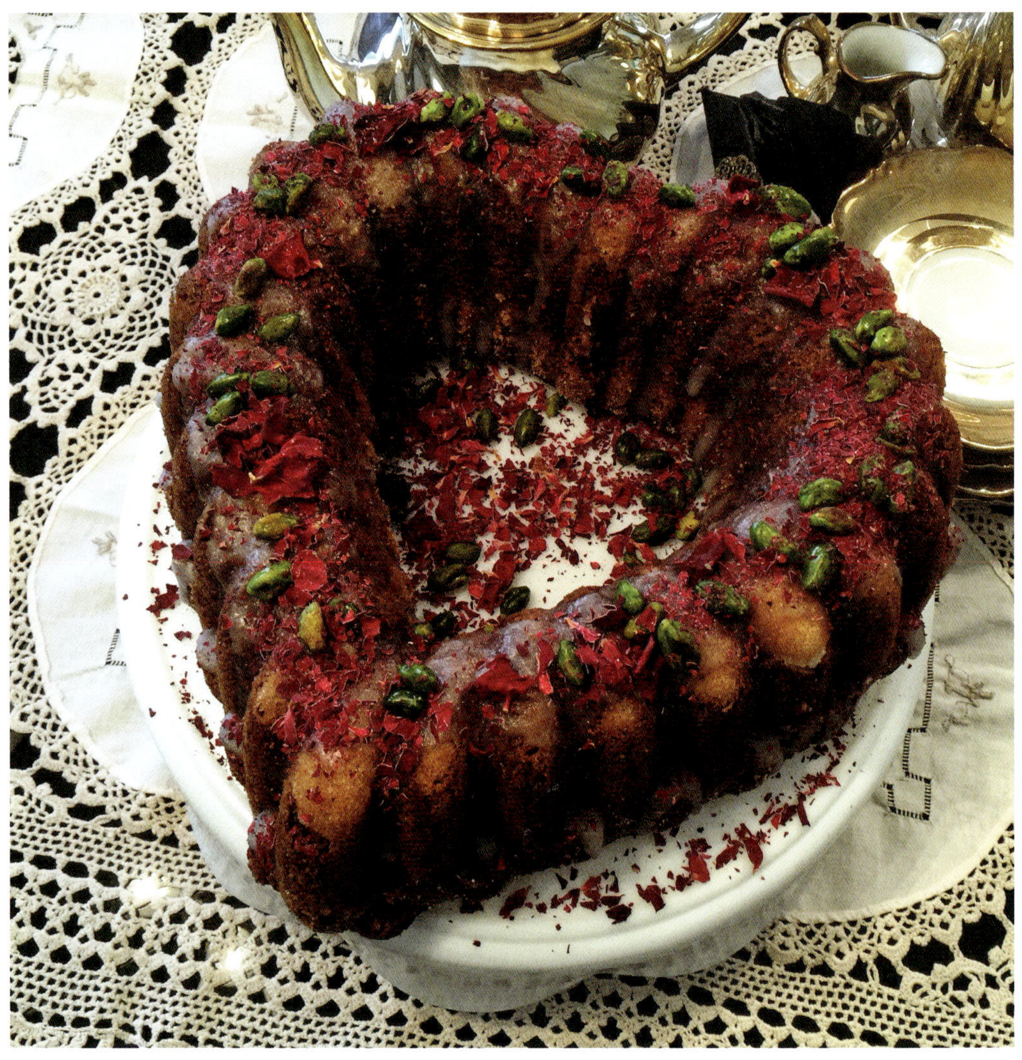

Rosenkuchen

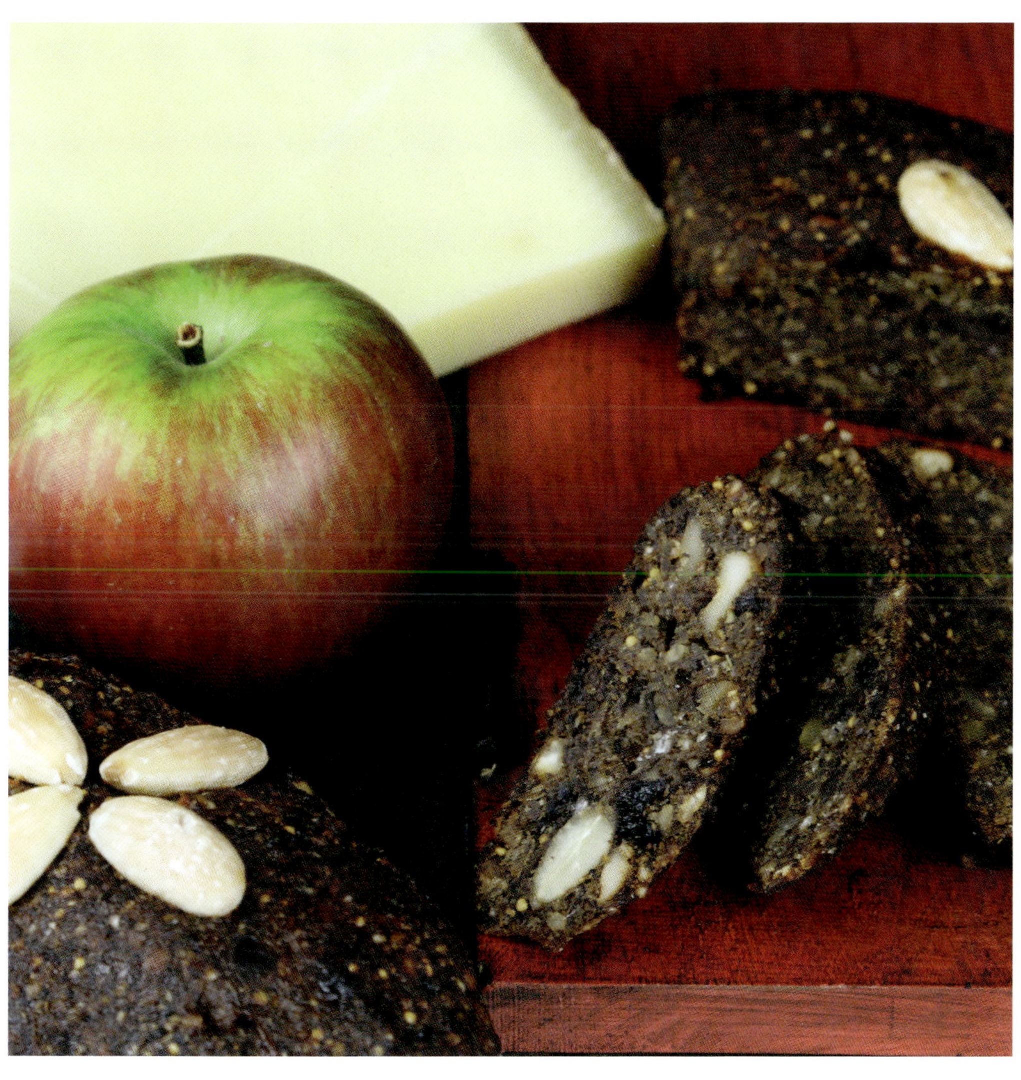

Früchtebrot

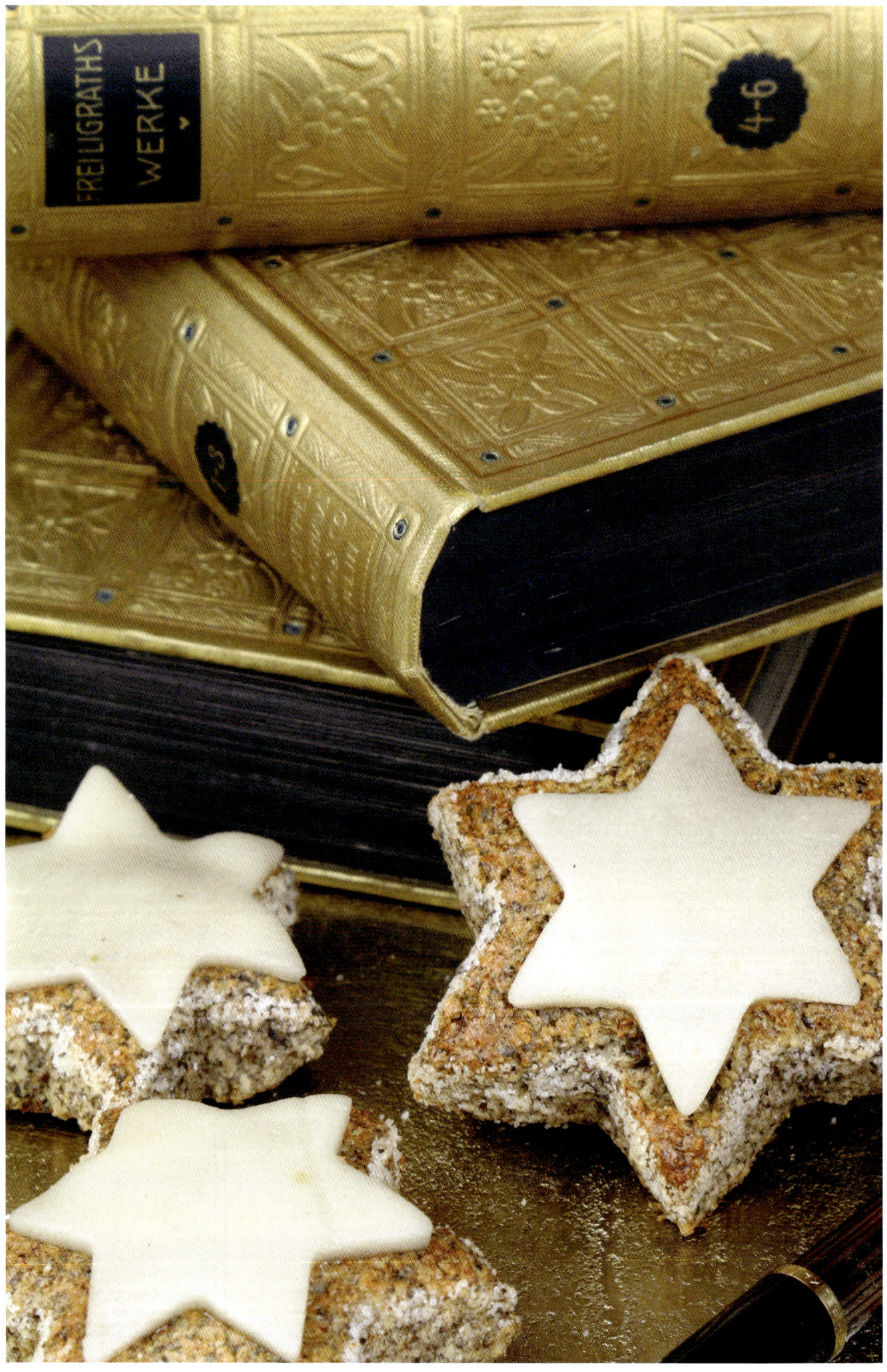

Hanfsterne

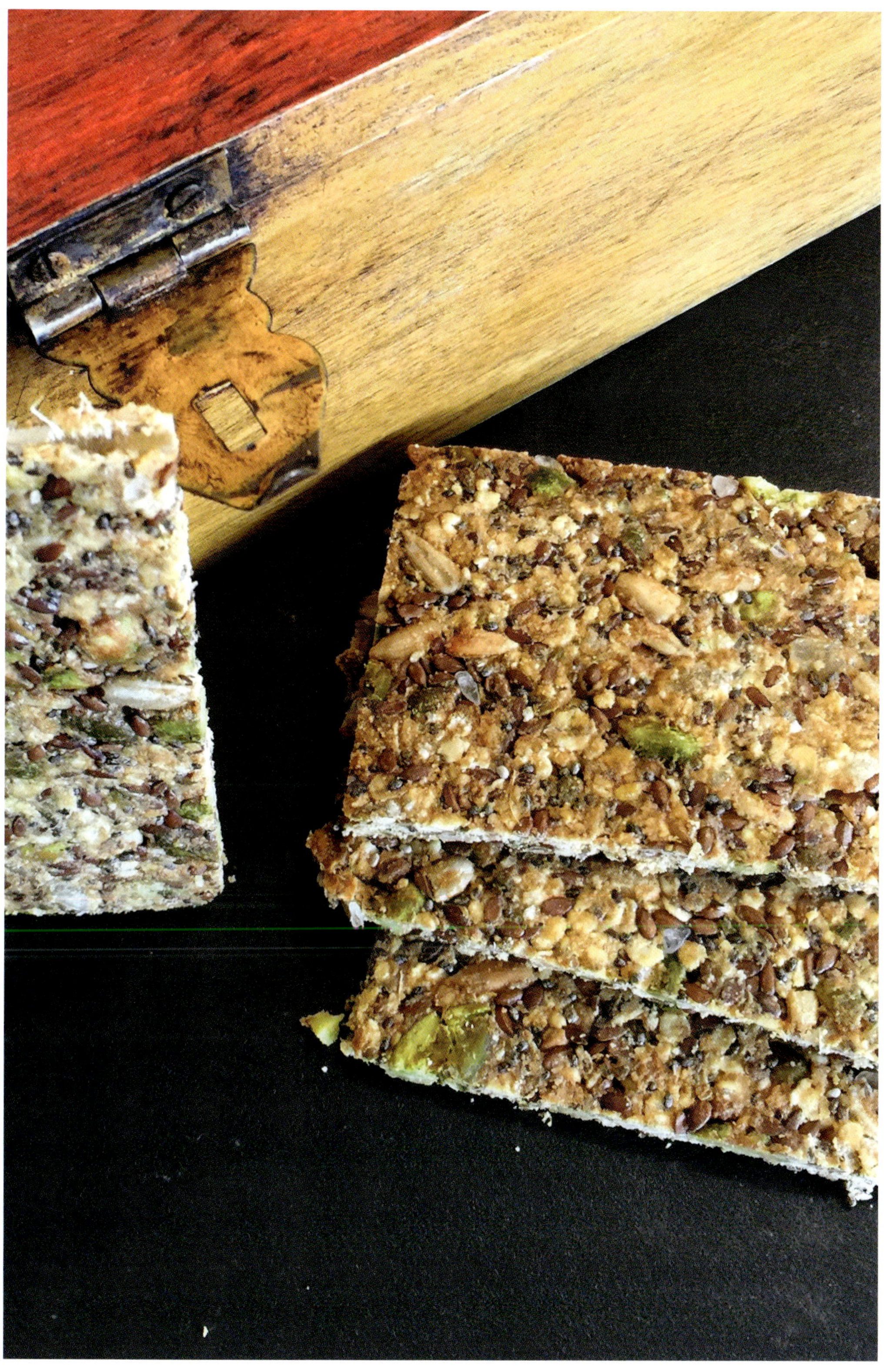

Knäckebrot

Fettsäurestoffwechsel und Auswirkung auf die Lebenserwartung

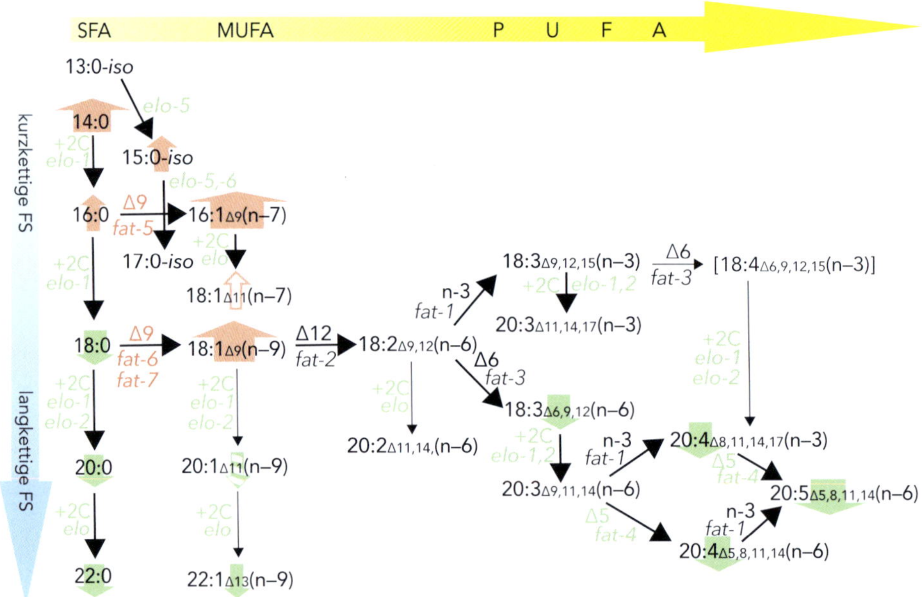

Fettkonsum früher und heute

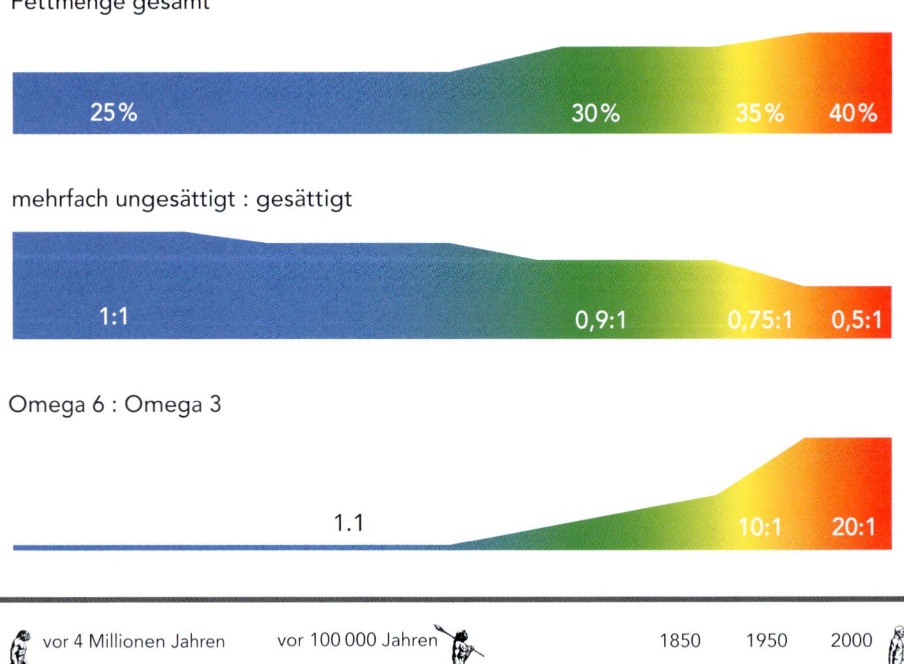

DANK

Mein Verständnis der wissenschaftlichen Themen, an denen ich arbeite, habe ich Menschen zu verdanken – Menschen, die mich umgeben und die mir Fragen stellen, die wie ich Zusammenhänge verstehen wollen und nach Lösungen suchen.

Dazu gehören meine Patienten, denen ich danke, weil sie mir immer wieder Rätsel aufgeben. Da ich der Auffassung bin, dass es für alles einen Grund und eine passende Lösung gibt, recherchiere ich ständig, um Erklärungen zu finden und Zusammenhänge besser zu verstehen. Es ist wie eine Symbiose, von der beide, die Patienten und ich, profitieren. So nähern wir uns des Rätsels Lösung an, dem Ziel einer erfolgreichen individuellen Therapie.

Ein ebenso großer Dank gilt den Lesern meiner Bücher und meiner Facebook-Seiten. Durch unseren täglichen Austausch von Fragen, Vorschlägen und Reaktionen bin ich ständig ermutigt, an meinem Wissen zu arbeiten. Die Interaktion mit Menschen, die dieses Wissen auch verstehen und anwenden wollen, ist für mich von großer Bedeutung.

Ohne die tägliche Unterstützung meines Mannes Christian wäre es mir unmöglich, in so kurzen Abständen Bücher zu publizieren. Ich schätze mich sehr glücklich, mit ihm einen interessierten wissenschaftlichen Geist an meiner Seite zu haben, der mich mit Rat und Tat unterstützt.

Auch danke ich meiner Freundin und »Fellow Fett-Nerd« Ulrike Gonder. Unser regelmäßiger Austausch und unser gegenseitiges kritisches Hinterfragen neuester wissenschaftlicher Erkenntnisse erweitern unser beider Horizont und nähren unseren hungrigen Intellekt. Auch für ihre sprachlichen wie wissenschaftlichen Fähigkeiten, die sie bei meinen Manuskripten so wunderbar zur Anwendung bringt, bin ich unendlich dankbar.

Natürlich möchte ich an dieser Stelle auch meinen Verlag erwähnen, der mich regelmäßig pusht, meiner Kreativität aber gleichzeitig freien Lauf lässt und meine Bücher zum richtigen »Reifegrad« evolvieren lässt. Mein besonderer Dank gilt Pascale Breitenstein, die unsere gemeinsamen Buchprojekte außerordentlich unterstützend und zielführend fördert und verwaltet.

VERWENDETE QUELLEN UND LESEEMPFEHLUNGEN

BÜCHER

Klaus Arndt, Stephan Korte: *Die Anabole Diät: Ketogene Ernährung für Bodybuilder*, Novagenics-Verlag, Arnsberg 2006

Jeremy M. Berg, John L. Tymoczko, Lubert Stryer: *Stryer Biochemie*, Springer Spektrum Berlin & Heidelberg 2014

Stephen C. Cunnane: *Survival of the fattest: The key to human brain evolution*, World Scientific Publishing, Singapore 2006

Udo Erasmus: *Fats that heal, fats that kill*, Alive Books, Summertown (TN) 1993

Franziska Finn: *Untersuchungen zum antioxidativen Status und Stoffwechsel bei Färsen im peripartalen Zeitraum*, Inaugural-Dissertation, Universität Leipzig 2014

Ulrike Gonder, *Fett!: Unterhaltsames und Informatives über fette Lügen und mehrfach ungesättigte Versprechungen*, S. Hirzel Verlag, Stuttgart 2009

Ulrike Gonder, Dr. Peter Heilmeyer: *Essen! Nicht! Vergessen!*, systemed Verlag, Lünen 2017

Dirk Haller, Tilman Grune, Gerald Rimbach (Hrsg.): *Biofunktionalität der Lebensmittelinhaltsstoffe*, Springer, 2013

Peter C. Heinrich, Matthias Müller, Lutz Graeve (Hrsg.): *Löffler/Petrides Biochemie und Pathobiochemie*, Springer Verlag, Berlin 2014

Nadja Hermann: *Fettlogik überwinden*, Ullstein Buchverlage, Berlin 2016

Fritz Hollwich: *The influence of ocular light perception on metabolism in man and in animal*, Springer-Verlag, New York 1979

Richard J. Johnson: *Der Fettschalter: Fettleibigkeit neu denken, verstehen und bekämpfen*, Hachinger Verlagsgesellschaft & Dustri-Verlag, 2015

David L. Katz: *Schluss mit Ernährungstrends*, Wilhelm Goldmann Verlag, München, 2016

R.S. Kuipers: *Fatty acids in human evolution: contributions to evolutionary medicine*, Doktorarbeit, Groningen, 2012 (http://www.rug.nl/research/portal/files/2408993/thesis.pdf)

Anja Leitz, Ulrike Gonder: *Backen Low Carb*, riva Verlag, München 2015

Anja Leitz: *Better Body Better Brain*: Das Handbuch zur Selbstoptimierung von Körper und Geist, riva Verlag, München 2016

Jacob Liberman, *Light: Medicine of the future*, Bear & Company, Rochester, 1991

David Ludwig: *Nimmersatt?: Warum wir Fett brauchen, um schlank zu werden*, Wilhelm Goldmann Verlag, München 2016

Robert H. Lustig: *Die bittere Wahrheit über Zucker. Wie Übergewicht, Diabetes und andere chronische Krankheiten entstehen und wie wir sie besiegen können*, riva Verlag, München 2016

Peter Mersch: *Wie Übergewicht entsteht ... und wie man es wieder los wird*, Books on Demand, Norderstedt 2012

Chris Michalk, Phil Böhm: *Stoffwechsel beschleunigen*, edubily, Wallerfangen, 2016

Jimmy Moore, Maria Emmerich: *Das Keto-Kochbuch*, riva Verlag, München 2016

David I. Mostofsky, Shlomo Yehuda, Norman Salem Jr. (eds.): *Fatty acids: Physiological and behavioural functions*, Humana Press, Totowa (NJ) 2001

John Ott: *Risikofaktor Kunstlicht: Stress durch falsche Beleuchtung*, Knaur, München 1989

Uffe Ravnskov (hg. von Udo Pollmer): *Mythos Cholesterin: Die grössten Irrtümer*, S. Hirzel Verlag, Stuttgart 2011

Gertrud Reiner, Hannelore Daniel: *Biochemie der Ernährung*, Spektrum Akademischer Verlag, Heidelberg 2010

William Sears, James Sears: *The Omega-3 effect*, Little, Brown and Company, New York 2012

Ulrich Strunz, Andreas Jopp: F*it mit Fett: Die Omega-3 Revolution*, Wilhelm Heyne Verlag, München 2015

Nina Teicholz: *The big fat surprise: Why butter, meat, and cheese belong in a healthy diet*, Simon & Schuster, New York 2014

Raymond C. Valentine, David L. Valentine, Human longevity: *Omega-3 fatty acids, bioenergetics, molecular biology, and evolution*, CRC Press, Boca Raton 2015

T.S. Wiley (mit Bent Formby): *Lights out: sleep, sugar, and survival*, Atria, New York 2014

Philip A. Wood: *How fat works*, Harvard University Press, Cambridge MA 2006

Nicolai Worm: *Menschenstopfleber*, riva Verlag, München 2016

WISSENSCHAFTLICHE ARTIKEL

G.P. Amminger et al: »Decreased nervonic acid levels in erythrocyte membranes predict psychosis in help-seeking ultra-high-risk individuals«, Molecular Psychiatry, 2012, 17, S. 1150–52 (http://www.nature.com/mp/journal/v17/n12/full/mp2011167a.html)

John E. Bauer: »Essential fatty acid metabolism in dogs and cats«, Revista Brasileira de Zootecnia, 2008, 37 (Supplement), S. 20-7

Ivy N. Cheung et al: »Morning and evening blue-enrichted light exposure alters metabolic function in normal weight adults«, PLOS ONLINE, 18. Mai 2016, 11(5), S. 1-18 (Zusammenfassung auf https://www.ncbi.nlm.nih.gov/pubmed/27191727)

R. Chowdhury et al: »Association of dietary, circulating, and supplement fatty acids with coronary risk: a systematic review and meta-analysis«, Annals of Internal Medicine, 18. März 2014, 160(6), S. 398-406 (Zus.fassung auf https://www.ncbi.nlm.nih.gov/pubmed/24723079)

Michael A. Crawford et al: »A quantum theory for the irreplaceable role of docosahexaenoic acid in neural cell signalling throughout evolution«, Prostaglandins, Leukotrienes and Essential Fatty Acids, 2012 (https://www.ars.usda.gov/ARSUserFiles/4986/set4/Final%20DHA%202012.pdf)

Emma De Fabiani: »The true story of palmitoleic acid: Between myth and reality«, Eur. J. Lipid Sci. Technol., 2011, 113, S. 809-11

Mary Enig: »A reply to Ray Peat on essential fatty acid deficiency«, Wise Traditions in Food, Farming and the Healing Arts, 30. Aug 2005

Mary Enig: »The importance of saturated fats for biological functions«, Wise Traditions in Food, Farming and the Healing Arts, 8. Juli 2004

Richard D. Feinman: »Saturated fats and health: Recent advances in research«, Lipids, 9. Sep 2010, 45, S. 891-2 (https://www.ncbi.nlm.nih.gov/pmc/articles/PMC2974200/)

Laura K. Fonken, Randy J. Nelson: »The effects of light at night on circadian clocks and metabolism«, Endocrine Reviews, Aug 2014, 35(4), S. 648-70 (https://academic.oup.com/edrv/article-lookup/doi/10.1210/er.2013-1051)

E.M. Fontaine et al: »Effect of polyunsaturated fatty acids deficiency on oxidative phosphorylation in rat liver mitochondria«, Biochimica et Biophysica Acta, 30 Sep 1996, 1276(3), S. 181-7

Joshua J. Gooley, Eric Chern-Pin Chua: »Diurnal regulation of lipid metabolism and applications of circadian lipidomics«, Journal of Genetics and Genomics, 21. Apr 2014, 41, S. 231-50

T. Hirota et al: »Glucose down-regulates Per1 and Per2 mRNA levels and induces circadian gene expression in cultured Rat-1 fibroblasts«, The Journal of Biological Chemistry, 15. Nov 2002, 277(46), S. 44244-51 (Zus.fassung auf https://www.ncbi.nlm.nih.gov/pubmed/12213820)

Maria Høyer-Hansen & Marja Jäättelä: »AMP-Activated rotein Kinase: A universal regulator of autophagy?«, Autophagy, 2007, 3(4), S. 381-3 (http://www.tandfonline.com/doi/pdf/10.4161/auto.4240)

K. Iguchi et al: »Myristoleic acid, a cytotoxic component in the extract from Serenoa repens, induces apoptosis and necrosis in human prostatic LNCaP cells«, Prostate, Apr 2001, 47(1), S. 59-65 (Zus.fassung auf https://www.ncbi.nlm.nih.gov/pubmed/11304730)

P.J. Jones et al: »The effect of dietary oleic, linoleic, and linolenic acids on fat oxidation and energy expenditure in healthy men«, Metabolism, Sep 2008, 57(9), S. 1198-203 (Zus.fassung auf https://www.ncbi.nlm.nih.gov/pubmed/18702944)

Irina A. Kirpich et al: »Alcoholic Liver Disease: Update on the Role of Dietary Fat«, Biomolecules, März 2016, 6(1) (https://www.ncbi.nlm.nih.gov/pmc/articles/PMC4808795/)

J. Leyton, P. J. Drury, M. A. Crawford: »Differential oxidation of saturated and unsaturated fatty acids in vivo in the rat«, British Journal of Nutrition, Mai 1987, 57(3), S. 383-93 (https://www.cambridge.org/core/journals/british-journal-of-nutrition/article/div-classtitledifferential-oxidation-of-saturated-and-unsaturated-fatty-acids-in-vivo-in-the-ratdiv/ACBD3C69D48332134276C037E2389C1E)

P.R. Ling et al: »Purified fish oil eliminating linoleic and alpha linolenic acid meets essential fatty acid requirements in rats«, Metabolism, Okt 2012, 61(10), S. 1443-51

K.A. Lo, L. Sun: »Turning WAT into BAT: a review on regulators controlling the browning of white adipocytes«, Biosci. Rep., 6 Sep 2013, 33(5) (Zus.fassung auf https://www.ncbi.nlm.nih.gov/pubmed/23895241)

Aseem Malhotra: »Saturated fat is not the major issue«, BMJ, 22. Okt 2013, 347 (siehe auch https://www.ncbi.nlm.nih.gov/pubmed/24149521)

Eckhard Mandelkow: »Zytoskelett: Architektur und Bewegung der Zelle«, Max-Planck-Arbeitsgruppen für strukturelle Molekularbiologie am DESY, Hamburg, Forschungsbericht 2009 (https://www.mpg.de/452444/forschungsSchwerpunkt?c=166446&force_lang=de)

Seyed M. J. Mortazavi et al: »Is it blue light or increased electromagnetic fields which affects the circadian rhythm in people who use smartphones at night«, Iranian Journal of Public Health, Mar 2016, 45, S. 405-6 (https://www.ncbi.nlm.nih.gov/pmc/articles/PMC4851763/)

NCD Risk Factor Collaboration: »Trends in adult body-mass index in 200 countries from 1975 to 2014: a pooled analysis of 1698 population-based measurement studies with 19.2 million participants«, The Lancet, 2. Apr 2016, 387(10026), S. 1377–96 (http://www.thelancet.com/journals/lancet/article/PIIS0140-6736(16)30054-X/fulltext)

Soroush Niknamian, Miriam Kalamian: »Vegetable Oils Consumption as One of the Leading Cause of Cancer and Heart Disease«, International Science and Investigation journal, 2016, 5(5) (Zus.fassung auf http://isijournal.info/journals/index.php/ISIJ/article/view/252)

N.N. Osborne et al: »Visual light effects on mitochondria: The potential implications in relation to glaucoma«, Mitochondrion, 23. Nov 2016

B.S. Peskin: »Why fish oil fails: A comprehensive 21st century lipids-based physiological analysis«, Journal of Lipids, 16. Jan 2014

B.D. Peters et al: »Polyunsaturated fatty acid concentration predicts myelin integrity in early-phase psychosis«, Schizophr Bull, Juli 2013, 39(4), S. 830-8 (Zus.fassung auf https://www.ncbi.nlm.nih.gov/pubmed/22927668)

Kitt Falk Petersen et al: »Mitochondrial dysfunction in the elderly: possible role in insulin resistance«, Science, 16. Mai 2003, 300(5622), S. 1140-2

Uffe Ravnskov: »The questionable role of saturated and polyunsaturated fatty acids in cardiovascular disease«, Journal of Clinical Epidemiology, 1998, 51(6), S. 443-60

Vincent Rioux, Philippe Legrand: »Saturated fatty acids: simple molecular structures with complex cellular functions«, Current Opinion in Clinical Nutrition and Metabolic Care, 2007, 10, S. 752-8 (Zus.fassung auf https://www.ncbi.nlm.nih.gov/pubmed/18089958)

Vincent Rioux, Philippe Legrand: »The complex and important cellular and metabolic functions of saturated fatty acids«, Lipids, 13. Juli 2010, 45, S. 941-6 (https://www.ncbi.nlm.nih.gov/pmc/articles/PMC2974191/pdf/11745_2010_Article_3444.pdf)

Dante Roccisano et al: »Dietary fats and oils: Some evolutionary and historical perspectives concerning edible lipids for human consumption«, Food and Nutrition Sciences, 22. Juli 2016, 7, S. 689-702 (http://file.scirp.org/Html/4-2701901_68823.htm)

H. Sales-Campos et al: »An overview of the modulatory effects of oleic acid in health and disease«, Mini Rev Med Chem, Feb 2013, 13(2), S. 201-10 (Zus.fassung auf https://www.ncbi.nlm.nih.gov/pubmed/23278117)

J.T. Salonen et al: »Autoantibody against oxidised LDL and progression of carotid atherosclerosis«, Lancet, 11 Apr 1992, 339(8798), S. 883-7 (Zus.fassung auf https://www.ncbi.nlm.nih.gov/pubmed/1348295)

Laila R.B. Santos et al: »Oleic Acid Modulates Metabolic Substrate Channeling during Glucose-Stimulated Insulin Secretion via NAD(P)H Oxidase«, Endocrinology, 9 Nov 2011, 152(10), S. 3614-21

J.R. Sargent et al: »Nervonic acid and demyelinating disease«, Medical Hypotheses, Apr 1994, 42 (4), S. 237–42 (Zus.fassung auf http://www.sciencedirect.com/science/article/pii/0306987794901228)

B.L. Scott, Nicolas G. Bazan: » Membrane Docosahexaenoate is Supplied to the Developing Brain and Retina by the Liver«, Proceedings of the National Academy of Sciences, Mai 1989, 86(8), S. 2903-7 (Zus.fassung auf https://www.researchgate.net/publication/20633218_Membrane_Docosahexaenoate_is_Supplied_to_the_Developing_Brain_and_Retina_by_the_Liver)

Saame Raza Shaikh, Michael Edidin: »Polyunsaturated fatty acids, membrane organization, T cells, and antigen presentation«, The American Journal of Clinical Nutrition, Dez 2006, 84(6), S. 1277-89

Reinaldo Sousa Dos Santos, Antonio Galina, Wagner Seixas Da-Silva: »Cold acclimation increases mitochondrial oxidative capacity without inducing mitochondrial uncoupling in goldfish white skeletal muscle«, Biology Open, 15 Jan 2013, 2(1), S. 82–7

Gerhard Spiteller: »Is atherosclerosis a multifactorial disease or is it induced by a sequence of lipid peroxidation reactions?«, Ann. N.Y. Acad. Sci., 2005, 1043, 355-66

Francesc Villaroya et al: »Brown adipose tissue is a secretory organ«, Nature Reviews / Endocrinology, Dez 2016, 12(1) (Zus.fassung auf https://www.ncbi.nlm.nih.gov/pubmed/27616452)

Sandra Zarate et al: »Hormone deprivation alters mitochondrial function and lipid profile in the hippocampus«, Medical Journal for Endocrinology, 27. Jan 2017 (accepted pre-print)

MEDIENARTIKEL

»2,2 Millionen Chronischkranke: Auf das Schweizer Gesundheitssystem kommt ein echter Härtetest zu«, Watson, 20. Aug 2015 (http://www.watson.ch/Schweiz/articles/755392393-2-2-Millionen-Chronischkranke--Auf-das-Schweizer-Gesundheitssystem-kommt-ein-echter-H%C3%A4rtetest-zu-)

Dennis Ballwieser: »Triglyceride: Wichtige Blutfette«, Apotheken Umschau, 28. Mai 2014 (http://www.apotheken-umschau.de/laborwerte/triglyceride)

»Bright light alters metabolism«, Science Daily, 18. Mai 2016 (https://www.sciencedaily.com/releases/2016/05/160518141416.htm)

Justin Caba: »Saturated Fat Beats Out Carbs: Tripling Saturated Fat Intake Leaves No Effect In Blood«, Medical Daily, 21. Nov 2014 (http://www.medicaldaily.com/saturated-fat-beats-out-carbs-tripling-saturated-fat-intake-leaves-no-effect-blood-311774)

»Der Westen macht mobil gegen gefährliche Fette«, 20 Minuten, 8. Nov 2013 (http://www.20min.ch/schweiz/news/story/Der-Westen-macht-mobil-gegen-gefaehrlich-Fette-14674412)

Gerlinde Gukelberger-Felix: »Was Sie über Fett wissen sollten«, Spiegel online, 22. Aug 2015 (http://www.spiegel.de/gesundheit/ernaehrung/fett-in-der-ernaehrung-was-sie-wissen-sollten-a-1042843.html)

»Insulin in the brain«, HBO: The Alzheimer's Project (http://www.hbo.com/alzheimers/science-insulin-in-the-brain.html)

»Insulin linked to core body temperature«, Science Daily, 20. Nov 2009

Gerhard Jahreis: »Omega-3-Fettsäuren sind lebenswichtige Nährstoffe«, Nachrichten aus der Chemie, Feb 2016, 64

Heike Le Ker, Irene Berres: »So gesund sind Deutschlands Kinder«, Spiegel online, 23. Juni 2014 (http://www.spiegel.de/gesundheit/diagnose/kiggs-studie-des-rki-so-gesund-sind-kinder-in-deutschland-a-976816.html)

»Replacing animal fat in diet may not reduce heart risk, says study«, The Guardian, 13. April 2016

»Saturated fat could be good for you, study suggests«, Science Daily, 2. Dez 2016

»Schwedische Studie Light-Getränke erhöhen das Diabetes-Risiko«, Hamburger Morgenpost, 22. Okt 2016 (http://www.mopo.de/24956880)

Gerhard Spiteller: »Die positive Wirkung von Omega-3-Fettsäuren wird vorgetäuscht«, Nachrichten aus der Chemie, Feb 2016, 64

Sven Stockrahm: »Alzheimer könnte übertragbar sein«, ZEIT online, 9. Sep 2015 (http://www.zeit.de/wissen/gesundheit/2015-09/demenz-alzheimer-ansteckung-creutzfeldt-jakob)

Mollie Turner: »Eating dinner early, or skipping it, may be effective in fighting body fat«, The Obesity Society, 3. Nov 2016 (http://www.obesity.org/news/press-releases/eating-dinner-early-or-skipping-it-may-be-effective-in-fighting-body-fat)

Nina Weber: »Ist Öl das bessere Fett?«, Spiegel online, 14. Apr 2016 (http://www.spiegel.de/gesundheit/ernaehrung/tierisches-fett-ungesuender-als-pflanzliches-darauf-sollten-sie-achten-a-1086788.html)

»Weltweit gibt es mehr dicke als dünne Menschen«, Spiegel online, 1 Apr 2016 (http://www.spiegel.de/gesundheit/ernaehrung/uebergewicht-es-gibt-mehr-dicke-als-duenne-menschen-a-1084960.html)

Daniela Zeibig: »Kann Zweisprachigkeit Alzheimer verzögern?«, Spektrum.de, 30. Jan 2017 (http://www.spektrum.de/news/kann-zweisprachigkeit-alzheimer-verzoegern/1436694?utm_medium=newsletter&utm_source=sdw-nl&utm_campaign=sdw-nl-daily&utm_content=heute)

INTERNET-QUELLEN (BLOGS, ETC.)

»Brown adipose tissue is able to secrete factors that activate fat and carbohydrate metabolism«, Medical Xpress, 28. Sep 2016 (https://m.medicalxpress.com/news/2016-09-brown-adipose-tissue-secrete-factors.html)

»Chronische Erkrankungen«, Gesundheit in Deutschland Aktuell (http://www.geda-studie.de/deutsch/ergebnisse/ergebnisse-nach-themen/chronische-erkrankungen.html)

Deutsche Gesellschaft für Ernährung (DGE): »DGE empfiehlt: Auf Fettmenge und -qualität achten«, DGE aktuell 04/2015, 24. März 2015 (https://www.dge.de/presse/pm/dge-empfiehlt-auf-fettmenge-und-qualitaet-achten/)

Deutsches Krebsforschungszentrum: »Fettsäure steigert Leistungsfähigkeit der Zell-Kraftwerke – fundamentaler biologischer Signalweg entdeckt«, 27. Juli 2015 (https://www.dkfz.de/de/presse/pressemitteilungen/2015/dkfz-pm-15-35-Fettsaeure-steigert-Leistungsfaehigkeit-der-Zell-Kraftwerke.php)

http://www.diabetesschweiz.ch/diabetes/facts-figures/

»Diabetes ist eine sehr vielschichtige, chronische Stoffwechselerkrankung. Übergewicht und mangelnde Bewegung sind heute zwei Hauptursachen«, Medmix, 6. Mai 2016 (http://www.medmix.at/zahlen-und-fakten-zu-diabetes/)

http://www.diss.fu-berlin.de/diss/servlets/MCRFileNodeServlet/FUDISS_derivate_000000001785/03_1.pdf?hosts

Hauke Dressel: »Fette und Öle – was und wieviel brauchen wir (als Veganer) wirklich?«, Vegan-News.de, Blog vom 14. Dez 2013 (http://www.vegan-news.de/fette-und-oele/)

Nora Dunne: »Circadian Clock Controls Insulin and Blood Sugar In Pancreas«, Northwestern Now, 6. Nov 2015 (https://news.northwestern.edu/stories/2015/11/circadian-clock-controls-insulin-and-blood-sugar-in-pancreas)

Jürg Eichhorn: »Palmitoleinsäure – Wissenswertes und Hitlisten« (http://archiv.ever.ch/PDF/Hitliste_Palmitoleinsaeure.pdf)

»Die ELDI-ÖLE (2)«, Oel-Eiweiss-Kost.de, Aug 2014 (http://www.oel-eiweiss-kost.de/_oel_eiweiss_kost/oekost_eldi_oele2.htm)

»Elektronenwolken und Energieniveaus« (http://physics.unifr.ch/pk2000/elements_as_atoms/orbitals.html)

»Fast jeder sechste Erwachsene in der EU gilt als adipös«, DESTATIS, Okt 2016 (https://www.destatis.de/Europa/DE/Service/Presse/Pressemitteilungen/BevoelkerungSoziales/Gesundheit/20161020_BMI.html)

»Fettstoffwechsel – Lehrvideo« (https://www.youtube.com/watch?v=hmjKxmGLhcM)

Michael Gasser: »Ernährungstipps aus dem Hause Einstein«, ETHeritage, Blog vom 22. Mai 2015 (https://blogs.ethz.ch/digital-collections/2015/05/22/ernahrungstipps-aus-dem-hause-einstein/)

»Gesunde Fette«, Artgerecht-Essen.de (http://artgerecht-essen.de/gesunde-fette.html)

»Gesundheit schützen, Risiken erforschen«, Robert Koch Institut, Institutsbroschüre 18. Jan 2016 (http://www.rki.de/DE/Content/Institut/OrgEinheiten/Gesundheit_schuetzen.pdf?__blob=publicationFile)

»Glukagon«, Facharzt Wissen (http://www.medicoconsult.de/Glukagon/)

Constantin Gonzalez: »Alles, was man über Fett wissen sollte«, Paleosophie, Blog vom 19. Dez 2016 (https://blog.paleosophie.de/2012/03/04/alles-was-man-ueber-fett-wissen-sollte/)

Ingrid Hagerup: »Very-high-fat diet reversed obesity and disease risk«, University of Bergen, 2. Dez 2016 (http://www.uib.no/en/node/103172)

Michael R. Hamblin: »Mechanisms of low level light therapy«, 14 Aug 2008 (http://photobiology.info/Hamblin.html)

http://www.idf.org/

Institut für Arterioskleroseforschung an der Universität Münster: »Gesundheitsförderdernde Wirkungen der sekundären Pflanzenstoffe von Olivenöl« (http://olivenoel.ingds.de/pdf/sekundaere_pflanzenstoffe.pdf)

Ulrich Keller: »Fette mit gesättigten Fettsäuren«, 2008 (https://www.rosenfluh.ch/media/ernaehrungsmedizin/2008/04/Fette-mit-gesaettigten-Fettsaeuren.pdf)

»KOHLENHYDRATE (2/6): Verdauung, Stoffwechsel und das Hormon Insulin | Workshop Ernährung«, 12. Jan 2015, auf https://www.youtube.com/watch?v=-fj5z7S8kGE

»Körperfettanteil: Tabellen, Statistiken, Einflussfaktoren«, Körperfettwaage-Info, 15. Apr 2015 (http://körperfettwaage-info.de/koerperfettanteil-tabellen-statistiken-einflussfaktoren/)

Jack Kruse: »PUFA in evolutionary and environmental context«, Blog vom 31. Aug 2016

Jack Kruse: »Reality #4: Why eye and brain diseases are exploding«, Blog vom 30. Dez 2016 (https://www.jackkruse.com/reality-4-eye-brain-diseases-exploding/)

Jack Kruse: »Ubiquination 7: Paleo's bitter truth«, Blog vom 13. März 2015

»LDL-Cholesterin«, Facharzt Wissen (http://www.medicoconsult.de/LDL-Cholesterin/)

»Lipidomics«, Max-Delbrück-Centrum für molekulare Medizin (https://www.mdc-berlin.de/45041172/de/research/themes/translation/ecrc/research_teams/out_patient_clinic_for_lipidology/Lipidomics)

Dr. Mercola, »7 reasons to eat more saturated fat«, Blog auf Mercola.com, 22. Sep 2009 (http://articles.mercola.com/sites/articles/archive/2009/09/22/7-reasons-to-eat-more-saturated-fat.aspx)

Dr. Mercola, »How Stress Influences Your Heart Attack and Stroke Risk«, Blog auf Mercola.com, 2. Feb 2017 (http://articles.mercola.com/sites/articles/archive/2017/02/02/how-stress-influences-heart-attack-stroke-risk.aspx?utm_source=dnl&utm_medium=email&utm_content=art1&utm_campaign=20170202Z2&et_cid=DM132465&et_rid=1868141082)

Chris Michalk: »L-Carnitin, Fett und die Insulinsensitivität«, Blog auf edubily, Juni 2014

Chris Michalk:»Palmitinsäure«, Blog auf edubily, Sep 2014

»Myristoleic acid: structure, properties, sources«, Tuscany Diet (http://www.tuscany-diet.net/lipids/list-of-fatty-acids/myristoleic/)

»Myristoleic acid« (http://www.hmdb.ca/metabolites/HMDB02000) Dr. med. Nonnenmacher, »Omega-3 Mangel«, gesundpedia.de, 11. Jan 2017 (http://gesundpedia.de/Omega-3-Mangel)

»Stickstoffmonoxyd (NO) Intra- und interzellulärer Botenstoff – Nicht nur im Gefäßsystem«, PowerPoint Präsentation 2014 (https://www.uni-potsdam.de/u/ewi/BCE/NO%202014.pdf)

Susanne Müller: »Backwaren mit Spezialbutterbackfetten«, ZSW.net, 2002 (http://www.sweetcom.de/cgi-bin/inhalt.pl?heft=02_03&nr=19)

http://www.webmd.com/vitamins-supplements/ingredientmono-1018-N-ACETYL%20CYSTEINE.aspx?activeIngredientId=1018&activeIngredientName=N-ACETYL%20CYSTEINE

Monica Oertig: »Olivenöl – Gesundheitsrelevante Wirkungen auf den Stoffwechsel«, Semesterarbeit 2002, ETH Zürich (http://e-collection.library.ethz.ch/eserv/eth:26205/eth-26205-01.pdf)

»Oleic Acid Health Benefits«, MooScience (http://mooscience.com/Oleic-Acid.html#heart)

Marla Paul: »Morning Rays Keep Off the Pounds: People exposed to earlier sunlight are leaner than those who get afternoon light«, Northwestern Now, 2 Apr 2014 (https://news.northwestern.edu/stories/2014/04/morning-rays-keep-off-the-pounds)

Ray Peat: »Fats, functions & malfunctions«, Blog auf raypeat.com

Agnes Christine Podlewski: »Zirkadiane Uhr«, (http://flexikon.doccheck.com/de/Zirkadiane_Uhr)

http://www.poenitz-net.de/Chemie/5.Biochemie/5.2.F.Katabolismus.pdf

»Prionen«, Onmeda.de, 18. Mai 2015 (http://www.onmeda.de/krankheitserreger/prionen.html)

C.J. Puotinen: »Unhealthy Vegetable Oils? Does Food Industry Ignore Science Regarding Polyunsaturated Oils? Implications for Cancer, Heart Disease«, TheScreamOnline (http://thescreamonline.com/essays/essays5-1/vegoil.html)

»RAR related orphan receptor A« (https://www.ncbi.nlm.nih.gov/gene/6095)

Uffe Ravnskov: »Die Cholesterin-Mythen«, Gutscheindrache, 8 Apr 2016 (http://www.gutscheindrache.com/wissen/die-cholesterin-mythen/)

»RORA Gene« (http://www.genecards.org/cgi-bin/carddisp.pl?gene=RORA)

Peter Rüegg: »Ein Schleusenwärter namens Vigilin«, ETH Zürich News, 27. Sep 2016 (https://www.ethz.ch/de/news-und-veranstaltungen/eth-news/news/2016/09/schleusenwaerter-fuer-leberfette.html)

»Scientific research on Omega-7«, Provinal.net (http://www.provinal.net/the-science/)

Klaus Seubert: »Oxidiertes Cholesterin: böser Bube bei Arterienverkalkung«, 2002 (http://www.klaus-seubert.de/GP/Nahrungsinhalt/Fette/OxCholesterin/OxidiertesCholesterin.htm)

https://swisshealthmed.de/index.php/cortisol-stress-und-diabetes.html

https://www.swissmilk.ch/de/gesund-essen/fett-cholesterin/fettsaeuren/

http://www.tabelle.info/kalorien_9.html

»Tatsachen über Fette – Grundwissen«, European Food Information Council

»Textfragmente: Der Kampf der Fetten und Mageren«, foodnews.ch, 7. Dez 2004 (http://www.foodnews.ch/allerlei/30_kultur/Lit_Kampf_Fette_Magere.html)

»The truth about fats: the good, the bad, and the in-between«, Harvard Health Publications, 7. Aug 2015 (http://www.health.harvard.edu/staying-healthy/the-truth-about-fats-bad-and-good)

»Unser Körperfett«, KalorienTipps, Blog vom 9. Apr 2012 (http://www.kalorientipps.net/koerperfett/unser-koerperfett.html)

Petro Vitenko: »Medizinische Aspekte der Perga – Verwendung«, Apipraktik.de (https://www.apipraktik.de/de/blog/fachleute-uber-bienenprodukte/medizinische-aspekte-der-perga-verwendung)

»Weiterer 5-Alpha-Reduktase-Inhibitor senkt Prostatakrebsrisiko«, aerzteblatt.de, 29. Apr 2009 (http://www.aerzteblatt.de/nachrichten/36376/Weiterer-5-Alpha-Reduktase-Inhibitor-senkt-Prostatakrebsrisiko)

»Wie viele ATP entstehen am Ende der aeroben Oxidation von Glycogen bzw. Glucose?«, Sportmedizin interaktiv lernen, 2009 (http://vmrz0100.vm.ruhr-uni-bochum.de/spomedial/content/e866/e2442/e2591/e2592/e2657/index_ger.html)

BILDNACHWEISE

S. 9: Anja Leitz privat

S. 16: Anja Leitz: *Better Body, Better Brain*, riva Verlag, München 2016

S. 22. Foto: Photographee.eu/Shutterstock.com

S. 24: Tabellendaten nach Peter Mersch: *Wie Übergewicht entsteht – und wie man es wieder los wird*, Books on Demand, Norderstedt 2012

S. 27: Foto: Anastasiia Kazakova/Shutterstock.com

S. 34: Grafik nach Fritz Hollwich: *The influence of ocular light perception on metabolism in man and in animal*, Springer-Verlag, New York 1979, S. 93

S. 59, 82, 100: Illustration Figur: DOCTOR BLACK/Shutterstock.com

S. 75, 76: Auszüge aus Musterfettsäurespiegeln mit freundlicher Genehmigung der GANZIMMUN Diagnostics AG

S. 84, 85: Tabellendaten nach Dante Roccisano et al: »Dietary fats and oils: Some evolutionary and historical perspectives concerning edible lipids for human consumption«, Food and Nutrition Sciences, 22. Juli 2016, 7, S. 689-702 (http://file.scirp.org/Html/4-2701901_68823.htm)

S. 91: Grafik nach Raymond C. Valentine, David L. Valentine, Human longevity: *Omega-3 fatty acids, bioenergetics, molecular biology, and evolution*, CRC Press, Boca Raton 2015

S. 100 unten: Anja Leitz: *Better Body, Better Brain*, riva Verlag, München 2016

S. 101: Diagrammdaten nach Verband der ölsaatenverarbeitenden Industrie in Deutschland (OVID)

S. 102 unten: Diagrammdaten nach Norsan: San Omega Analyse – Bluttest für Fettsäure-Analyse

S. 103: http://efaeducation.nih.gov

Rezeptfotografien: Anja Leitz

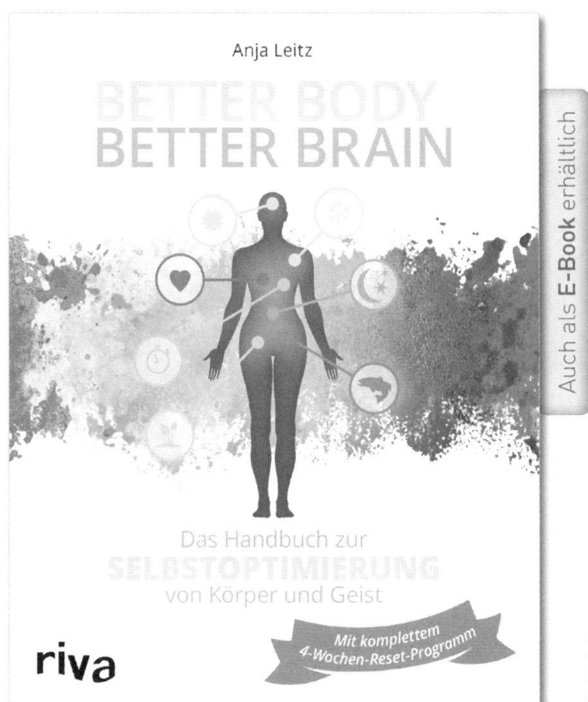

288 Seiten
24,99 € (D) | 25,70 € (A)
ISBN 978-3-86883-798-8

Anja Leitz

Better Body – Better Brain

Das Handbuch zur Selbstoptimierung von Körper und Geist

Unser moderner Lebensstil hat uns unserem natürlichen Biotop entrissen. Wir verbringen den ganzen Tag unter Kunstlicht, vor dem Computer, am Smartphone, ernähren uns von reichlich Kohlenhydraten und snacken in der Nacht, schlafen unregelmäßig und rennen gehetzt von Termin zu Termin. Auf die veränderten Umwelt- und Lebensbedingungen reagieren wir mit physiologischen Fehlfunktionen wie Hormonstörungen, Übergewicht und einer Vielzahl an Autoimmun- und Zivilisationskrankheiten, die sich epidemisch verbreiten.

In diesem umfassenden Selbstoptimierungsbuch geben die Neurofeedback-Therapeutin Anja Leitz und ein internationales Expertenteam dem Leser das nötige Wissen an die Hand, um diese gefährliche Entgleisung zu stoppen. Der Leser erfährt, wie wichtig UV-Licht, hochwertige Omega-3-Fettsäuren und an unsere natürliche Umgebung angepasste chronobiologische Rhythmen für unser Wohlergehen sind.

Mit einem 4-Wochen-Reset-Programm lassen sich Körper und Geist umprogrammieren und wieder in ihre natürliche Balance bringen. Jeder Tag des Programms gibt mit bebilderten Rezepten für alle Mahlzeiten sowie zahlreichen Biohacks und Expertentipps genau vor, wie wir unsere volle körperliche und geistige Funktions- und Leistungsfähigkeit wiederherstellen und zu unserem optimalen Naturzustand zurückfinden können.

riva

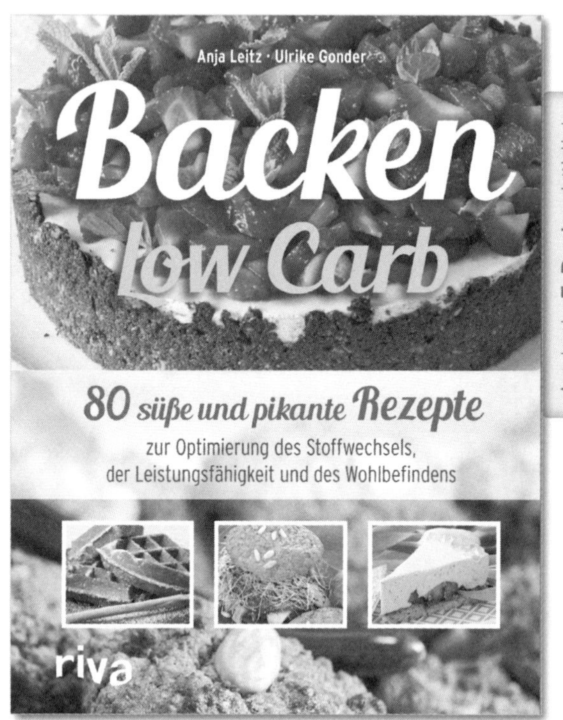

224 Seiten
19,99 € (D) | 20,60 € (A)
ISBN 978-3-86883-703-2

Anja Leitz, Ulrike Gonder

Backen Low Carb

80 süße und pikante Rezepte zur Optimierung des Stoffwechsels, der Leistungsfähigkeit und des Wohlbefindens

Kuchen, Kekse, Torten und Cracker haben in einer gesunden Ernährung nichts verloren – das glauben viele ernährungsbewusste Menschen. Doch Anja Leitz und Ulrike Gonder beweisen mit diesem Buch das Gegenteil. Wenn man Zucker, Mehl und andere industriell verarbeitete Billigzutaten weglässt und nur hochwertige Rohstoffe wie Kokosfett, Eier, Milch und Butter von Weidetieren, Nüsse und Nussmehle, Kakao, Honig, aber auch Gelatine bester Qualität verwendet, lassen sich leckere Kuchen, nahrhafte Brote und effektive Power-Riegel herstellen, die Körper und Geist optimal mit Nähr- und Wirkstoffen versorgen.

Die Autorinnen verraten, warum sich welche Zutaten für das stoffwechseloptimierende Low-Carb-Backen eignen und zu welcher Tages- und Jahreszeit die verschiedenen Backwaren vom Körper am besten verwertet werden.

Das Buch enthält 80 farbig bebilderte Rezepte vom rustikalen Tomatenbrot über herrlich duftende Mascarpone-Zimt-Waffeln bis hin zur spektakulären Kokostorte für das Kaffeekränzchen am Sonntag – alle kohlenhydratarm und glutenfrei. Dieses köstliche Backwerk optimiert anstatt zu belasten!

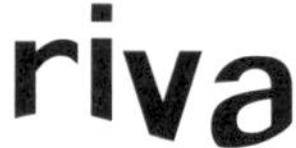